암의 일생

면역체계에서 본 암의 일생

암의 일생

면역체계에서 본 암의 일생

홍기웅 지음

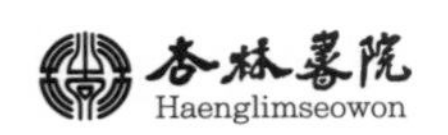

차 례

시작하며 | 말기 암은 만성질환이다 …… 11

제1장
면역체계에서 본 암세포 _19

1. 암세포들에 대한 궁금증 …… 21

2. 암세포와 면역세포 …… 26
1) 손자병법론으로 본 암세포들과 면역세포들의 전쟁 …… 27

3. 암세포의 전단계 …… 36
1) 우리 몸속 세포들의 세포 분열 과정 …… 37
· 변이세포 형성 과정 …… 38
· 세포 분열 과정 …… 39
· 세포 분열 과정의 순서 …… 40
· 세포 분열 과정에서 견제체계 …… 42
· 단백 형성에 관여하는 소립체 …… 43
· 세포핵 내에서 지시를 내리는 핵산 DNA …… 46
· G_1시기 …… 48
· S, G_2 시기 …… 49
· M 시기 …… 49
· 변이세포들을 공격하는 면역세포들 …… 52
· 변이세포가 암세포로 발전하기는 힘들다 …… 52
2) 변이세포가 암세포로 되기 위한 조건들 …… 53
· 변이세포에서 암세포가 만들어지는 사례 …… 56
· 면역세포들의 공격에서 살아남는 변이세포 …… 60

3) 변이세포와 암이 발생하는 원인 …… 61
· 암 발병률이 높은 위험군, 그리고 원인들 …… 62

4. 암세포에서 볼 수 있는 여러 가지 현상 …… 66
· 정상 세포에서 구조와 기능 …… 66
1) 암세포들이 기질 내 자신의 둥지를 가지는 방법 …… 68
· 창상 치유 과정 …… 69
· 창상 치유 과정에서 면역세포들의 변화 …… 71
· 창상 부위에 반복된 감염으로 염증이 지속될 때 일어나는 현상 …… 73
· 창상 치유 과정과 유사한 암세포들의 행동 …… 76
· 암세포들은 면역세포들의 공격을 견디며 생존한다 …… 78

5. 암세포들이 면역세포의 공격을 피하는 방법 …… 80
· 암세포가 면역세포들의 공격을 회피하는 방법 …… 80
· 면역세포들의 공격 시 암세포들이 그들 공격력을 무력화시키고 암세포의 자멸 과정을 회피하는 방법 …… 81
1) 암세포들을 공격하는 세포성 면역체계의 활성화 과정 …… 84
· 세포성 면역체계의 활성화 과정 …… 84
· 면역세포들의 공격력을 나타내는 역가 …… 86
2) 암세포들이 면역세포들의 공격력을 무력화시키는 방법 …… 87
· 면역세포들의 공격력 저하 …… 87
· 암세포들이 면역세포들을 공격하는 방법 …… 89
3) 암세포들의 주위 미세 환경 …… 92
· 암 주위 미세 환경은 암세포들에게 유리하게 만들어진 싸움 지역이다 …… 93
· 암세포 덩어리 주위에서 면역세포들의 변화 …… 97
· 암세포들 퇴치가 힘든 이유 …… 100
4) 암 크기의 변화 …… 101

· 면역세포들에 의해 암세포들이 제거되는 것을 알아보는 간접적 방법 …… 102
· 암 덩어리 크기에 따라 암 세력이 달라진다 …… 104

6. 암세포의 성장 패턴 …… 106
· 암의 성장 패턴 …… 106
· 암세포의 전이 과정 …… 109
· 항암치료의 최선의 방법은 조기 발견이다 …… 112

제2장
항암치료방법 – 항암 면역치료 중심으로 _115

1. 암 치료방법에서 근치치료– 조기 암에 대하여 …… 117
· 불행 중 다행인 사람 …… 117
· 조기 암 사례 …… 118
1) 항암치료 방법론 …… 123
· TNM체계 …… 124
· 암세포들의 세력 확장에 따라 항암치료방법이 달라진다 …… 125

2. 항암치료 방법론 …… 128
· 어느 신혼부부 이야기 …… 128
· 항암 면역세포 치료 시 환자의 행동 기준점(Ps체계) …… 132
· 적절한 항암치료방법 …… 134
1) 항암치료방법에는 여러 가지가 있다 …… 135
· 항암 방사선치료 …… 136
· 화학 항암치료 …… 137
· 항암 면역세포 치료와 유전자치료 …… 140
· 기타 항암치료방법 …… 141

3. 항암 면역세포 치료방법에 관하여 …… 147
· 다음 주에 살구나무를 심을 생각하면서 열심히 살았던 간암 환자 …… 147
· 간동맥 색전술 …… 147
· 새로운 항암치료방법 …… 155
1) 항암 면역세포치료제 …… 156
· 간단하게 살펴본 면역체계 …… 156
2) 항암 면역세포치료제로 사용할 수 있는 면역세포들 …… 170
· 항암 면역세포치료제의 개발 과정 …… 171
· 수지상세포를 이용한 면역세포치료제 …… 173
· 자연살해세포를 이용한 면역세포치료제 …… 178
· 활성화된 T림프구들을 이용한 면역세포치료제 …… 179
· 항암 면역세포치료제를 이용하여 치료하는 방법 …… 191
3) 유전자 항암치료방법 …… 192
· 암세포 벽에 발현하는 상피세포 성장인자에 반응하는 표적치료제 …… 193
· 새로운 혈관 형성에 필요한 VEGF 반응하는 표적치료제 …… 197
· 기타 표적치료제 …… 198
· 현재 사용 중인 표적치료제들 …… 199
· 암 백신 …… 200
· 그동안 내가 시도하였던 새로운 항암 면역세포치료제 …… 201

4. 말기 암 환자들 …… 203
· 햇빛 찾아 모여 있는 사람들 …… 203
· 말기 암 환자의 항암치료법 …… 207

5. 암세포들의 형성과 세력을 약화시키는 음식들 …… 211
· 왜 나에게 암이 생길까? …… 211
1) 비타민 …… 215

· 비타민A …… 215
· 비타민B …… 218
· 비타민C …… 219
· 비타민D …… 220
· 비타민E …… 221
2) 항산화 기능을 가진 다른 식재료들 …… 222
3) 면역기능을 증강시키는 물질들 …… 225

제3장
건강을 유지하는 방법 _227

· 소식 …… 234
· 자연의 순리에 따라 살자 …… 237
· 인간답게 사는 것 …… 242
· 쾌락에 집착하지 말자 …… 246
· 신앙 …… 248
· 적절한 스트레스 …… 250
· 스트레스를 푸는 방법 …… 255
· 긍정적인 사고방식 …… 261
· 운동 …… 262
· 취미생활 …… 265
· 독소 해소 …… 267
· 적절한 영양섭취 …… 274
1) 노년층에서 건강을 지키는 방어적 행동 …… 276

■ 글을 마치며 …… 288

시작하며 |

말기 암은 만성질환이다

나는 오랜 의사 생활 동안 많은 말기 암 환자들을 돌봐왔다.

면역세포연구소와 더불어 근무하던 병원에서 내가 맡은 프로젝트가 비소세포성 폐암 말기 환자들을 대상으로 면역세포 치료를 시행할 때 암 환자들의 생존율과 삶의 질에 관한 연구였기 때문이다. 다른 암과는 달리 비소세포성 폐암인 경우 60~70%의 환자가 암 진단을 받은 당시 대부분 이미 수술을 시행할 수 없는 3, 4기 말기 암 환자들이다.

말기 암 환자의 완화치료 목적은 환자의 삶의 질을 높이고 암으로부터 오는 동통을 완화시키고 암의 성장을 억제시켜 환자 스스로 앞으로 다가올 상황을 편안하게 받아들일 수 있게 도와주는 것이다. 물론 최대한 환자의 삶을 연장시키는 것에도 목적이 있다. 그래서 많은 폐암 말기 환자들은 항암치료방법 중 완화치료방법을 택하고 의사는 병의 진행과정에 따라 (환자의 삶의 질을 생각하여) 치료방법을 선택하면서 환자의 상태를 최상으로 만들려고 노력한다.

이런 치료 과정에서 폐암세포가 뇌에 전이가 될 경우 감마 나이프 Gamma knife 같은 선택적 방사선 조사 방법으로 뇌 조직에 전이가 일어난 암 조직만 파괴시켜 더 이상 커지는 것을 막을 수 있게 되었고 또한 유전학과 분자학 발전으로 새로운 항암 약재들이 많이 개발되었다. 그런 약재들 중 암세포에서 상피세포 성장인자 수용체EGFR 유전자 변이를 보이는 폐암인 경우 이레사Iressa나 타세바Tarceva 또는 타그리소Tagrisso, 올리타Olita 같은 표적치료제들인 항암 유전자 치료방법을 사용하는 경우가 많았다.

최근 항암치료 과정에서 병행치료방법 중 항암 유전자 치료도 한 부분을 차지하게 되었는데 항암 표적치료제가 개발되어 현재 많은 암 환자들에게 쓰이고 있고 또한 우리나라에서도 여러 종류의 항암 면역세포치료제들도 개발되어 사용되고 있다.

전체 폐암세포들 25~50% 정도는 암세포에서 상피세포 성장인자 수용체의 유전자 변이가 일어나 비정상적인 유전자 배열을 보인다. 그래서 폐암 환자에서 화학 항암치료 시 암의 크기를 30% 정도 줄일 수 있는 치료 효과를 보이는 경우가 30% 정도이나, 암세포에서 유전자 상피세포 성장인자 수용체 변이를 보이는 폐암인 경우 표적치료제 사용 시 70% 이상의 월등한 항암치료효과를 보인다.

그러나 이런 항암 표적치료제를 사용할 시 대부분 환자들에서 1년 전후에서 약재 내성이 생겨 항암치료효과가 떨어지게 된다. 비소세포 폐암인 경우엔 환자 상태에 따라 화학항암제들을 투여하는 경우가 있으나 진단 시 이미 3기를 넘은 경우가 흔하여 대부분 기대치만큼 치료 효과가 좋지 않았다.

또한 항암 화학치료제 투여 시 암세포의 유전적 다양성 때문에 여러 종류의 항암 화학치료제들을 혼합하여 병행치료를 시행하게 되므로 이로 인한 부작용이 심하게 나타나 환자의 삶의 질을 너무 떨어뜨리는 경우가 많았다.

그러므로 항암치료방법에서 이완 목적으로 화학 항암치료제를 시행할 시 많은 의사들은 환자의 삶의 질을 최상의 상태로 유지할 수 있도록 어떤 약제를 선택하고 어떤 병행요법을 같이 할 것인지 많은 생각을 하며 또한 투여 시 암 환자의 건강 상태에 따라 약제의 용량과 투여 기간의 간격을 어떻게 할 것인지 많은 고민을 하면서 말기 암 환자들의 치료를 시행하고 있다.

새롭게 개발된 항암 면역세포치료제들은 항암 표적치료제와 다른 항암치료제처럼 단독으로 사용할 시 그 항암치료효과는 미미하므로 항암 면역세포치료제들은 다른 항암치료방법들과 병행하여 사용하는 경우가 대부분이다. 이런 항암 면역세포치료제를 사용하는 경우 환자 자신의 면역세포들을 이용하여 만든 치료제이기에 심한 부작용이 없어 환자의 삶의 질을 그대로 유지할 수 있는 장점이 있다. 최근에는 병행요법으로 항암 면역세포 치료방법이 다른 항암치료방법과 같이 사용되는 경우가 늘어나는 추세이다.

비소세포성 폐암 말기 암 환자들 대부분은 자기 자신의 병에 대해 자세히 알고 있으며 암에 대한 지식은 어느 의사들보다 더 잘 알고 있다는 믿음으로 몸에 좋다는 모든 것을 암 환자 본인 스스로 찾으며 얼마 남지 않은 삶에 강한 애착을 보이게 된다.

폐암 말기 상태라고 진단을 받은 후, 수술도 못하고 제한적 항암치료를 추천받게 되는 경우 암 환자들은 자신의 집을 떠나 자연친화적 생활을 찾아 물 맑고 공기 좋은 산속으로 거주지를 옮기고 유기농산물과 자신이 만든 황토방에서 찜질도 하면서 공기 맑은 산속 깊은 곳에서 일상생활을 하다가 일주일에 하루 이틀 정도 항암치료를 받기 위해 병원에 찾아오는 경우를 많이 접하게 된다.

아마 이런 생활을 폐암을 진단받기 전에 시행하였더라면 이런 병에 걸릴 확률이 떨어졌을 것이라 생각하지만, 그들에게 남아 있는 삶에 대한 애착으로 몸에 좋다는 것들을 마음껏 하고자 하는 마음은 인지상정일 것이다. 이들이 이런 생활을 택하는 이유들은 여러 가지가 있을 수 있으나 암과 투병하는 과정에서 최대한 삶의 질을 유지하고자 하는 마음이 깔려있고 보다 나은 치료방법을 강구하고자 하는 마음에서 일어나는 행동으로 생각된다.

비소세포성 폐암 말기 상태에서 이미 뇌 조직까지 전이된 경우 국소적 방사선 조사 치료방법과 다른 항암치료를 병행하여 암의 성장을 억제시키고 환자 자신의 몸 상태를 건강하게 유지하는 것이 무엇보다 중요하다. 그래서 나는 말기 암 자체를 만성질환으로 생각하고 항암치료 받기를 환자들에게 권한다. 만성질환인 당뇨환자들 대부분은 그 병 자체를 본인이 살아 있는 동안 함께 가지고 가는 병으로 인식하기에 큰 부담감 없이 살아가고 있다.

이와 마찬가지로 말기 암 환자들도 환자 스스로 말기 암은 죽을 때까지 같이 가는 동반자라고 인정하며 사는 것이 중요하다는 생각이 든다. 이런 생각을 하게 되면 많은 환자들에게서 환자 자신의 삶의 질이 보다 나은 쪽으로 나아갈 수 있으며 더불어 적절한 항암치료로 삶을 보다 더 연장할 수도 있을 것이다. 말기 암 환자 치료 과정에서 환자의 삶의 질을 유지하는 것이 무엇보다 중요하다고 생각하기에 말기 암 환자와 그들의 가족들에게 암 치료방법 중 이완 치료방법을 추천한다.

죽음을 준비 중인 말기 암 환자들과 그들 보호자들은 암에 대해 광범위하게 해박한 지식들은 가지고 있으나 그 깊이는 매우 얕은 상태여서 의사들과는 상당한 차이를 보인다. 그들은 마치 나무 하나 하나씩은 잘 보고 이해하고 있으나 그런 나무들에 의해 만들어진 전체 숲의 모양을 이해 못하는 것과 같다. 그래서 면역체계와 암세포들의 상호관계와 암의 성장과정 같은 전반적인 사항을 이해하지 못해 암에 대한 지식에서 많은 오류를 가질 수 있다.

이런 사람들은 자신과 비슷한 암 환자가 어떤 치료를 받았더니 암덩어리가 많이 줄고 치료 효과가 있다는 막연한 풍문을 들었을 경우, 그 치료방법을 너무 쉽게 믿게 된다. 그래서 많은 암 환자들이 아무 생각 없이 남들에게서 좋은 결과를 보았다는 막연한 이야기만 듣고 따라 하거나 검증되지 않는 사술을 시행하는 곳을 찾아가는 경우를 종종 본다.

하지만 모든 질환의 치료에는 적절한 시기와 거기에 맞는 치료방법을 선택해서 치료를 해야 그 병을 치료할 수 있는 것처럼 항암치료 역시 마찬가지다. 이런 평범한 진실을 말기 암 환자들은 쉽게 받아들이지 못하고 엉뚱한 사술에 몸을 맡겨 적절한 치료시기를 놓치는 경우를 종종 볼 수 있다.

몇몇 사례 중 이미 암 말기라 근치 치료가 되지 않은 상태임에도 불구하고 환자가 고집을 부려 근치 치료에 가까운 강한 항암치료방법을 택하였으나 시간이 지나면서 재발되어 삶의 질이 바닥이 된 환자들, 또는 민간요법만 고집해 병원에서 추천하는 치료를 거부하고 환자 스스로 이런저런 방법으로 치료하고 있다가 병세가 더욱 심해져 다시 병원을 찾아오는 환자들, 이같이 좋지 않은 사례들을 많은 환자들 중에서 가끔씩 볼 수 있었다.

이는 암 환자들과 그의 가족들이 암의 발생 원인을 면역체계가 약해져서 생긴 것으로 오인하여 무조건 면역체계를 강하게 하고 활성화시키면 이미 많이 진행된 암들도 우리 몸에서 사라질 수 있다고 막연히 생각하기 때문이다. 이런 믿음을 가진 환자들은 면역세포치료제를 사용하게 되면 환자 몸의 면역체계를 왕성하게 해서 몸속에 있는 암세포들을 다 죽이는 완벽한 치료방법으로 생각하는 경향이 강했다. 이렇게 생각하게 되는 것은 암세포들의 특성과 암세포들과 면역체계의 상호관계를 잘못 알고 있기 때문이다. 면역체계의 활성화가 일어나는 곳은 국소적으로 일어나며 암의 세력이 커진 상태에서는 면역체계 활성화가 지속적으로 일어나도 암세포들을 퇴치시킬 수 없다는 것을 이해하지 못해 만들어진 생각이다.

이처럼 최상의 면역체계에서도 암세포들의 세력이 막강한 상태인 말기에서는 암세포들을 완전히 박멸하는 것은 절대적으로 불가능하기에 말기 암 환자들에게는 이완 치료방법을 추천하는 것이다. 잘못 인식된 생각 때문에 많은 말기 암 환자들의 얼마 남지 않은 삶을 힘들게 보내는 경우를 보면서 암세포들과 면역체계의 상호관계를 보다 쉽게 설명해 많은 사람들의 오해와 잘못된 생각을 바로잡고자 하는 마음으로 책을 낼 생각을 하게 되었다.

제1장

면역체계에서 본 암세포

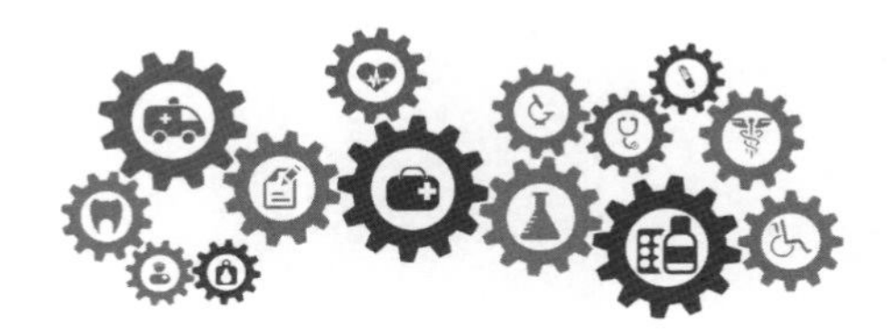

1.
암세포들에 대한 궁금증

정상 세포가 세포 분열 과정에서 변이세포가 되고 긴 세월 동안 유전자 배열에 점 돌연변이가 반복하여 일어난 뒤 최종적으로 암세포로 만들어진다. 이렇게 만들어진 암세포들은 세포 분열 과정을 통해 그들의 세포 수를 늘이고 암 조직의 크기를 키운다.

그 후 오랜 시간을 거쳐 면역세포들의 공격으로 많은 암세포들이 죽지만 잔존하는 암세포들은 증폭과정을 통해 암 조직은 서서히 자라는 성장과정을 거친다. 암 조직은 기질 내에 둥지를 만든 뒤 자신의 혈관을 가지면서 급속히 자신의 세력을 확장시키는 시기를 가지게 되고 암 조직의 덩어리가 커지는 급성장기를 거친 후 암세포들은 다른 장기로 전이된다. 전이된 후 암 조직 세력이 더욱 급속히 팽창되면 모든 항암치료는 효과가 없는 상태가 되어 숙주인 사람은 죽게 된다.

많은 사람들은 암세포들이 어떻게 만들어지고 어떤 경로를 통해 우리 몸 내 조직 속에서 자리를 잡고 끊임 없는 면역세포들의 공격에도 견디면서 생존하는지 그 기전에 대해 알고 싶어 한다. 면역세포 치료 연구소와 병원에서 일을 하는 동안 많은 암 환자들과 보호자들은 상담하면서 암에 대한 궁금한 사항들을 물어왔다.

질문한 내용들을 대충 정리하면 다음과 같다.

1. 예를 들어 정상 세포들이 세포 분열 과정에서 변이세포들로 만들어질 수 있다. 이 변이세포들이 세포 분열 과정에서 여러 번의 변이 과정을 거쳐 암세포로 탈바꿈을 한다. 그러나 모든 변이세포들이 암세포로 전환되는 것은 아니다. 그럼 변이세포들이 암세포들로 전환되기 위해서는 변이세포 내에서 어떤 변화가 일어나야 할까?

2. 정상 세포와 암세포들에서 어떤 차이가 있어 암세포들은 줄기세포처럼 영구불멸의 세포로 만들어질까. 그리고 이런 변화는 암세포들에서 어떤 변화를 통해 만들어질까?

3. 정상 세포들은 조직 사이에서 본연의 자신의 자리를 이탈하면 모두 죽는데 암세포들은 암세포로 만들어진 후 자신의 자리를 이탈하여 조직 깊숙한 곳으로 침투하여 자신의 둥지를 만든다. 이런 현상은 정상 세포들에서는 만들어지지 않으며 유독 암세포들에서 나타나는데 이 같은 이유는 무엇일까?

4. 암세포들은 비정상 세포들이므로 비자기 항원인 암 항원들이 암세포들에서도 발현한다. 이때 면역체계에서 면역세포들은 체내에 침투하여 비자기 항원을 보이는 병원체들을 다 죽이는데 이런 비자기 항원인 암 항원을 나타내는 암세포들을 다 죽이지 못하고 암세포들이 박멸되지 못하는 이유는 무엇일까?

5. 변이세포들이 암세포들로 변화하는 과정 또는 많은 암세포들은 면역세포들에 의해 죽임을 당한다. 그러나 일부 생존하는 암세

포들은 여러 방법을 동원하여 이런 면역세포들의 공격을 회피하고 면역세포들의 공격을 무력화시키면서 생존한다. 그 방법들은 무엇일까?

6. 암의 진행이 제3기 말기 시기이거나 제4기인 경우 암 환자들은 오래 살지 못하고 항암치료효과도 떨어진다. 다시 말해 암 덩어리가 커져 세력이 커지면 항암치료가 힘들어진다. 이런 이유는 암세포들과 암세포 주위 세포들에 의해 만들어진다. 암의 세력이 커지면 특히 암세포들과 면역세포들의 싸움터인 암세포 주위 미세 환경에서 면역세포들의 공격이 무력화되어 암세포들에 대한 공격이 약화된다. 그 이유는 무엇일까?

7. 암세포들은 조직 깊숙한 곳에서 자신의 둥지를 만든 후 긴 시간 동안 작은 형태로 존재하다 자신의 세력이 커지면 갑자기 커지면서 숙주인 사람을 죽인다. 이 같은 현상이 왜 일어날까?

8. 암세포들은 면역세포들에 의해 많이 죽임을 당한다고 한다. 다시 말해 면역세포들이 많은 암세포들을 죽인다고 하나 이런 사실을 객관적으로 알 수 있는 방법이 있을까?

9. 암세포들의 세력이 확장되는 시기(암의 진행 단계에서 4기인 경우)가 되면 많은 의사들이 항암치료에서 의술과 항암치료방법들이 많이 개선되고 발전하였는데도 수술 같은 근치 치료를 포기하는 이유는 무엇일까?

10. 같은 환경에 살면서 어떤 사람은 암에 잘 걸리고 다른 사람은 암에 걸리지 않는 이유는 무엇일까? 그리고 같은 암으로 고생하

는 환자들에게 시행하는 같은 항암치료에서 사람에 따라 항암 치료 효과의 차이를 보이는 이유는 무엇일까?

많은 사람들이 가지고 있는 이 같은 여러 궁금증에 대하여 하나하나 짚어 가며 암의 일생을 자세히 살펴볼 생각이다. 그리고 최근 개발된 항암치료방법과 치료 효과는 다음 편에서 사례들을 들어가며 자세히 살펴볼 생각이다.

암세포들은 우리 몸을 만들고 있는 조직 내 상피세포의 세포 분열 과정에서 변이세포들로 만들어지고 그 변이세포들이 세포 분열 과정에서 반복적인 변이 과정을 통해 암세포들로 만들어진다. 그 과정은 매우 복잡하나 세포 분열 과정에 대해서는 보다 쉽게 이해할 수 있게 설명하고자 하였다.

또한 암세포들로 전환된 세포들은 원래 자신이 있던 자리를 이탈하여 조직 내 깊숙한 곳으로 자리를 이동하여 자신의 작은 둥지를 만들고 그곳에서 자신의 세력을 서서히 키우면서 면역세포들의 공격을 막으며 생존하게 된다. 그 과정 또한 매우 복잡하나 그 기전에 대하여서도 자세히 살펴볼 생각이다.

이런 과정에서 암세포들은 면역세포들과 싸우는 전쟁터에서 면역세포들의 공격을 회피하면서 암세포들이 어떤 방법들을 동원하여 적군인 면역세포들을 자신의 편으로 만드는지 알아보고 공격하는 면역세포들을 무력화시키는지 그 방법도 살펴볼 생각이다. 모든 암들의 발생 기전들은 비슷하나 그 원인들은 많은 차이를 보인다.

예를 들어 폐암은 흡연이 주된 원인이 되고 유방암이나 전립선암 같은 경우 호르몬 이상이나 비만 등에 의해 발병률이 증가하게 된다. 그래서 여러 암의 발생 요인들에 대해서도 알아볼 생각이며, 또한 흡연이 폐암의 주된 원인이지만 흡연하는 모든 사람들이 폐암에 걸리지 않는 이유에 대해서도 알아보고, 그리고 같은 암에 걸려도 사람에 따라 치료 효과에 차이가 나타나는 이유에 대해서도 간단히 살펴볼 생각이다.

암의 일생을 살펴보는 과정에서 이 같은 여러 궁금증에 대하여 의학적 내용과 복잡한 기전에 대해서는 따로 별첨 부록을 첨가하여 설명하고자 한다.

2.
암세포와 면역세포

2월 4일 세계 암의 날에 맞추어 발표된 자료에 의하면 10만 명당 암 발병률이 2012년 323.3명에서 2013년 314.1명, 2014년 289.1명으로 매년 감소 추세를 보이나 20~40대 연령층에서는 암의 발병률이 다소 증가되는 추세를 보인다. 이 같은 변화는 식생활이 서구화되고 조기 암 검진과 항암치료기술 발전에 기인되어 이런 결과가 만들어진 것으로 생각된다.

최근 우리나라의 사망통계를 보면 죽는 사람 3명 중 한 명은 암으로 사망하고 있다. 그러나 최근 보고서를 보면 암 환자의 5년 생존율이 60% 이상 되며 완치율 역시 증가하는 추세이다. 그 이유는 조기 암 발견이 증가하고 있으나 전체 통계에 잡힌 암 중 가장 예후가 좋은 갑상선암이 20% 전후가 되기 때문에 암의 생존율이 높게 잡힌 것이다. 하지만 담낭암, 췌장암, 그리고 폐암 같은 암인 경우 예후가 매우 불량해 암 발견 시 이미 제3기 말기이거나 제4기인 경우가 대부분이어서 환자의 생존율이 매우 낮다.

암세포들은 암세포가 형성되기 전단계인 변이세포, 그리고 암세포들로 전환되어 성장하면서 큰 세력을 가진 후 타 장기로 전이가 일어나는 동안 끊임없이 면역세포들의 공격을 받아 많이 죽지만 소수의 암세포들은 생존하여 그들의 세력을 키워 전이까지 일으킨다.

이처럼 암세포들은 사람 몸에 살아남기 위해 끊임없는 면역체계의 공격을 방어하면서 그들의 세력을 확장하여 암세포 생존에 성공하는 것이다. 그래서 암 말기 상태에서 다른 장기에 암세포들의 전이과정이 형성되는 것은 오랜 시간 동안 다른 암세포들을 희생시키고 살아남은 암세포들이 세력을 넓혀 만든 결과물이다. 그리고 암세포들이 이렇듯 세력을 넓혀 가는 과정에서 우리 몸 내 면역체계에서도 많은 변화가 일어난다. 이런 면역체계의 변화는 암세포들과 암세포 주변세포들에 의해 많은 영향을 받아 만들어지게 된다. 이 같은 과정을 암의 일생 중 암세포들의 세력을 가지는 시기에서 보다 자세히 살펴볼 생각이다.

암 환자들을 살펴보면 같은 환경에 사는 사람들 중 어떤 사람은 암에 잘 걸리고 다른 사람은 암에 걸리지 않는 경우를 흔하게 볼 수 있게 된다. 또한 같은 장기(臟器)에 암이 걸려도 사람에 따라 항암치료효과에서 많은 차이를 보이는 경우가 많다. 이런 암을 알기 위해 암세포들이 어떻게 만들어지고 암세포들이 면역세포들의 공격에서 어떤 방식으로 방어를 하면서 생존하고 또한 그들의 세력을 확장시켜 숙주인 사람을 죽이는지 그 역시 암의 일생을 통하여 자세히 살펴볼 것이다.

1) 손자병법론으로 본 암세포들과 면역세포들의 전쟁

조금 더 쉬운 설명이 될 수 있도록 유명한 병서인 『손자병법』을 인용하여 이 두 세포들(암세포들과 면역세포들)의 싸움과정을 살펴보고자 한다. 여기서 손자병법의 주석은 모두 인용 발췌하여 서술하였다. 우선 병서에서 제시하는 수많은 병법 중 면역체계의 공격을 방어하는 암세포 입장에서 면역세포들과 싸우는 전략에 대해 살펴보고자 한다. 암세포들은 전쟁의 본질을 이해하고 잘 대처하는 세포들이다.

1. 손자병법 제1 시계편始計篇에 "전쟁이란 속임수다. 능력이 있으면서도 무능한 듯, 군사를 움직일 것이면서도 그 의도가 없는 듯, 목표가 가까이 있으면 멀리 있는 듯, 멀리 있으면 가까이 있는 듯 보이게 하라(兵者, 詭道也, 故能而示之不能, 用而示之不用, 近而視之遠, 遠而示之近)."란 구절이 나온다.

   암세포들은 면역체계의 감시체계를 속이는 속임수에 능한 세포들로 이들과 싸우는 면역세포들의 공격을 무력화시킨다. 암세포들은 면역세포들의 공격을 피할 목적으로 여러 방법을 동원하여 속임수를 써서 면역관용을 이끌어내 면역세포들의 공격을 회피한다.

   또한 면역세포의 공격이 심할 때는 싸움을 피하고 면역세포들의 맹렬한 공격에서도 끈기 있게 견디며 암의 세력이 커질 때까지 기다릴 줄도 안다.

2. 손자병법 제2 작전편作戰篇 "전쟁은 속전속결을 근본으로 삼는다."와 제4 군형편軍形篇 "진영을 굳건히 만든 후 적이 무너지기를 기다린다."를 보면 장기간 전쟁을 치르는 과정에서 방어하는 쪽이 공격하는 쪽보다 유리하다는 면을 강조하고 있다.

   암세포들은 막강한 면역체계의 공격을 받으면서도 조직의 기질 내에 아주 적은 영역을 만들고 약 7~8년간의 지루한 장기전 싸움을 버티면서 면역세포들의 공격을 견디어내는 세포들이다. 장시간 전쟁을 치르는 과정에서 생존의 법칙(멘델의 법칙)들을 터득하면서 서서히 그들의 세력을 넓혀 나가는 것이 암세포들의 특징이기도 하다.

방어하는 입장에서는 공격하는 면역세포들을 너무 잘 알기에 회피하는 방법과 공격을 무력화시키는 요령을 스스로 터득하게 되고 물론 그 과정에서 많은 암세포들이 죽지만 살아남은 암세포들은 많은 유전자 변이를 일으키면서 증폭과정을 통해 면역세포들의 공격을 견디면서 서서히 암 조직이 커지면서 그들의 세력을 키워 나간다.

3. 손자병법 제6 허실편虛實篇에 보면 "공격하면 반드시 취하는 것은 지키지 않은 곳을 공격했기 때문이며, 수비하면 반드시 굳게 지키는 것은 공격할 수 없는 곳을 수비했기에 그렇다(攻而必取者, 攻其所不守也, 守而必固者, 守其所不攻也)."라고 하였다. 그리고 4편에서 "싸움을 잘하는 자는 우선 적이 우리를 이길 수 없도록 만들고 수비를 철저히 하여 상대방 공격을 막으면 적어도 지지 않는다(故善戰者, 能爲不可勝,/ 不能使敵必可勝)."라고 하였다.

   암세포들은 자기 세력이 완전히 만들어지기 전까지는 먼저 자리 잡은 장소를 이탈하는 경우가 절대 없고, 항상 그 자리에서 공격하는 면역세포들을 방어하고 있으며 점점 방어벽을 강화시켜 시간이 지날수록 방어능력이 더욱 막강해져 면역세포들의 공격을 막아 낼 수 있게 되고, 나중에는 오히려 공격하는 면역세포들을 공격할 수 있게 된다. 그 뒤 암 세력이 확장기에 들어서면 그때 비로소 전이라는 과정을 통해 암세포들을 다른 장기로 이동시키게 된다.

4. 또한 손자병법 작전편의 "싸움터에서 적의 수레를 쟁취하여 우리 편 기로 바꾸어 달고 적군의 병사를 잘 대우하여 아군으로 양성하라. 이는 적에게 이김으로써 더욱 강해진다(而更其旌旗, 車雜而乘之, 卒善而養之, 是謂勝敵而益强)." 이런 방법을 잘 이용하는

것도 암세포들이다.

암 조직은 암세포들을 공격하는 활성화된 림프구들의 기능을 억제시키는 '조절 T림프구' 들을 암 조직 주위에 배치시키고 또한 암세포들을 공격하는 면역세포들인 대식세포들을 자기편으로 만들어 창상 치유과정에 참여하는 '대식세포(M2세포)' 형태로 변형시켜 오히려 암 주변에서 공격하는 면역세포들의 활성화 과정을 억제시키고 암세포들을 도와 조직의 기질 내에서 암세포들의 둥지를 만들 수 있는 영역을 구축하게 하고 이들 세포들의 도움을 받아 암세포들을 위한 새로운 혈관 형성을 유도한다.

또한 암세포들 세력이 커지면 우리 몸에서는 암세포들과 싸우기 위해 더 많은 면역세포들이 필요하게 되므로 골수에서 더 많은 면역세포들이 만들어지게 된다. 이때 암세포들과 암세포 주변 세포들에서 분비하는 '특정 사이토카인(Il-10, TGF-β)' 에 의해 혈액 내 농도가 증가하면서 골수 내에서는 완전히 성숙된 면역세포들로 만들어지지 못하고 미성숙 상태로 만들어진 면역세포들이 골수에서 혈액 내로 먼저 나오게 된다.

이는 마치 엄마 뱃속에서 열 달을 채우지 못하고 6~7개월 만에 나오는 미숙아처럼 덜 성숙된 상태로 만들어진 면역세포들이 혈액 내로 나오게 되는 것을 뜻한다.

이런 미성숙 면역세포들인 '골수유래억제세포' 들은 면역세포 기능을 못할 뿐만 아니라 오히려 면역세포들의 활성화과정을 억제시키는 '특정 사이토카인' 을 분비하여 암세포들 주변에서 싸우는 면역세포들의 공격 능력을 약화시킨다.

암세포들은 이런 미성숙 면역세포들(골수유래억제세포)도 암 조직 외곽에 모이게 하고 또한 조절 T림프구들과 암세포 편이 된 대식세포(M2대식세포)들도 역시 암세포 주변에 포진시켜 암세포들을 공격하는 면역세포들의 공격을 무력화시켜 방어에 성공, 생존할 수 있게 된다. ('암 주위 미세 환경'은 후반부에서 자세히 설명할 예정이다.)

5. 손자병법 제12 화공편火攻篇을 보면 "화공으로 적병과 군수물자, 병참 수송차량, 창고와 주력부대를 화공으로 공격하여 불태운다(凡火攻有五, 一日火人, 二日火積, 三日火輜, 四日火庫, 五日火隊)." 고 하였다.

이 같은 병법들도 세력을 가진 암세포들에게서 나타난다. 암 조직은 면역세포들이 공격하면 방어벽을 두텁게 한 뒤 암세포들이 분비하는 여러 종류의 세포 독성 물질들과 효소들을 이용하여 공격하는 면역세포들을 무력화시킨다. 화공작전처럼 암세포들에게서 만들어지는 독성 물질로 모든 면역세포들의 공격과 면역체계에서 동원되는 모든 것들을 무력화시킨다.

이에 암세포들과 주변세포들의 세력이 크면 클수록 암세포들의 공격은 더욱 강해지고 반면 면역세포들의 암세포에 대한 공격 능력은 더욱 무력해진다.

6. 손자병법 제5 병세편兵勢篇에서 "전쟁을 잘하는 자는 기세가 험하고 그 절도가 짧다. 기세란 격렬하게 흐르는 물이 무거운 바윗돌을 흘러가게 하는 것을 말한다(是故善戰者, 其勢險, 其節短, 激水之疾, 至於漂石者, 勢也)."라고 하였다.

이처럼 암 조직은 일단 자기 세력이 만들어지면 절대로 파괴되고 사라지는 법이 없어서 암 조직 세력의 확장이 가장 무섭다. 이 시기에는 어떤 항암치료를 시행하여도 암세포들을 완전히 죽일 수 없는 시기가 되어 결국 숙주인 사람이 죽게 된다.

이 같은 여러 방법으로 암세포들은 면역체계를 속이면서 그들의 세력이 커질 때까지 여러 면역세포들과 미성숙된 면역세포들을 이용하여 암 조직 둘레에 울타리를 만들어 방어막을 형성하고 세포 독성 물질들을 이용하여 면역세포들의 공격을 막아내며 생존하게 된다. 그 후 암의 세력이 면역체계의 세력보다 커지게 되면 매우 빠른 속도로 성장하면서 자기 분신인 암세포들을 우리 몸 여러 곳에 전이시켜 결국은 숙주인 사람을 죽게 하는 것이다.

손자병법을 인용하여 암세포들과 그들과 싸우는 면역체계에 대하여 간단히 살펴보았다.

암세포들은 장시간 동안 면역세포들의 공격을 견디면서 서서히 그들의 세력이 커질 때까지 기다리는 세포들이다. 공격받는 암세포 입장에서 볼 때 시간이 지날수록 면역세포들과 싸우는 전쟁터에서 암세포들에게 유리한 환경들이 조성된다는 것을 잘 알기에 장시간 동안 자신의 작은 둥지에서 움츠리고 자신의 세력이 만들어질 때까지 기다린다. 그래서 암의 퇴치는 암의 세력이 만들어지기 전단계인 조기 암 상태에서 제거하는 것이 가장 좋은 항암치료이다. 그렇다고 암세포들의 퇴치가 불가능한 것은 아니기에 암세포들의 특성에 대하여 자세히 알게 되면 두려운 대상은 아니다.

손자병법에서 "적을 알고 나를 알면 절대로 패하지 않고, 나를 알고 적을 모르면 반반의 승률이 있고, 적도 모르고 나도 모르면 백전백패한다.(故曰 : 知彼知己 百戰不殆, 不知彼而知己 一勝一負, 不知彼不知己 每戰必)"고 하였다.

이처럼 암에 대하여 자세히 알면 암의 공포에서 벗어나고 나아가 암을 이길 수 있으므로 암에 관한 모든 것들에 대하여 알아보도록 하자.

사이토카인(cytokein)

면역세포인 경우 활성화과정을 살펴보면 면역세포들끼리 교차결합한 후 서로 자극을 받아 세포들 내에서 신호전달체계 활성화 과정이 일어나서 핵 내 핵산 DNA 지시로 많은 단백들이 만들어진다. 이런 단백들 중 주위 면역세포들에 영향을 주는 특정 단백(사이토카인)들이 많이 만들어진다.

예를 들어 활성화된 T림프구 같은 경우 자기 자신이 분비한 특정단백인 사이토카인(IL-2)을 자기 스스로 받아들여 자기 자신이 세포 분열을 일으켜서 단시간 내에 자신과 똑같은 기능을 가진 활성화된 T림프구들을 증폭시킨다(클론 확장). 또한 활성화된 T림프구들에서 분비되는 특정 단백인 IFN-r인 경우 모든 세포성 면역세포들을 활성화시키나 체액성 면역체계의 주역인 항체 형성을 억제시킨다. 이처럼 이런 특정 단백들인 사이토카인들은 상황에 따라 주변에 있는 면역세포들을 선택적으로 활성화시키거나 억제시킬 수 있는 능력을 가지고 있다.

이런 단백들을 사이토카인cytokine이라 칭하며 많은 활성화된 면역세포들에서 분비되므로 사이토카인의 종류는 매우 다양하다. 사이토카인의 의미는 cyto(세포의)-kineto(작동)의 합성어로 세포가 세포끼리 밀착된 뒤 세포에서 분비된 특정 단백으로 세포를 작동시킨다는 것을 의미한다. 반면 인터루킨interleukine(IL)은 Inter(사이)-leukocyte(백혈구)의 합성어로 면역세포들인 백혈구끼리 서로 결합한 뒤 서로 작용을 일으키는 특정 단백을 말하는 것으로 사이토카인 내에 인터루킨이 포함된다.

면역세포를 활성화시켜 암세포와 싸울 때 도움을 주는 사이토카인	
종류	분비하는 세포
① 사이토카인 IL-1α	대식세포, T림프구
② 사이토카인 TNF-α	
③ 사이토카인 IFN-α /β	사이토카인 IFN α는 대식세포, 수지상세포
	사이토카인 IFN β는 대식세포, 수지상세포
④ 사이토카인 IL-12	대식세포, 수지상세포
⑤ 사이토카인 IL-15	대식세포
⑥ 사이토카인 IL-2	T림프구
⑦ 사이토카인 IFN-r	T림프구, 자연살해세포

면역체계에서 면역세포를 억제시켜 암 조직에 도움을 주는 사이토카인	
종류	분비하는 세포
사이토카인 IL-10	대식세포(M_2세포), 조절 T림프구, 암세포
사이토카인 TGF-β	조절 T림프구, 대식세포(M_2세포), 암세포

체액성 면역체계와 세포성 면역체계 (사이토카인 상호관계)

면역체계를 크게 분류하면 체액성 면역체계와 세포성 면역체계로 나눌 수 있다.

체액성 면역체계는 B림프구들에 의해 림프절에서 비자기 항원, 또는 특정 항원에 반응할 수 있는 항체를 만들어 면역세포들이 비자기 세포들을 공격하기 쉽게 만드는 면역체계이며, 세포성 면역체계는 내재면역세포들과 적응면역세포(림프구들), 다시 말해 모든 B림프구들을 제외한 모든 백혈구에 의해 만들어진 면역체계로 직접 비자기 세포(병원체, 암세포들)들을 선택적으로 공격하여 제거하는 면역체계이다.

이런 면역체계에서 주위 환경에 따라 활성화되는 면역세포들이 수시로 변하므로 이들에 의해 만들어지는 사이토카인의 형성 역시 면역세포의 변화에 따라 수시로 변하게 된다.

그리고 주변에 산재되어 있는 면역세포들은 이런 특정 단백들인 사이토카인에 지대한 영향을 받게 되어 있으므로 활성화 과정이 일어나기도 하고 억제되기도 한다.

예를 들어 B림프구들은 사이토카인 'IL-4, IL-5, IL-6, IL-10, IL-13'에 의해 활성화되어 림프절 중심부에서 체액성 면역체계를 만드는 항체들을 많이 만들게 된다. 이런 경우 침입원들을 공격하는 세포성 면역체계의 활성화 과정은 억제된다. 사이토카인 TGF-β들도 IL-10처럼 세포성 면역체계의 활성화 과정을 억제시킨다.

반면 사이토카인 IL-2는 활성화된 T림프구들을 더욱 활성화시켜 자기와 똑같은 기능을 가진 활성화된 T림프구들이 복제되는 클론 확장을 유도시키고, 또 다른 사이토카인 IL-12, IL-18, IFN-r들은 침입원들을 강하게 공격할 수 있도록 주변에 산재되어 있는 다른 **세포성 면역세포**들을 활성화시킨다.

이런 경우 반대로 B 림프구들의 활성화가 억제되어 항체 형성이 일어나지 않아 체액성 면역체계는 억제된다. 다시 말해 이런 특정 단백들인 사이토카인은 여러 종류의 면역세포들에 의해 만들어지고 그들의 기능은 다양하며 또한 다른 면역세포들에게 서로 상반된 기능을 유도시키게 된다.

그 결과 주위 환경 조건에 따라 이들 면역세포에서 분비되는 여러 종류의 사이토카인들에 의해 주변 면역체계가 세포성 면역체계 또는 체액성 면역체계로 다르게 형성된다.

앞서 설명하였지만 암세포들과 그들 주변에 포진한 세포들에서 분비되는 사이토카인(Il-10, TGF-β)들은 암세포들을 직접 죽이는 세포성 면역체계의 활성화 과정을 억제시키는 물질들이기에 암세포들과 싸우는 싸움터에서 면역세포들에게는 치명적인 약점이 되고 암세포들에게는 유리한 입장이 된다.

3.
암세포의 전단계

암세포의 형성과정을 살펴보면 이들 세포들은 우리 몸을 형성하고 있는 정상 세포들이 변하여 암세포로 만들어진 것이다.

다시 말해 암세포들은 정상 세포에서 변이세포로 만들어진 뒤 긴 세월 동안 이 변이세포들의 유전자 배열에서 변이가 지속적으로 이루어지면서 암세포로 만들어진다.

이렇게 만들어진 암세포들은 처음에는 정상 세포들 사이에 존재하나 어느 정도 그들의 수가 증가하게 되면 세포들을 받치고 있는 기저막을 파괴시킨 후 기질 내로 파고 들어가 그들의 작은 둥지를 만들게 된다. 이런 과정을 거쳐 우리 체내에 만들어진 암세포들은 긴 세월 동안 면역세포들의 공격으로 많이 죽기도 하나 일부 살아남은 암세포들은 계속하여 변이 과정을 일으키면서 면역세포들의 공격을 견디어 낸다.

그 후 어느 정도 자신의 세력을 가지게 된 암세포들은 급격히 커져 확장시기에 들어서면서 타 장기로 암세포를 전이시키면서 숙주인 사람을 죽이게 된다.

이런 암세포들의 일생에 대하여 자세히 알아보자.

1) 우리 몸속 세포들의 세포 분열 과정

우리 몸은 매일 새롭게 다시 태어난다.

우리 몸을 구성하고 있는 모든 세포 수는 약 60조 개 정도이고 매일 400억 개의 세포들이 죽고 그 수만큼 새로운 세포들로 다시 재생되어 보충된다. 그러므로 우리 몸 어느 곳에서는 매일 새로운 세포들이 탄생하고 죽는 과정이 반복된다.

예를 들어 피부 상피세포들은 평균 3주 정도가 지나면 늙은 세포들은 죽고 새롭게 만들어진 세포들로 대치된다. 이 죽은 피부 상피세포들은 몸에서 나온 피지성분과 외부의 물질들이 합쳐져서 때가 되어 몸을 씻을 때 떨어져 나간다. 이처럼 정상 세포들은 세포주기가 다 되면 세포 분열이 일어나 늙은 세포들은 죽고 새로운 세포들로 대치된다.

우리 몸을 만들고 있는 모든 세포들은 각자 타고난 세포주기(cell cycle)를 가지고 있다.

예를 들어 위 장관 상피세포들은 수명이 3~5일 정도이고 적혈구는 120일 정도이며, 간장세포들은 1년 정도, 심장근육세포들과 신경세포들은 죽을 때까지 그대로 살아가는 세포들이다. 우리 몸의 모든 세포들은 만들어질 때 이미 정해진 자신의 세포주기에 따라 세포 분열 과정을 통해 죽어 없어지는 세포 수만큼 새로운 세포들로 재생되어 대치된다. 그래서 우리 몸 여러 곳에서는 매일 새로운 세포들로 대치되어 새로운 자신의 몸을 가지게 된다. 우리 몸을 형성하는 수많은 세포들 중 평생 동안 죽고 다시 재생되는 세포들을 살펴보면 아마 죽은 세포들의 무게는 자신의 몸무게 정도이며 그만큼 수많은 세포들이 죽고 새로운 세포들로 재생된다.

· 변이세포 형성 과정

매일 일어나는 이 같은 세포 분열 과정에서 핵산 DNA 유전자 배열에 변이가 일어나 비정상적 세포인 변이세포들이 만들어질 수 있다.

만약 이렇게 만들어진 변이된 세포들이 생존하면서 자신의 세포 분열 과정에서 긴 시간에 걸쳐 핵산 DNA 유전자 배열에 반복적인 점 돌연변이가 만들어지면 그 변이세포는 결국 암세포로 발전하게 된다.

생존하는 변이세포들은 핵산 DNA 유전적 배열의 일부에서 서서히 변이가 일어나서 만들어지는 세포들이므로 면역세포들이 인식하지 못할 정도로 정상 세포의 핵산 DNA 유전적 구조에서 큰 변화가 없을 경우 이 변이세포들은 면역관용(immune tolerance)을 이끌어내어 면역세포들의 공격을 피할 수 있다.

면역관용

면역세포들은 비자기세포들만 공격하므로 변이 과정이 적게 일어나 정상 세포와 비슷한 형태를 가지는 변이세포들을 정상 세포로 인지하고 공격하지 않는다.

매일 새롭게 만들어지는 400억 개 세포들 중 약 10억분의 1 정도인 30~40개 정도의 세포들이 세포 분열 과정에서 변이세포들로 만들어지지만, 대부분 이런 변이세포들은 세포 분열 과정에서 자기 스스로 죽어 버린다.

또한 세포 분열 과정에서도 변이 형태로 잘못 만들어진 세포들이 죽지 않고 살아남아 세포 분열 과정을 통과하여도 면역체계의 감시체계가 활성화되어 있어 내재면역세포들의 공격으로 변이세포들은 대부분 죽게 된다. 즉 변이세포의 생존율은 희박하다.

그러나 겨우 살아남은 아주 적은 수의 변이된 세포들이 면역관용을 이용하여 면역체계의 감시망을 피해 정상 세포들 사이에서 자라면서 장시간에 걸쳐 서서히 핵산 DNA 구조에서 점 변이 과정을 더욱 진행시켜 최종적으로 암세포로 전환하게 된다. 그 후 암세포로 전환된 세포들은 서서히 그 수를 증폭시키고 그 크기를 키우면서 자신의 세력을 확장시켜 커다란 암덩어리로 발전하게 된다.

앞서 언급하였지만 변이세포들은 정상적 세포 분열 과정에서 만들어진다. 그러므로 세포 분열 과정을 어느 정도 이해하여야 왜 변이세포들이 만들어지는지 이해할 수 있다.

· 세포 분열 과정

세포 분열 과정은 매우 복잡하지만 간단히 살펴보자.

우리 몸에서 수명이 다한 세포들을 대치하기 위한 새로운 세포들은 세포 분열을 통해 만들어진다. 세포 분열 과정을 살펴보면 세포 분열이 일어나는 M시기는 짧은 시간 내에 이루어지나 세포 분열이 일어나기 위한 준비단계는 많은 시간과 여러 단계가 필요하다.

이런 세포 분열 과정이 일어나기 위해서는 우선 세포 분열이 일어나는 세포 내에서 세포 분열시 세포 핵산을 만들기 위해 필요한 여러 핵산 DNA 단백들을 먼저 합성한 뒤 이들 단백을 이용하여 세포질 내에서 세포 자신이 가지고 있는 세포의 핵산 DNA 서열을 그대로 합성 복제하게 된다. 그리고 마지막 단계인 유사 분열시기인 M시기에서 이렇게 만들어져 합성 복제된 단백들을 이용하여 세포 자신이 가지고 있는 동일한 유전자 핵산 DNA 서열을 가진 두 개의 딸핵이 만들어진다. 그 뒤 각각의 딸핵에 세포질과 세포막이 만들어져서 나누어지면 진정한 세포로 만들어지고 이런 세포들이 자신과 동일한 유전자 배열을 가진 두 개의 딸세포들이다.

이런 세포 분열 과정을 통해 자신과 동일한 세포들이 만들어지게 되는 것이다.

· 세포 분열 과정의 순서

어떤 결과물을 얻기 위해서는 사전에 치밀한 계획과 긴 시간 동안 사전 준비가 필요하며 또한 진행하는 과정에서 한 치의 오차도 없이 완벽하게 진행되어야 좋은 결과를 얻을 수 있다.

세포 분열 과정도 이와 같이 사전 준비단계와 검진체계가 완벽하게 형성된 체계에서 이루어진다. 세포 분열 과정은 다소 복잡하나 단계별로 설명하면서 부족한 면은 별첨 부록으로 설명하고자 한다.

〈세포 분열의 5단계〉

사람의 정상 세포에서 나타나는 세포 분열 과정을 자세히 살펴보면 여러 단계를 걸쳐 만들어진다. 세포 분열은 5단계(G_0기 · G_1기 · S기 · G_2기 · M기)로 이루어진다.

1. **첫 번째 단계**인 휴지기(G_0기)는 세포들의 휴식단계(정상 세포 상태)로 세포 분열이 일어나기 직전 단계이며, 세포주기 중 대부분이 이 시기에 해당한다. 우리가 알고 있는 일반적인 세포 상태를 의미한다.
2. **두 번째 단계**인 핵산 DNA 합성 전기(G_1기)는 세포 분열 시 가장 중요한 핵산을 만들기 위해 사전에 필요한 핵산 DNA의 단백들을 만드는 시기이다.
3. **세 번째 단계**는 핵산 DNA 합성 시기(S기)이며 이 시기는 이미 만들어진 핵산 DNA 단백들을 이용하여 핵산 DNA 합성과 복제가 일어나는 시기이다.
4. **네 번째 단계**인 핵산 DNA 합성 후기(G_2기)는 핵산 DNA 합성이 끝난 후 유사분열이 일어나기 전까지의 기간을 말한다.

5. 세포 분열의 마지막 단계가 M기이며, 이 시기에서 진정한 세포의 세포 분열이 일어난다.

또한 세포 분열 각 단계마다 끝나는 시점에서 각 공정들이 제대로 진행되었는지를 체크하는 감시 장치인 견제체계(check point)가 가동한다.

이 견제체계에 의해 각각의 단계마다 핵산 DNA 유전자가 지시한 내용과 달리 잘못 만들어진 유전자 단백이나 지시사항에 어긋난 유전자 단백 배열인 경우 다시 수정하게 되고, 실패할 경우 그 유전자 단백들은 폐기처분되고 다시 만들게 되어 있다.

또한 세포 분열 과정에서 매 단계마다 견제체계가 가동되지 않으면

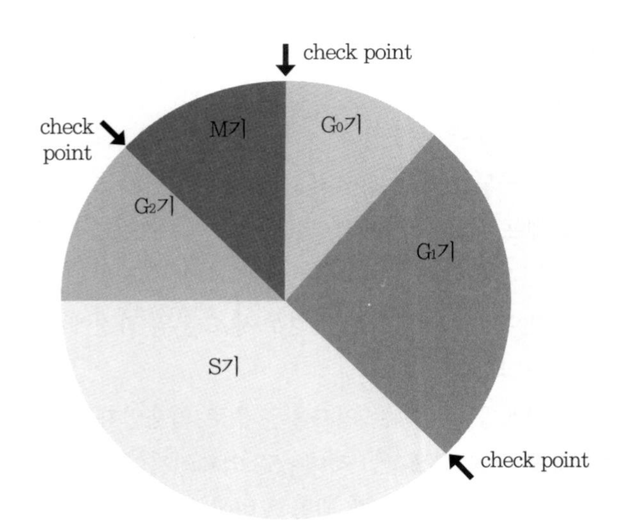

정상 세포 세포주기

① G0기 : M기와 G_1기 사이에 있는 시기로 세포가 활성화되지 않는 동면시기
② G1기 : S기를 위해 핵산 DNA 분열에 필요한 단백질을 만들어 모으는 시기
③ S기 : 핵산 DNA의 합성과 복제가 일어나는 시기
④ G2기 : 핵산 DNA의 합성과 복제가 끝난 뒤 M기까지의 시기
⑤ M기 : 세포 분열에 의해 복제된 세포가 만들어지는 시기

다음 단계로 넘어가지 못하게 되어 있어 각 단계마다 견제체계의 수정 지시에 의해 재수정되므로 만들어지는 합성품은 완벽하게 만들어진다.

세포 분열의 마지막 단계인 M기에서도 잘못 만들어져 재수정에도 실패할 경우 견제체계에 걸려 이런 과정을 통해 만들어진 변이된 세포들은 자멸사 과정을 통해 죽게 된다.

· 세포 분열 과정에서 견제체계

세포 분열 각 단계마다 견제체계에서 지시 내용대로 만들어졌는지 점검을 한다. 최종적으로 세포 분열 마지막 단계인 M시기가 끝나도 정상 세포로 만들어졌는지 최종적으로 다시 점검하게 된다. 이런 과정에서 견제체계는 비정상적인 세포 분열 과정으로 지시 내용과 다른 결과물이 만들어져 있는 것을 발견하면 즉시 수정 지시하여 정상적 세포 분열 과정이 되도록 유도한다. 이런 지시에도 실패 시 폐기 처분하도록 지시하는 곳도 견제체계이다.

이처럼 세포 분열 과정에서 제일 중요한 기능을 시행하는 곳이 견제체계이며, 견제체계는 변이세포들의 형성을 초기 단계부터 차단하거나 또는 변이세포가 만들어질 경우 세포 분열 과정에서 모두 도태시키는 역할을 한다.

이 견제체계를 담당하는 인자들은 주로 억제인자들로 여러 종류가 있으며 그 중 가장 대표적인 것이 p53 억제인자이다.

이런 억제인자들의 유전자 배열에 변이가 일어나면 세포 분열 과정에서 제일 중요한 감시 장치인 견제체계의 기능이 무너져 세포 분열 과정에서 변이세포들이 많이 만들어질 수 있다. 특히 p53 억제인자 유전자에 변이가 오게 되면 변이된 세포들이 견제체계에서 억제 기능 상실로 자기 스스로 죽게 되는 세포 자멸사 과정이 일어나지 않게 되어 변이된 세포로 살아남아 최종적으로 암세포로 발전할 수 있게 된다.

그래서 약 50% 이상의 암세포들에서 p53 억제인자 유전자 변이를 볼 수 있다.

변이세포가 만들어졌다고 모두 다 암세포가 되는 것은 아니다.

변이세포로 만들어진 세포들이 면역세포들의 공격을 견디어 내면서 장시간 동안 생존하고 또한 세포 분열 과정을 통해 순차적으로 서서히 유전자 배열에 변이가 오게 되면 암세포로 전환될 수 있다. 다시 말해 한 번의 변이세포가 곧바로 암세포가 되는 것이 아니라 동일 세포에서 긴 시간에 걸쳐 유전자 배열, 특히 억제인자 유전자 서열에 순차적으로 여러 곳에 점 변이 과정이 일어나면 변이세포에서 암세포로 전환되는 것이다.

세포 분열 과정을 통해 만들어지는 새로운 세포들을 공장에서 만들어지는 제품에 비교하여 설명해 보자. 하루에 400억 개의 제품을 만들어내는 공장에서 불량품이 하나도 만들어지지 않는 시스템을 만들기 위해서는 어떤 조치들이 필요할까?

각 공정마다 완벽한 제품들이 만들어져야 하고, 각 단계마다 만들어진 부품들에 대한 검사가 완벽하게 이루어져야 한다. 또한 만들어진 부품에 문제가 있으면 다음 공정단계로 넘어가서는 안 된다. 또한 완전품이 만들어지면 다시 검사하여 최종적으로 합격된 제품들만 출고해야 한다. 이런 절차가 끝난 후에도 출고한 제품들이 실제 사용할 때 문제점들이 없는지 재차 확인하여 문제된 제품들은 다시 수거해 폐기처분하여야 한다. 이 같은 공정 과정이 세포 분열 과정에서도 똑같이 일어난다.

· 단백 형성에 관여하는 소립체

세포질 내에서는 수많은 소립체들이 존재하며 그들의 기능은 각각 다르다. 각각의 소립체에 대하여 간략하게 살펴보자.

여러 소립체 기능들은 다양하지만 그 중 세포질 내에서 핵산 DNA 복제에 필요한 단백들은 소립체에서 만들어지며, 세포 내에 필요한 모든 단백들을 만드는 소립체는 리보소체(ribosome)이다.

이 소립체는 단백을 만드는 작은 공장으로 세포 내 핵산에서 만들어진 mRNA(전달 RNA) 지시에 따라 단백을 만들어 세포 자신의 소기관들을 만들거나 분비세포인 경우 분비단백을 만들고 세포 분열시 필요한 단백들을 만든다. 또한 면역세포 같은 경우 자가 항원 단백인 MHC Class1 단백과 다른 면역세포들에게 지대한 영향을 주는 특정 단백인 사이토카인들도 만든다.

이런 리보소체들은 세포질 내에 무수히 많이 존재한다. 리보소체는 두 종류로 나누어지는데 세포질 세망(endoplasmic recticulum, ER)에 붙어 있는 부착 리보소체들은 분비물 형성에 관여하고 또 다른 형태인 세포질 내에 산재되어 있은 수많은 리보소체들은 세포 자체의 소기관 형성이나 세포 분열에 필요한 단백들을 만든다.

다시 세포 분열 과정을 살펴보자.

자신과 똑같은 유전자를 가진 세포들을 만들기 위해서는 세포핵 내에 있는 핵산 DNA 유전자 지시에 의해 똑같은 핵산 DNA 복제가 일어나야 한다. 그러기 위해서는 세포 내에서 핵산 DNA 복제에 필요한 여러 많은 단백들이 만들어져야 하는데, 단백이 만들어지는 과정은 잘 짜여진 각본에 따라 만들어지고, 각 공정마다 일일이 점검을 시행하여 지시된 내용대로 핵산 DNA 단백이 만들어졌는지 확인된다.

그 과정에서 핵산 DNA 단백이 잘못 만들어졌으면 재차 수정하여 완벽한 단백을 만들게 하며, 수정되지 않은 핵산 DNA 단백들은 폐기 처분한다. 이 모든 공정이 세포핵에 있는 핵산 DNA 지시에 의해 이루어지는 것이다.

이때 만들어지는 단백들은 핵 내 핵산 DNA를 활성화시키는 신호체

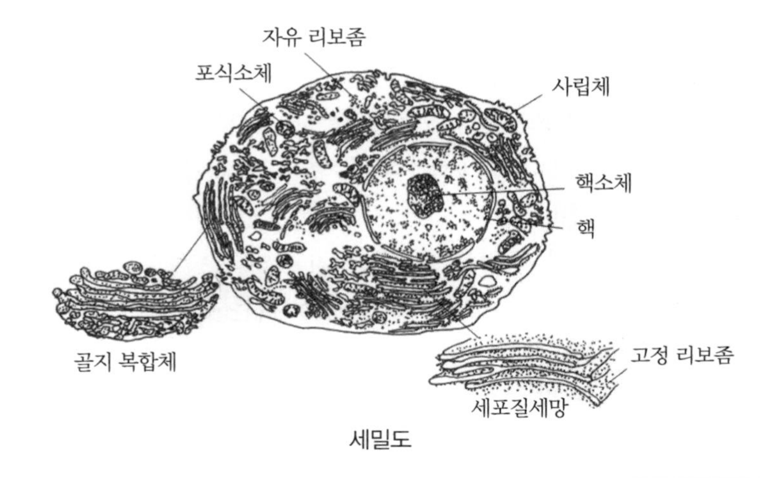

세밀도

1. 사립체 : 세포 내에서 대사에 필요로 하는 에너지를 공급하는 소립체이며 각종 효소와 핵산 DNA, RNA를 가지고 있고 이곳에서 세포 자멸과정을 유도하는 효소가 나와 핵산을 파괴시켜 세포를 죽게 한다.
2. 세포질 세망 : 고정 리보좀 소체들이 덮여 있으면서 분비하는 세포인 경우 이곳에서 만들어진 단백들을 골지 복합체로 보내 농축하여 세포 밖으로 보낸다. 이곳이 단백을 만드는 공장이다. 이곳에서 부착분자 MHC 단백들도 만든다.
3. 자유 리보좀 : 세포 분열 과정에서 필요한 단백들을 만든다.
4. 골지 복합체 : 세포질세망과 연결되어 이곳에서 보내온 단백들을 농축시켜 과립 소체에 넣어 세포 밖으로 배출시킨다.
5. 용해소체 : 가수분해 효소들이 들어있어 포식 작용으로 세포질 내로 들어온 포식소체들과 융합하여 효소들을 이용하여 분해시키는 기능을 한다. 이곳에서 MHC class2 부착단백에 특정 항원을 실어 세포벽으로 발현하게 한다.
6. 핵소체 : RNA와 단백질로 이루어져 있고 mRNA를 만들어 세포질 내 리보소체와 결합하여 단백질 합성에 관여한다.

계 종류에 따라 결정되므로 신호체계에 따라 만들어지는 단백의 종류도 달라진다. 그래서 세포들을 활성화시키는 신호전달체계는 매우 다양하고 많다. 그러므로 세포 내에서 단백을 만들기 위해서는 항상 신호전달체계가 활성화되어야 가능하며 신호체계가 활성화되면 핵 내에 있는 핵산 DNA 컴퓨터는 항상 켜져 있게 되고 단백 형성을 지시하게 된다.

이처럼 단백 형성 과정을 보면 핵산 DNA 컴퓨터의 지시에 의해 어느 시기에 어떤 단백을 얼마만큼 만들지 지시에 따라 mRNA을 통해 세포질에 있는 리보소체에서 단백을 만든다. 그리고 앞서 언급한 각각의 공정 과정 끝에는 점검체계가 있어 확인을 통해 완벽한 단백이 만들어지도록 유도한다.

모든 공정 과정이 제대로 이루어졌는지 확인하는 과정인 견제체계 체크 포인트(점검체계)는 매우 중요한 역할을 하는 곳으로 그곳에서 일일이 점검을 시행하여 잘못된 사항들은 재차 교정되고 그래도 잘못되면 폐기 처분하게 된다.

단백 형성은 많은 세포들 내에서 매일 일어난다. 이 단백 형성 과정을 통해 세포의 성장과 분화 그리고 활성화되는 여러 물질들을 만들게 된다. 이런 과정을 통해 만들어진 사이토카인, 부착분자 단백, 효소, 호르몬에 의해 다른 세포들과 소통도 하고 견제도 하며 서로 돕기도 한다.

· 세포핵 내에서 지시를 내리는 핵산 DNA

핵산 DNA는 두 겹의 나선 가닥으로 치밀하게 꼬여 있으며 그 안에는 많은 정보들을 가지고 있다. 하지만 이렇게 치밀하게 꼬여 있으면 정보를 열람할 수 없다. 이런 상태는 핵산 DNA 컴퓨터가 꺼진 상태가 되어 세포는 쉬고 있는 정상 세포 상태이다(G_0기). 우리가 알고 있는 일반적 정상 세포 상태로 이 시기가 세포주기의 대부분을 차지하고 있다.

그러나 신호전달체계에 의해 세포가 세포 분열 과정처럼 활성화 과정에 들어가면 신호전달체계에 관여하는 여러 전달 단백들이 활성화되어 신호를 핵 내로 전달하게 되면 치밀하게 꼬여 있던 핵의 구조가 풀어지고 열람할 수 있는 상태로 바꾸어진다. 다시 말해 핵산 DNA 구조가 염색체chromosome에서 염색분체chromatid로 바꾸어져서 꼬인 형태에서 펴진 상태로 전환된다. 이런 형태가 되면 핵산 DNA 컴퓨터가 켜

핵산 DNA

유전자 총체를 게놈genome이라 하며 사람의 유전자 수는 약 3만 개 정도로 파악되고 있다.

핵산 DNA 구조를 보면 두 개의 나선이 꼬여 있는 형태로 되어 있고 그 나선 가닥은 염기Base들로 구성되어 있다.

염기단백들은 아데닌(A) · 사이토신(C) · 구아니(G) · 타이민(T)의 4종류이며 이 염기단백들의 순서, 또는 서열에 의해 유전정보가 결정된다.

핵산 DNA 유전자 구성 부분 중 RNA와 단백으로 바꾸어지는 핵심 부위를 엑손Exon이라 하며 전체 핵산 DNA 구성 중 약 1%만 차지한다. 반면 핵산 DNA 구성 그대로 바꾸어지지 않는 부위를 인트론Intron이라 하며 핵산 DNA 구성 중 99% 대부분을 차지하고 있다. 한 유전자 정보는 수백 내지 수십만 개의 염기들과 서너 개에서 수십 개의 엑손과 인트론들로 만들어져 있다. 다시 말해 핵산 DNA 유전자 정보들 중 세포 내 단백 형성을 지시하는 정보는 단지 1% 정도이며, 이들은 mRNA로 바꾸어져서 세포질 내로 보내진다. 이런 유전자 정보 덩어리인 핵산 DNA에 의해 세포핵이 만들어지게 되고 이런 핵산 DNA 유전 정보들은 그대로 다음 세대로 이어진다.

져 열람도 되고 지시도 내릴 수 있는 조건이 된다.

세포들이 쉬고 있는 상태에서는 항상 핵산 DNA 컴퓨터가 꺼져 있다. 이 같은 이유는 동력을 제어하는 억제인자 pRb단백에 의해 조절되어 핵산 DNA 컴퓨터가 꺼져 있는 상태이므로 복제에 필요한 단백을 만들기 위해서는 우선 핵산 DNA 컴퓨터가 켜져야 한다. 세포들이 쉬고 있는 상태에서는 억제인자pRb단백이 핵산 DNA 컴퓨터를 켤 수 있는 추진력을 만드는 인자들을 억제하고 있어 세포의 핵산 DNA 컴퓨터가 꺼져 있다. 그래서 세포가 안정된 상태(G_0기)를 오랫동안 지속할 수 있게 되는 것이다. 그러나 세포들이 신호전달체계에 의해 활성화가 시작되면 억제인자 pRb단백이 인산화 되어 억제능력이 소실되고 추진력에 관여하는 인자들이 활성화되면서 핵산 DNA 컴퓨터가 켜지고 핵의 구조가 풀어져 열람할 수 있는 상태로 만들어진다. 세포 분열 과정에서 살펴보면 억제인자 pRb단백이 인산화과정이 일어나는 즉시 추진력이 생기면 그때부터 본격적으로 세포 분열에 필요한 단백 형성 작업에 몰입하게 된다.

· G_1시기

위와 같은 과정을 통해 핵산 내 활성화 과정이 만들어지면 일단 핵산 DNA 컴퓨터가 켜지고 핵산 DNA를 읽고 지시할 수 있는 핵산 DNA 코드 내에 있는 촉진자promoter(유전자의 발현을 조절하는 전사 조절 부위)에서 전달받은 신호체계에 따라 저장된 정보들 중에서 선별하여 단백 형성을 지시한다. 이 지시사항(mRNA)은 핵 밖으로 나와 세포질 내 소립체인 리보소체에 전달되어 필요한 단백 형성이 시작된다. 이 같은 과정을 통해 세포 분열에 필요한 여러 핵산 DNA 단백들이 만들어진다. 이 시기를 세포 분열 주기 G_1기라 하며 세포 분열 과정에 필요한 핵산 DNA 단백들이 만들어지는 세포 분열의 초반 시기이다. 이 시기가 끝날 때 견제체계(G_1/S) 체크포인트에서 만들어진 핵산 DNA 단백들이 지시한 사항대로 제대로 잘 만들어져 있는지 확인한다.

이 시기에 특정 단백이 너무 많이 만들어지거나 잘못 만들어지면 견제체계를 담당하는 억제인자들(P53과 PTEN)에 의해 차단되고 폐기 처분된다. 다시 말해 견제체계는 이런 억제인자들에 의해 운영되고 이들이 일일이 확인하여 잘못 만들어진 핵산단백들을 폐기 처리하는 것이다. 그러나 핵산 DNA 컴퓨터가 세포 분열 지시를 무한정으로 하는 것은 아니다. 모든 세포마다 핵산 DNA 컴퓨터에서 세포 분열을 지시할 수 있는 횟수가 태어나면서부터 이미 정해져 있어 그 한도 내에서 세포 분열이 일어나고, 한 번씩 지시할 때마다 핵산 DNA 코드 끝 부위에 있는 유전자 종말체의 길이가 짧아진다. 그래서 나이를 먹어서 세포 분열이 많이 일어나게 되어 종말체 길이가 짧아져서 더 이상 세포 분열이 일어나지 못하게 되어 세포 재생이 되지 않게 되면 노화 현상이 일어나는 것이다.

· S, G_2시기

세포 분열은 세포주기 초반 G_1기에 원하는 단백이 만들어지면 그다음은 핵산 DNA 합성 복제 과정이 일어나야 가능해진다. 이런 과정을 통해 세포 분열에 필요한 모든 공정, 다시 말해 핵산 DNA의 복제와 합성이 일어나는 시기인 세포 분열 주기 S기와 G_2기를 거치게 된다.

이 시기가 끝날 시기에 다시 견제체계에서 핵산 DNA 복제와 합성이 제대로 만들어졌는지 점검이 일어난다.

핵산 DNA의 복제와 합성 과정에서 핵산 DNA 복제 과정이 반복하여 일어날 수 있으므로 핵을 여러 개 가진 세포들이 만들어질 수 있다. 또한 이 시기에 만들어진 복제된 배열 상태 그대로 다음 단계로 옮겨져야 되는데, 만약 옮겨지는 과정에서 복제된 단백 배열에 변화가 생길 경우 그 세포들은 돌연변이를 가진 세포로 만들어질 수 있다.

이처럼 잘못 만들어진 핵산 DNA 복제와 합성이 있을 경우 억제인자 P_{53}에 의해 재수정되어 정상적인 복제와 합성이 되도록 다시 복제 과정이 유도된다. 이 같은 교정 작업에서도 실패할 경우 그 세포는 억제인자 P_{53}에 의해 세포 스스로 죽는 세포 자멸사가 일어난다.

이런 모든 과정이 끝나면 진정한 세포 분열이 일어나는 마지막 단계인 M기에 들어가게 된다.

· M시기

세포 분열 M기는 다시 4시기로 나누어진다.

1. 전기 : 전기는 방추체가 만들어지는 시기이다. 방추체는 세포의 중심체에 있는 2개의 중심립이 각각 1개씩 양쪽 끝 쪽으로 이동한 후 만들어진다.
2. 중기 : 이 방추체를 이용하여 적도판이 만들어지고 그 위에 이미 만들어진 염색체 단백들이 여러 형태로 배열된다. 이 적도면을 적도판이라 하며 세포 분열 중기에 만들어진다.
3. 후기 : 후기에 들어서면 각 염색체의 양 염색분체들이 방추체에 끌려 양극으로 이동한다.
4. 말기 : 양극의 염색분체들, 다시 말해 딸핵이 양극에 각각 한 개씩 만들어진다. 그 후 핵과 핵막이 나타나서 딸핵이 핵의 형태를 갖추게 되고, 그 뒤 세포질 분열 과정을 통해 각각의 딸핵에 세포질과 세포막이 나누어지면 비로소 원 세포와 똑같은 두 개의 딸세포가 만들어지는 것이다(〈그림 세포 분열 M시기〉 참조).

지금까지 세포 분열 과정을 살펴보면서 잘못 만들어진 돌연변이세포들이 어떤 식으로 자멸하는지 알아보았다. 이렇듯 여러 복잡한 과정을 통해 세포 분열이 이루어지므로 변이세포들이 만들어질 기회는 매우 적고, 만약 만들어진다고 해도 대부분 세포 분열의 견제체계 감시로 소멸된다.

정상적인 세포 분열 과정은 완벽한 체계이다. 이 같은 완벽한 체계는 세포 분열 과정에서 각 단계별로 이루어지는 견제체계 체크 포인트에 의해 만들어진다. 이와 같은 체계를 공산품을 만드는 공장에 적용하면 절대로 불량품이 만들어질 수 없을 것이다. 그래서 정상 세포에서 돌연변이세포가 만들어지는 경우는 아주 드물다.

또한 어쩌다 만들어진 변이세포들이 정상 세포들 사이에서 면역세포들의 공격을 피하면서 생존하는 과정은 더욱 힘들다. 만약 정상 세포들 사이에서 생존하는 변이세포들이 있다면 면역체계의 감시기능이

세포 분열 M시기에는 세포 내에서 중심소체를 이용하여 방추체를 만들고, 방추체를 이용하여 적도판을 만든다. 그 뒤 적도판 위에 앞서 합성 복제된 자신의 핵산 DNA 단백 서열을 나열한다. 이 과정이 끝나면 똑같이 양분되어 각각 양극에 두 개의 딸핵이 만들어진다.

이 과정을 자세히 살펴보면 4분기로 나누어져서 진행된다.

전기는 방추체가 만들어지는 시기이다. 세포의 중심체에 있는 2개의 중심립이 각각 1개씩 양쪽 끝으로 이동한 후 이 중심립에서 방추체가 만들어진다. 방추체를 이용하여 적도판이 만들어지고, 그 위에 이미 만들어진 염색체 단백들이 여러 형태로 배열된다. 이 적도면을 적도판이라 하며 세포 분열 중기에 만들어진다.

그 후 후기에 들어서면 각 염색체의 양 염색분체들이 방추체에 끌려 양극으로 이동한다.

마지막 단계인 말기에 양극에 모인 염색분체들, 다시 말해 딸핵이 각각 양극에 한 개씩 만들어진다.

그 뒤 세포질 분열 과정을 통해 각각의 딸핵에 세포질과 세포막이 만들어진 뒤 나누어지면 동일한 두 개의 딸세포들이 만들어지게 된다

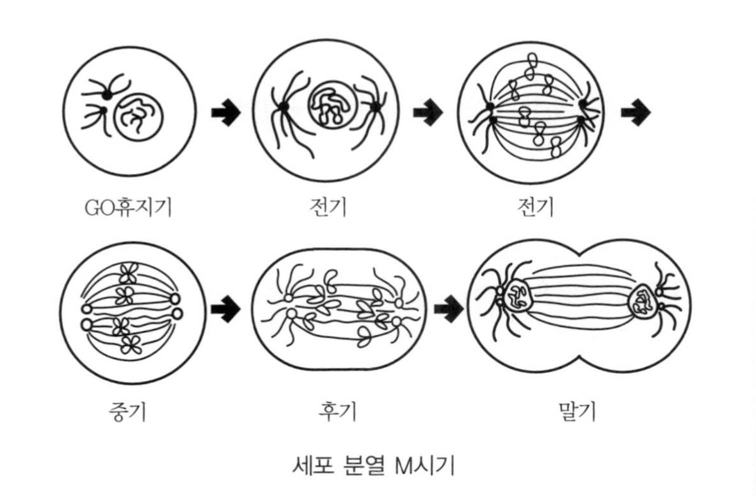

세포 분열 M시기

작동하고 있어 내재 면역세포들의 공격에 의해 대부분 죽게 되기 때문이다.

· 변이세포들을 공격하는 면역세포들

우리 몸의 면역체계에서는 비자기 항원을 표지하는 세포들을 발견하면 가차 없이 공격하여 죽인다. 변이된 세포들은 정상 세포들과 다르므로 비자기 항원을 나타내게 되는데, 면역세포들은 이런 변형된 세포들을 제거하게 된다. 다시 말해 세포 분열 과정에서 살아남은 변이된 세포들이 정상 세포들 사이에 생존하고 있을 경우 면역체계의 초반부 감시기능을 가진 내재면역세포들이 활성화되어 있어 이런 변이세포들을 찾아내어 대부분 죽인다.

세포 분열 과정에서 변이가 일어난 세포들은 스트레스를 많이 받은 세포들이므로 이들 세포벽에는 비자기 항원인 특정 표지분자(MIC 리간드 표지단백)를 나타내게 된다. 면역세포들 중에는 이런 특정 표지분자들을 인지하고 공격하는 면역세포들이 있다. 주로 내재면역세포들이 이 기능을 담당하는데, 대표적인 내재면역세포로는 대식세포, 자연살해세포와 δγT림프구들이 있다. 그래서 암세포가 되는 첫 단계에서 만들어지는 변이세포들은 대부분 내재면역세포들에 의해 죽게 된다. 자연살해세포와 δγT림프구들은 다른 내재면역세포들과 달리 변이세포들을 잡아낼 수 있는 능력을 가진 세포들이다.

· 변이세포가 암세포로 발전하기는 힘들다

이러한 전 과정을 살펴볼 때 세포 분열 과정에서 정상 세포가 변이세포로 만들어지는 경우는 매우 드물고, 또한 죽지 않고 살아남은 변이세포가 활성화된 면역세포들의 공격을 피하며 생존하기도 힘들다. 그러나 일부 변이세포들 중 변이 과정이 심하지 않은 경우 면역체계에서 면역관용을 이끌어 내어 생존할 수 있다.

또한 면역세포들의 공격 속에서 변이세포들이 장시간에 걸쳐 매번 일어나는 세포 분열 과정에서 순차적으로 여러 번의 유전자 배열에 변이가 일어나서 암세포로 발전하기는 더더욱 힘들다.

그러나 많은 사람들이 암에 걸린다.

그 이유를 살펴보면, 정상적 세포 분열 과정에서 소수의 세포들이 변이세포들로 만들어지고 그들 대부분이 소멸되는데 만약 세포 분열이 일어나는 과정에서 세포가 해로운 유독성 물질에 많이 노출되거나 또는 체내에 축적된 해로운 물질들이 많이 있을 경우, 훨씬 더 많은 변이세포들이 만들어지게 되고 암세포들로 전환될 기회가 증가하게 된다. 이런 변이세포들에서 세포 분열 과정 중 억제인자들의 유전자 배열에까지 변이가 오게 되면 암세포로 발전할 수 있는 기회가 더욱 증가하게 된다.

또한 이런 상태에서 면역기능까지 약화될 경우 변이세포들을 죽이는 능력이 감소되어 암의 발병률이 다른 사람들보다 더 많이 올 수 있는 것으로 생각된다. 이런 여러 이유들로 많은 사람들이 암으로 고생한다.

2) 변이세포가 암세포로 되기 위한 조건들

정상 세포들이 세포 분열 과정에서 여러 원인들에 의해 유전자 배열에 한두 군데 돌연변이가 생기게 되면 변이세포가 되지만 아직 암세포가 된 것은 아니다.

면역세포들의 공격 속에서 이런 변이세포들이 정상 세포들에서 만들어지기에 유전자 배열에 큰 변이가 만들어지지 않을 경우 면역관용을 유도하여 면역세포들의 공격을 견디어 내면서 정상 세포들 사이에서 생존하게 된다. 이렇게 생존한 변이세포들이 면역세포들의 공격을 견디면서 세포 분열 과정에서 장시간에 걸쳐 순차적으로 유전자 배열 여러 곳에 점 돌연변이가 일어나게 되면 정상 세포에서 볼 수 없는 능력을 가진 암세포로 전환되는 것이다. 그런데 이러한 과정에서 암세포로 전환되기 위해서는 절대적으로 필요한 조건들이 있다.

첫 번째로 세포 분열 과정에서 변이가 일어나도 견제체계의 체크 포인트 점검 과정에서 수정되지 않고 변이세포 상태로 살아남아야 한다. 그러기 위해 세포 분열 과정 각 단계마다 있는 견제장치인 체크 포인트에서 수정을 담당하는 억제인자들의 유전자 배열에 변이가 있거나 그들 기능이 상실되어야 세포 분열 과정에서 정상적으로 일어나는 교정 과정과 세포 자멸 과정을 무사히 벗어나 암세포의 첫 번째 단계인 변이세포로 살아남을 수 있다. 또한 이 같은 과정에서 장시간에 걸쳐 순차적으로 유전자 배열에 변이 과정이 만들어져야 한다.

다시 말해 변이가 일어나는 곳이 주로 억제인자 유전자들 배열에서 일어나야 하며, 특정 신호체계가 활성화되어 변이세포들의 증폭이 일어나고 또한 면역세포들의 공격을 견디어 내면서 암세포로 전환될 때까지 생존하여야 한다.

두 번째로 암세포로 전환되는 변이세포들은 영구불멸의 세포가 되어야 하므로 무한정 세포 분열을 유도하기 위해서는 암세포들에서 자신의 유전자 핵산 DNA 끝 부위에 있는 종말체Telomere 유전자에 변이가 일어나서 그 길이를 무한정 늘일 수 있는 능력을 가져야 한다.

만약 정상적인 세포들에서도 유전자 핵산 DNA 구조 끝 부분에 있는 유전자 종말체 길이를 늘일 수 있는 특정 효소를 가진다면 무한정 세포 분열을 할 수 있어 영구불멸의 세포가 될 수 있다. 그러나 정상 세포들은 태어나는 순간 이미 유전자 종말체 길이가 정해져 있고 또한

세포의 라이프 타이머(life timer) 역할을 하는 유전자 종말체(Telomere)

유전자 말단 부위에 있는 종말체에 대해 알아보자.

앞서 언급하였듯 우리 몸의 세포들은 세포 분열을 통해 매일 새로운 세포들로 대체된다. 그러나 무한정 세포 분열이 일어나 새로운 세포들이 만들어지는 것은 아니다. 세포들의 종류에 따라 각자 서로 다른 세포 분열 횟수를 생성 단계부터 가지고 태어났다.

세포 분열을 지시하는 곳은 유전자 핵산 DNA 맨 끝쪽에 있는 유전자 종말체 코드에 있고 세포 분열의 횟수를 결정짓는 것은 그 종말체의 길이에 좌우된다. 다시 말해 유전자 종말체 코드의 길이는 세포 분열의 횟수를 나타내는 지표 역할을 하므로 유전자 종말체 길이가 세포의 라이프 타이머 역할을 한다고 말할 수 있다.

보통 세포에서는 50회 정도의 세포 분열 과정이 일어날 수 있는 유전자 종말체 길이를 가지고 있다. 그러나 우리 몸을 만들고 있는 여러 세포들의 유전자 종말체 코드는 태어날 당시 이미 그 길이가 정해져 있고 세포 분열이 일어날 때마다 일어난 횟수만큼 그 길이가 짧아진다. 그래서 나이를 많이 먹은 상태에서는 세포 분열이 많이 일어나 유전자 종말체 코드 길이는 매우 짧아져 있기에 더 이상 세포 분열을 통해 새로운 세포들로 대치되지 못하고 대신 기존에 있는 세포들을 이용하므로 노화현상이 일어나는 것이다.

또한 유전자 종말체 길이가 짧아지게 되면 세포 분열 과정 중 핵산 DNA 단백 복제와 합성 과정에서 유전자 배열이 불완전한 상태로 만들어지므로 변이세포들이 만들어질 확률이 매우 높아지게 된다. 이 같은 이유로 노령층에서 암세포들이 잘 만들어지는 요인이 된다.

종말체의 길이에 관여하는 효소들도 가지고 있지 않다. 그러나 암세포들에서는 암세포 스스로 유전자 종말체에서 변이를 일으킨다.

암세포로 전환된 변이세포는 스스로 유전자 종말체의 길이에 관여하는 텔러매라제Telemerase라는 효소를 만들어 유전자 종말체 길이를 무한정 늘일 수 있는 능력을 가지게 되어 영구불멸의 세포가 될 수 있다.

마지막으로 변이세포에서 암세포로 전환되기까지는 많은 시간이 필요하므로 변화하는 전 과정에서 면역세포들의 공격을 면역관용 같은 여러 방법들을 동원하여 생존하면서 유전자 배열에 지속적인 여러 변이 과정을 거쳐야 비로소 암세포로 만들어지게 된다.

암세포로 만들어졌어도 그 후 방어능력을 극대화시켜 지속적인 면역세포들의 공격을 막아내고 살아남아서 자신의 세력을 가질 때까지 견디어내야 진정한 암조직으로 성장할 수 있다.

· 변이세포에서 암세포가 만들어지는 사례

암의 전 단계에서는 여러 질환들로 나타나고, 그 질환들을 그대로 방치하면 암으로 전환된다. 예를 들어 대장 용정polyp인 경우 그대로 방치하면 대장암으로 발전할 수 있고, 위축성 위염인 경우 위암 발병률이 증가하며, 여성의 유방 유두 부위에 습진 같은 증상을 보이는 패짓paget 질환인 경우 유방암을 동반하는 경우가 많다.

그래서 종합검진 항목엔 대장내시경을 꼭 포함한다. 대장내시경을 통하여 큰창자 내 용정이 있는지 확인하고 만약 있으면 그 자리에서 제거해야 한다. 그 이유는 대장 용종이 대장암의 전 단계이기 때문이다. 만약 이런 용종들을 발견하지 못하고 장시간 그대로 두면 대장암으로 발전할 수 있다.

앞서 언급한 세포 분열 과정에서 세포질 내 단백 형성 과정에 대하여 자세히 살펴보았지만 만약 세포 내에서 지속적으로 같은 신호전달 체계가 활성화되면 지시사항을 전달하는 mRNA를 통해 반복적으로 같은 지시를 내려 똑같은 형태의 단백들만 많이 만들어지게 된다. 그 결과 특정 세포들이 많이 만들어지게 된다(세포 분열 과정에서 단백 형성 과정 참조).

유전자 서열에 변이가 만들어진 세포에서 이런 비정상적 신호체계가 일어나게 되면 이 변이된 세포들은 암세포로 발전할 수 있는 높은 소인을 가지게 된다.

대장 내 용정은 이처럼 정상적 상피세포에서 유전자 배열에 여러 번의 변이와 비정상적인 신호체계가 활성화되면서 만들어지는 양성종양으로 최종적으로 억제인자(P_{53} 억제인자) 유전자 배열에 변이가 만들어지게 되면 용정세포들이 암세포들로 전환된다.

정상 세포에서 변이세포로 전환된 뒤 긴 시간에 걸쳐 유전자 배열에 반복적인 변이 과정이 일어나면 정상 세포가 변이세포 과정을 거쳐 암세포로 변형된다는 사실을 대장 용정의 형성 과정을 통해 간접적으로 추측할 수 있다. 이 같은 이유는 대장 상피세포들이 변이되어 대장 내 용정세포들로 만들어지는 전 과정이 자세히 밝혀졌고 특히 핵산 DNA 유전적 변이 과정이 이미 잘 알려져 있으며 또한 이런 용정세포들에서 견제체계에서 주된 역할을 하는 P_{53} 억제인자 유전자 배열에 변이가 같이 오게 되면 대장암세포로 전환되기 때문에 이 주제에 가장 좋은 사례가 될 수 있다.

대장에서 정상적 상피세포들이 변이세포들로 만들어진 용정세포들로 전환되기까진 많은 시간이 필요하며 또한 세포 내 핵산 DNA 유전자 배열에 순차적으로 많은 점 변이가 일어나야 형성된다. 복잡하지만 이런 유전자 변이 전 과정을 살펴보자.

《대장 내 용정이 대장암으로 전환되는 과정》

1. 대장 용종 형성의 초기 단계를 보면 정상 대장 상피세포들의 세포 분열 과정에서 핵산 DNA 염색체 5번째에 있는 억제인자 유전자 배열에 변이가 일어나 억제기능이 상실되고 세포질 내에서 단백 형성을 지시하는 촉진자(핵산 DNA 내에 있는 promotor)가 저 메틸화hypomethylation되면서 특정 세포들이 많이 만들어지도록 유도된다.

> **저 메틸화**(hypomethylation)
>
> 핵산 DNA의 메틸화가 충분히 일어나지 않으면 유전자의 안정성에 이상을 초래하여 세포에 따라 암세포로 발전할 수 있다. 예를 들어 백혈병인 경우 핵산 DNA 저 메틸화가 종양의 발생과 성장을 촉진시킨다.

2. 두 번째 단계로 세포 분열 과정에서 핵산 DNA에게 신호전달체계를 활성화시키는 핵산 DNA 염색체 12번째 유전자 배열에 변이가 일어나 세포 증식을 유도하는 특정 신호전달체계(K-ras에 의한 신호체계)가 활성화되어 세포 분열을 통해 특정 세포들이 많이 만들어져 큰창자 점막층에 있는 상피세포 증식이 이 신호체계에 의해 더 일어나게 된다.

3. 세 번째 단계는 변이된 대장 상피세포들의 세포 분열 과정에서 핵산 DNA 염색체 18번째 유전자 배열에 다시 변이가 일어나 견제장치의 주역인 억제인자(DCC단백) 기능이 상실된다.

이 같은 결과로 큰창자 점막층에 상피세포들의 증식이 더욱 일어나 육안으로 볼 수 있을 정도로 커진 양성종양인 용종을 만들게 된다.

이런 과정을 통해 대장의 용정의 크기는 점점 빨리 커지게 되지만 아직 암세포인 악성종양세포로 변한 것은 아니다. 이 시기의 용정조직은 아직 정상 세포들처럼 세포배열이 규칙적이고 기질 막을 파괴하여 조직 내로 파고 들어가지 않은 상태이므로 단지 덩어리만 커진 양성종양일 뿐이다. 이 양성종양세포들은 아직 정상 세포들처럼 영구불멸의 세포들도 아니고 면역세포들을 억제하는 사이토카인 특정물질들을 분비하는 능력도 없고 제거하게 되면 암세포처럼 재발하고 다른 곳으로 전이를 일으키는 현상도 보이지 않는다.

4. 마지막 단계로 이런 용정을 만든 변이세포들이 다시 세포 분열 과정에서 핵산 DNA 염색체 17번째에 있는 억제인자이면서 견제장치에서 매우 중요한 역할을 하는 억제인자 P_{53} 단백 유전자 배열에 변이가 일어나면 세포 분열 과정에서 가장 중요한 견제체계(check point) 기능을 상실하게 된다.

   그 결과 이 세포들은 암세포로 전환되어 정상 세포에서 볼 수 없는 많은 특권을 가지게 되고 그런 암세포들이 보다 많이 만들어지면 기저막을 파괴한 후 기질 내로 파고 들어가 자기 자신의 세력을 넓힐 수 있는 둥지를 만들어 세력을 점점 키우게 된다.

이처럼 정상 세포가 변이세포로 만들어진 후 긴 시간 동안 세포 분열 과정에서 많은 세대를 거쳐 순차적으로 신호전달체계에 관여하는 핵산유전자들과 특히 억제인자 유전자 배열에 변이가 일어나게 되면서 변이세포들에서 암세포들로 전환된다.

대장 용정에서 악성종양으로 발전하는 동안 세포 내 유전적 변이 과정

<table>
<tr><td colspan="5">염색체 자리</td><td colspan="2">염색체 5g</td><td colspan="2">염색체 12P</td><td colspan="2">염색체 18g</td><td colspan="3">염색체 17P</td></tr>
<tr><td colspan="5">변화</td><td colspan="2">소실</td><td colspan="2">활성화</td><td colspan="2">소실</td><td colspan="3">소실</td></tr>
<tr><td colspan="5" rowspan="2">gene</td><td colspan="2">억제단백질
APC 단백질</td><td colspan="2" rowspan="2">활성인자
K-ras</td><td colspan="2" rowspan="2">억제단백질
DCC</td><td colspan="3">억제단백질 P53</td></tr>
<tr><td colspan="2">DNA 단백질</td><td colspan="3">여러 단계의
변화</td></tr>
<tr><td>조직의
변화</td><td>정상
상피
세포</td><td>⇨</td><td>정상
상피
세포의
증식</td><td>⇨</td><td>초기
양선
선종</td><td>⇨</td><td>중간
양선
선종</td><td>⇨</td><td>말기
양선
선종</td><td>⇨</td><td>악성
선종</td><td>⇨</td><td>전이</td></tr>
</table>

*1989년, B.WOGELSTEIN 논문발표 인용

이 전환 과정을 살펴보면 개인에 따라 많은 차이를 보인다. 다시 말해 개인마다 암을 유발하는 유전자 변이에 적절히 대응하여 암세포가 만들어지는 것을 막는 능력에 차이가 있기에 변이세포들이 만들어졌다고 모든 사람들이 누구나 똑같이 암에 걸리는 것은 아니다.

이처럼 암의 발병률의 감수성은 개인의 유전자 배열에 이상이 있을 시 그것에 대한 대처 능력에 따라 많은 차이를 보인다. 예를 들어 장기간 흡연을 한 사람들에서 폐암의 발병률이 증가하는 것은 사실이나 장기 흡연자 모두가 폐암에 걸리는 것은 아니며, 또한 폐암 환자 중 20~30%는 비흡연자들이다. 따라서 암의 발생은 어느 정도 유전적 소인이 작용한다고 볼 수 있다.

· 면역세포들의 공격에서 살아남는 변이세포

정상 세포에서 변이세포로 전환된 뒤 세포 분열 과정에서 유전자 배열 여러 부위에 점 돌연변이가 장시간에 걸쳐 일어나게 되면 비로소 암세포로 만들어진다. 암세포로 전환되어 마침내 자신의 세력을 갖게 되는 암세포 입장에서 보면 그야말로 오랜 기간 막강한 면역세포들의 공격을 견뎌내면서 고난을 견디고 난 후 얻은 승리인 것이다.

변이된 세포들이 정상 세포들에서 만들어지므로 면역 회피방법으로 면역세포들이 감지할 수 없을 정도의 작은 변이만 있으면 비 자기 항원을 적게 나타내게 되어 면역체계에서는 감지하지 못해 면역관용을 이끌어내어 면역세포들의 공격을 받지 않고 살아남는다. 이렇게 살아남은 변이세포들이 지속적이면서 서서히 유전자 배열의 여러 곳에 변이를 만들어 서서히 암세포로 변신하게 된다.

3) 변이세포와 암이 발생하는 원인

이런 변이세포들이 만들어지는 이유는 무엇일까?

그리고 왜 이런 변이세포들에서 암세포들이 어떤 사람에게는 만들어지고 어떤 사람에게는 만들어지지 않을까?

세포 분열 과정에서 변이세포가 만들어지는 것은 세포가 해로운 물질에 영향을 받거나 내적 요인들에 의해서이다.

변이세포를 만드는 해로운 물질 중 가장 대표적인 것이 주위 환경이나 체내에서 신진대사 과정, 또는 여러 독성 물질에서 만들어지는 유해산소 자유라디칼(발생기 산소)이다. 독성 물질들은 우리 몸에서도 정상적으로 많이 생긴다. 면역세포들이 병원체들과 싸우는 과정에서 침입원들을 죽이기 위해 사용되는 세포 독성 물질 내에도 많이 들어 있다. 또한 우리가 먹은 음식물을 분해하는 과정에서도 만들어지고 주위 환경에 의해서도 체내에 많이 만들어질 수 있다.

이런 유해산소 자유라디칼은 세포 분열 때 세포에 치명적인 영향을 주어 변이세포들을 만들게 한다. 그래서 건강식품이나 건강보조약제 또는 면역체계를 활성화시키는 약제에는 이런 유해산소 자유라디칼을 억제시키는 '항산화제' 라는 명칭이 항상 들어가서 항산화 기능이 건강을 지킨다고 많은 사람들이 믿고 있다.

· 암 발병률이 높은 위험군, 그리고 원인들

암의 발생 빈도 중 **유전적 소인**으로 오는 경우는 약 10~20% 정도로, 암 환자 10명 중 최소한 한 명은 가족력을 가지고 있다. 왜 암세포들이 어떤 사람에게는 만들어지고 어떤 사람에게는 만들어지지 않을까? 이런 의문점을 살펴보면 유전적 소인이 한 부분을 차지하고 있다.

그러므로 가족 중 암으로 사망한 경우가 있을 경우 암 발병률이 다른 사람들보다 높을 수 있으므로 주의해야 한다. 현재 암으로 사망하는 사람이 전체 사망 원인의 1/3 이상을 차지하고 있으며 또한 지금도 여러 가정에서 항암치료를 받고 있는 환자들이 있기에 많은 사람들이 암에 걸린 유전적 요인들을 가지고 있다. 그러므로 이런 위험군에 속한 사람들은 건강검진을 통해 사전에 암에 대한 주기적인 검사가 필요하고 특히 고령일수록 더욱 필요하다.

그러나 대부분의 암 발병 원인들은 우리가 살고 있는 **여러 주위 환경과 식생활**에 의해 만들어진다. 다시 말해 우리가 주로 먹는 음식들과 기호식품들에서도 그 원인들을 찾을 수 있고 우리가 살고 있는 주위 환경에서도 그 원인들을 찾을 수 있다.

예를 들어 바닷가에서 일을 하는 사람들 중 강한 햇빛에 노출되는 시간이 많으면 자외선에 의해 피부암이 잘 생길 수 있고, 체르노빌 원자력발전소 참사처럼 원자력발전소 파괴로 그곳 주민들이 방사선에 피폭 당하면서 백혈병 같은 혈액암이나 갑상선암 같은 여러 암들이 발생하고 있다는 보고도 있다.

그리고 우리는 많은 화학제품 또는 화학물질들과 접촉하며 생활하고 있는데, 그중 특정 화학물질인 퓨린purine 유도체와 피리미딘pyrimidine 유도체들로 만들어진 화학제품들에 장시간 노출되면 그것들이 우리 몸에 있는 단백과 반응하여 전혀 다른 형태의 단백을 만들어 내 핵산 DNA 구조를 변화시키게 되고 그럼으로써 암의 발병률이 높아진다.

이런 화학물질 중 세포 분열 과정에서 변이를 유발하는 대표적인 화학 유도체는 이소구아닌isoguanine 유도체이다. 그 외 화학무기로 사용하였던 겨자 가스mustad gas에 노출되어도 암 발병률이 매우 높다.

또한 우리가 즐겨 먹는 음식물에 의해서도 암 발병률이 증가될 수 있는데 이는 전체 암 발병 원인 중 약 1/3을 차지하고 있는 것이 식생활 습관이란 점에서도 알 수 있다. 그 예로 고기를 바짝 태운 불고기 요리 또는 훈제한 고기, 그리고 여러 번 튀김요리를 한 기름 속에는 아로마틱 아민aromatic amines이란 발암 물질이 많이 내포하게 된다. 그러므로 이렇게 요리한 음식을 오랫동안 즐겨 먹게 되면 위암 같은 소화기 암의 발병률이 증가하는 것으로 알려져 있다. 그래서 훈제 연어를 주식으로 하는 알라스카 지역 주민에게서 과거 소화기 계통의 암 발생 빈도가 높았다. 반면 덜 익힌 붉은 고기를 즐겨 먹을 경우 대장암 발병률이 증가한다.

기호식품 중 담배를 오랫동안 즐겼을 경우 담배에 있는 60여 종의 발암물질(니트로사민이 가장 대표적임)에 의해 폐암, 방광암, 전립선암, 식도암 등 여러 암의 발병률은 즐기지 않은 사람보다 훨씬 높게 나타난다. 또한 장기 흡연 시 심뇌혈관 질환, 만성 폐쇄성 폐질환을 유발한다.

그다음으로 생각할 수 있는 요인은 **감염**이다.

만성 위염을 일으키는 헬리코박터helicobacter 균주에 의해 위암 발병률이 증가되고, B형 · C형 간염 바이러스(HBV · HCV)에 의한 만성 활동성 간염 환자에서는 간암 발병률이 매우 높다. 또한 여자들에게 흔한 자궁경부암의 경우 인간 유두종 바이러스(HPV) 감염에 의한 경우가 대부분이다. 감염에 의한 것들은 예방접종을 통해 암의 발병률을 줄일 수 있다.

변이를 유발하는 대표적인 화학 유도체

■ 퓨린(purine) 유도체

핵산 단백으로 아데닌과 구아닌은 2개의 고리를 가지고 있어 퓨린이라 불리고 천연물에 많이 내포되어 있다. 요산은 최초로 발견된 퓨린 유도체이며 조류나 파충류가 배설하는 중요 질소의 형태로 핵산단백질인 퓨린이 분해되어 배설물로 만들어진다.

■ 피리미딘(pyrimidine) 유도체

핵산단백질로 타민, 사이토신, 유라실은 1개의 고리를 가지고 있어 피리미딘이라 한다. 핵산 DNA 한쪽 염기가 퓨린계일 때는 결합하는 염기 고리는 피리미딘계 염기이다. 이들에 의해 핵산 DNA의 이중 나사가 일정한 간격을 유지할 수 있다.

■ 이소구아닌(isoguanine) 유도체

퓨린 계열의 핵 염기로 생물의 여러 대사와 핵산 형성에 관여한다. 퓨린의 분해 과정에서 핵산 DNA가 산화로 손상되면서 만들어지는 성분이 이소구아닌으로 세포 변이를 잘 일으키게 하는 물질이다.

■ 아로마틱 아민(aromatic amines)

육류를 튀기거나 고온에서 구울 때 만들어지는 화학물질로 헤테로 고리 방향족 아민(HAT : heterocyclic aromatic amine)이 만들어진다. 이런 물질들은 동물실험에서 암을 유발한다고 밝혀졌다.

또 한 가지 생각할 수 있는 소인은 **비만**이다. 비만은 성인병의 원인이 되기도 하지만 내분비 계열의 암 발생률을 증가시킨다. 주로 유방암, 전립선암 등의 주된 원인이 된다.

그 밖에 피임약 같은 호르몬제를 장기간 복용할 경우에서도 비만의 경우처럼 유방암이나 전립선암 같은 내분비 계열의 암 발병률을 증가시키고, 또한 장시간 스트레스가 있을 경우 갑상선암의 발병률이 증가한다.

이처럼 모든 암은 우리가 살고 있는 주위 환경 요건 및 식생활과 밀접한 관계를 보이며 앞서 언급한 여러 원인들에 의해 발병이 증가하게 된다. 하지만 이런 환경에 노출되는 기간이 짧을 경우 세포 분열 과정에서 변이가 일어나게 되어도 제한적으로 만들어지고, 또한 이런 변이세포들은 견제체계의 체크 포인트에서 억제인자들에 의해 수정되거나 죽게 된다. 만약 이런 과정에서도 소수의 변이세포들이 살아남아 정상세포들과 섞여 있어도 내재면역세포들인 대식세포나 자연살해세포, 그리고 δγT림프구들에 의해 제거된다.

그러므로 평상시 이런 위험요소가 산재된 주위 환경에서 벗어나 건전한 식생활로 건강관리를 하는 것이 암 발생을 예방하는 방법이다.

4.
암세포에서 볼 수 있는 여러 가지 현상

암세포들은 정상 세포들에서 볼 수 없는 특이한 능력들을 가지고 있다. 이런 특별한 능력을 가짐으로써 암세포들로 만들어진 암조직들이 우리 몸 조직 깊숙한 곳에 자리를 차지할 수 있게 된다. 암세포들이 가지고 있는 특별한 능력에 대하여 자세히 살펴보자.

암세포로 전환된 변이세포들이 세포 분열을 통해 그 수를 증폭하여 암조직으로 어느 정도 커져 자신의 세력을 가지게 되면 정상 세포들에서는 볼 수 없는 여러 특징들을 나타낸다. 먼저 정상 세포들의 기능과 정상조직 구조 사이에서 일어나는 상호관계에 대하여 알아보자.

· 정상 세포에서 구조와 기능

예를 들어 피부를 만들고 있는 정상조직을 현미경으로 살펴보면, 제일 위층은 상피세포들이 일렬로 나란히 규칙적으로 정돈되어 배열되어 있고 이들 세포들은 기저막(상피세포와 결합조직 사이에 있는 얇은 막)에 뿌리를 내려 고정되어 있다. 기저막 밑에는 기질 중심으로 연조직이며 결합조직들이 만들어져 있다. 기저막 밑에 있는 결합조직인 기질에는 여러 성장인자들을 풍부히 가지고 있고 그 안에는 수많은 말초

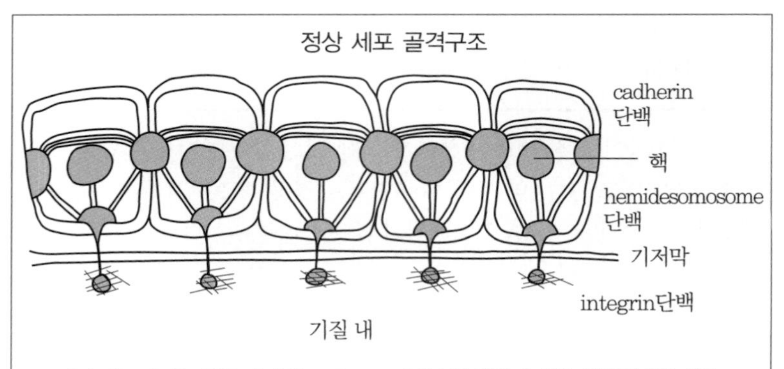

정상 세포끼리는 부착 단백인 cadherin 단백으로 강하게 양측 세포들끼리 서로 붙잡고 있으며 기질과 세포 사이에는 기저막이 있어 정상 세포들이 기질 내로 파고들어가지 못한다. 또한 정상 상피세포들은 기질 내에 있는 integrin 단백들과 연결되어 고정되어 있다.

혈관들, 신경세포들, 그리고 모세림프관들이 서로 엉겨 산재된 상태로 분포되어 있다.

만약 외상으로 이런 세포들의 정상적 구조가 깨진 상태, 다시 말해 기저막이 깨져 상층 상피세포들이 규칙적으로 배열되어 있던 정상위치에서 이탈하게 되면 이탈된 정상 상피세포들은 세포 자멸사 과정을 통해 스스로 죽게 된다. 그래서 시간이 지난 후 자상 상처 부위에 있는 상피세포들을 육안으로 보면 그 부위는 까맣게 되어 있어 피부 상피세포들이 죽어 있는 것을 알 수 있다.

그러나 암세포들에서는 정상 상피세포들에 일어나는 현상과 달리 기저막이 깨지고 세포들의 규칙적인 배열이 없어져도 죽지 않고 생존한다. 암세포들이 정상 세포들 사이에서 상피내암(cancer in situ)의 형태를 만든 후 암세포들이 증폭을 통해 어느 정도 자신의 세력을 가지게 되면 오히려 암세포 자신들이 뿌리내리고 있는 기저막을 파괴시킨 후 기저막 밑에 있는 여러 성장인자들과 영양분이 풍부하게 만들어진 기질 안쪽으로 파고 들어간다.

상피내암(cancer in situ)

암세포들이 기질 내로 침투하기 전단계로, 일부 학자들은 암 전단계로 분류하고 있다. 암 형성 초기 단계로 정상 세포들 사이에 암세포들이 존재하지만 기저막을 파괴하지 않은 상태를 말한다.

이는 마치 문어가 바위틈 사이로 파고 들어가는 것처럼 암세포들이 기질 내 사이로 불규칙하게 파고 들어간다. 이렇게 기질 내로 들어간 암세포들은 자신의 작은 둥지를 만들면서 기질 내에 풍부하게 산재되어 있는 성장인자들과 많은 접촉을 통해 더욱 빠르게 자라고, 경우에 따라서는 성장인자 없이도 스스로 활성화 과정을 유도하여 성장하게 된다. 또한 암조직은 자신의 세력을 확장하기 위해 기질 내에서 새로운 혈관을 스스로 만들도록 유도시키고 이렇게 만들어진 혈관들을 통해 더욱 많은 영양 공급을 받게 되어 성장을 촉진하게 된다.

1) 암세포들이 기질 내 자신의 둥지를 가지는 방법

정상 세포 상태에서는 기저막에서 이탈된 세포들이 전부 죽기 때문에 암조직에서 나타나는 이런 현상은 절대로 일어날 수 없다. 이와 비슷한 현상이 우리 몸에서 정상적으로 일어나는 경우는 오직 창상 치유 과정뿐이다.

인체는 혹은 생체는 손상을 받으면 스스로 치유하는 능력을 가지고 있다. 만약 피부조직이 손상될 경우 다친 부위에서는 창상 치유 과정이 스스로 진행되어 손상된 조직들이 복구된다.

암세포들이 뭉쳐 커지게 되면 자신들이 자리 잡고 있던 본래의 위치에서 이탈하여 기질 내로 파고 들어가서 자신의 둥지를 틀고 자리를 잡는다. 기질 내 암세포들이 둥지를 만드는 과정은 창상 치유 과정과 매우 유사하다.

창상 치유 과정은 우리 몸에서 일어나는 정상적 반응이기에 암세포들이 기질 내로 파고 들어가서 자리 잡은 과정은 우리 몸에서는 거부 반응이 일어나지 않아 암세포들이 기질 내에 터전을 만들 수 있다.

기질 내에 암세포들이 자신의 터전을 만드는 과정을 이해하기 위해서는 우리 몸에서 자연적으로 일어나는 창상 치유 과정의 이해가 필요하다.

· 창상 치유 과정

창상 치유 과정의 예를 들어 보자.

손가락이 칼에 베여 피가 나는 상태라 가정하자. 이 경우 상처로 인해 피부 상피세포 배열이 부분적으로 깨져 상피세포들은 죽게 되고 또한 세포를 받치고 있는 기저막과 그 밑에 있는 기질도 파괴된 상태가 된다.

이런 상태에서 외부의 병원체들이 손상된 조직 내로 들어오면서 손상 부위에 염증반응이 일어나고, 그 결과 많은 면역세포들이 손상된 조직 사이에 모여 침입한 병원체들과 싸우게 된다. 면역체계의 활성화 과정으로 면역세포들이 침입한 병원 균주들을 어느 정도 제거하게 되면 손상된 조직을 빠른 시간 내에 복구하기 위해 즉시 치유 과정이 진행된다. 재생능력이 있는 세포들에서 정상 상피세포들이 즉시 재생되고 파괴된 기저막과 기질이 다시 만들어지고 더불어 연조직 내에 있던 손상된 조직들(새로운 혈관, 신경, 림프관 등)을 복구하려는 과정이 빠르게 진행된다.

이 같은 과정은 수해지구 복구 과정과 비슷하다. 만약 큰 홍수로 도로와 다리가 파괴되고 땅속에 깔아 놓은 여러 기관시설인 가스관, 전선, 통신망 등이 파괴되었다고 가정하자. 복구 과정을 살펴보면 전 공정을 담당하는 특정부서가 책임지고 모든 일을 진행하여야 한다. 우선 파괴되어 못 쓰는 모든 것들을 수거하여 폐기처분한다. 그 뒤 파괴된 기관 시설물인 가스관, 전선, 통신망 등을 다시 깔고 파인 곳은 흙으로 덮어 복구한 뒤 다리를 놓고 도로포장을 다시 해서 교통이 원활하게 이루어져야 한다.

복구 과정과 창상 치유 과정을 비교해 보면, 못쓰는 것들을 제거하는 작업은 창상 감염으로 면역체계가 활성화되어 침입원들을 제거하는 작업이고 가스관, 전선 같은 시설 복구는 새로운 혈관 형성이나 신경 재생 또는 림프관 같은 연조직 구조물 재생을 의미한다. 또한 파인 곳을 흙으로 덮고 고르는 작업은 기질 파괴로 파인 곳을 고르게 편 뒤 기질 성분들로 복구하는 작업이고, 도로포장과 새로운 다리를 놓아 교통을 원활하게 소통케 하는 것은 정상 상피세포들이 세포 분열로써 새로운 상피세포들을 재생하여 복구하는 것을 의미한다.

창상 치유 과정을 다시 살펴보면 손상된 조직 내에서 우선 면역체계가 왕성하게 활동하여 모든 침입원들(병균들)을 제거하게 되면 즉시 치유 과정으로 돌입하게 된다.

면역세포들의 침입원들 제거 과정과 창상 치유 과정의 상호관계를 살펴보면 손상된 상처에서 면역세포들이 침입한 병원체들을 제거하면(조직 1mg당 세균 수가 만 개 이하일 경우) 그때부터 면역체계의 활성화 과정이 억제되고 창상 치유 과정으로 몰입하게 된다.

만약 염증반응 상태에서 침입원들의 수가 감소되지 않아 면역체계의 활성화 상태가 지속적으로 유지되면 창상 치유 과정이 만들어지지 않는다. 다시 말해 창상 치유 과정은 대부분의 염증반응이 없어져서 면역체계의 기능이 일어나지 않는 상태, 즉 면역체계가 억제된 상태라야 창상 치유 과정이 시작된다.

창상 치유 과정에서 면역체계가 억제되는 이유는 창상 치유 과정이 시작되면 이 과정에서 동원되는 세포들에서 분비되는 사이토카인(IL-10과 TGF-β)을 통해 모든 세포성 면역체계의 기능을 억제시키는 쪽으로 유도시키기 때문이며, 또한 이 시기에 면역세포들에서도 많은 변화가 일어나기 때문이다.

· 창상 치유 과정에서 면역세포들의 변화

창상 치유 과정에서 면역세포들의 변화 과정을 살펴보면 우선 대식세포(M_1세포)에서 일어난다.

창상 부위에서 면역세포들에 의해 침입원들이 제거되면 침입한 병원체들과 치열한 싸움을 하던 면역세포인 M_1대식세포가 창상 치유 과정에서 중요한 역할을 하는 M_2대식세포로 전환되면서 오히려 세포성 면역체계의 활성화를 억제시키는 기능을 가지게 된다. 이처럼 대식세포들의 기능이 바꾸어지는 이유는 창상 치유 과정에서 동원되는 세포들에 의해 만들어진 사이토카인(IL-10과 TGF-β)의 분비 때문이다.

변형된 대식세포(M_2세포)들은 병원체들을 잡아 죽이던 면역세포 기능을 상실시키고 창상 치유 과정을 유도하기 위해 여러 사이토카인(IL-10과 TGF-β)을 분비하여 손상된 조직 주변에 있는 면역세포들의 활성화 과정을 억제시키고 염증반응이 일어나지 못하게 한다. 그 이유는 염증반응이 있으면 면역체계가 활성화되어 창상 치유 과정이 일어나지 못하기 때문이다.

또한 변환된 대식세포(M_2세포)들은 창상 치유 과정에서 꼭 필요한 기질을 복구하기 위해 부분적으로 파괴된 기질을 녹이는 단백 분해효소(MMP)를 분비하여 불규칙적으로 파괴된 기질을 고르게 만들고 기질 성분들로 채워 파괴된 기질을 복구하게 된다.

그리고 이렇게 변환된 대식세포(M_2세포)들에서는 파괴된 기질 내에 새로운 혈관을 만들기 위해 혈관 형성을 촉진시키는 혈관 내피세포 성

창상 치유 과정과 면역세포의 기능 억제

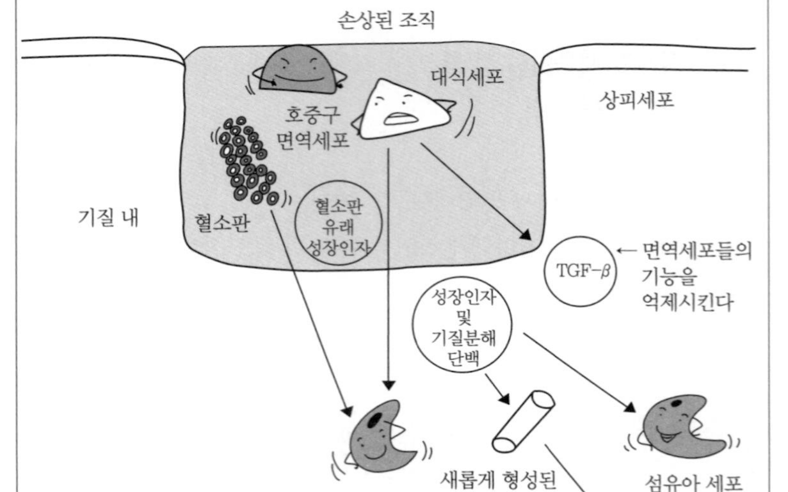

기저막이 파괴되고 세포의 연결성이 없어지면 창상 치유 과정이 시작된다. 먼저 출혈에 의한 혈소판 응고가 일어나고 내재면역세포들이 활성화된다. 창상 감염 말기에는 대식세포가 변형되어 면역세포 기능을 잃고 기질 내 파괴를 유도시키는 MMP효소와 새로운 혈관 형성을 위한 성장인자 VEGF, 그리고 성장인자 PDGF 분비로 섬유아세포 형성과 새로운 혈관 형성을 촉진시켜 창상 치유가 되도록 한다.

이때 대식세포는 면역세포 기능을 소실한 M_2대식세포로 변형되어 이 같은 과정이 일어난다.

이 같은 창상 치유 과정에서 침입한 세포들이 완전히 제거되면 변형된 M_2 대식세포에서 억제인자인 IL-10과 TGF-β를 분비하여 면역세포들의 기능을 억제시킨다. 창상 치유 과정에서 면역세포들이 활성화되면 치유 과정이 일어나지 못하기 때문이다.

장인자(VEGF)를 분비하여 새로운 혈관들을 만들게 한다. 창상 치유 과정에서는 파괴된 혈관을 다시 만들고 상층 상피세포들의 재생, 그리고 기질을 복구하는 과정이 꼭 필요한데 이 과정에서 새로운 세포 형성과 새로운 혈관 형성을 위해 성장인자들이 절대적으로 필요하다.

혈관 형성을 촉진시키는 성장인자인 혈관 내피세포 성장인자(VEGF)들은 변형된 대식세포(M_2세포)들에 의해 만들어지며, 또한 새로운 상피세포들을 재생하기 위해서도 상피세포들의 재생을 촉진시키는 성장인자들(EGF)이 필요한데 이들은 대부분은 출혈 시 피가 응고하는 데 꼭 있어야 할 혈소판platelet에서 만들어진다. 다시 말해 출혈 현상이 있어야 상피세포들의 성장인자들이 풍성해지고 그 결과 빠른 속도로 새로운 상피세포들이 만들어져서 치유 과정이 진행된다. 이는 조직 손상이 있을 경우 출혈이 없을 때는 창상 치유 과정이 지연되는 것을 의미한다. 이런 과정을 통해 창상 치유 과정이 진행되어 조직 내 파괴된 구조물들이 다시 정상 형태로 만들어지게 된다.

이처럼 면역체계의 기능이 억제되어야 창상 치유 과정이 형성되므로 변형된 대식세포들(M_2)은 사이토카인(IL-10과 TGF-β)을 분비하여 주변 환경에서 창상 치유 과정에 필요한 모든 조치가 만들어지도록 유도하며 또한 세포성 면역체계의 활성화 과정을 억제시킨다.

· 창상 부위에 반복된 감염으로 염증이 지속될 때 일어나는 현상

손상된 조직에서 만약 한쪽에서는 창상 치유 과정이 진행되고 다른 쪽에서는 침입한 병원체가 계속하여 존재하여 면역체계의 활성화가 반복적으로 일어나게 되면 어떻게 될까?

결론적으로 말하면 손상된 조직에는 변이세포들이 많이 만들어지고 이런 현상이 장시간 반복적으로 지속되면 기존에 만들어져 있던 변이세포들은 암세포들로 전환된다.

다시 말해 한 장소에서 한쪽에서는 창상 치유 과정이 일어나고, 다른 쪽에서는 염증반응이 일어나서 면역체계 활성화 과정이 형성되면 창상 부위에서 새롭게 만들어지는 세포들에서 심각한 문제들이 생기게 된다.

한쪽은 창상 치유 과정으로 대식세포 일부가 M2 형태의 대식세포로 바꾸어져 사이토카인(IL-10과 TGF-β)의 분비로 주변에 있는 면역세포들의 기능을 억제시키고 창상 치유 과정이 진행된다. 반면 다른 한쪽은 병원체들이 남아 있어 염증반응이 왕성하게 일어나 활성화된 면역세포들이 병원체들과 싸우게 된다. 이 같은 상반된 환경에서 염증반응으로 면역세포들에 의해 만들어진 세포 독성 물질(유해 산소 자유라디칼 : 발생기 산소)로 인해 창상 치유 과정에서 세포 분열을 통해 새롭게 만들어지는 세포들에게 나쁜 영향을 주게 되어 변이세포들이 많이 만들어지게 된다.

그리고 창상 치유 과정에서 만들어진 특정 사이토카인 분비에 의해서 면역세포들의 활성화 과정이 억제되어 세포 분열 과정에서 이렇게 만들어진 변이세포들이 생존할 수 있는 기회가 많아지게 된다. 이런 과정이 반복적으로 일어나면 이런 과정을 통해 만들어진 변이세포들은 나중에 암세포들로 변형될 수 있는 기회 또한 많아진다.

예를 들어 만성 활동성 간염은 간 조직 내에서 면역세포들과 간염 바이러스들 사이의 싸움이 반복적이면서 지속적으로 진행되는 것을 의미한다. 이 과정에서 한쪽에서는 만성 염증반응으로 면역세포들에 의해 간 조직 파괴가 계속 일어나고 다른 쪽에서는 손상된 간 조직들이 재생되는 과정이 같이 진행된다.

이런 상반된 환경에서 면역세포들이 만들어내는 독성 물질이 재생을 위해 새롭게 만들어지는 간세포들에 악영향을 끼쳐 세포 분열 과정에서 변이세포들이 쉽게 만들어지게 된다. 또한 치유 과정에서는 면역체계의 활성화 과정이 억제되므로 새롭게 만들어진 변이된 간세포들이 생존할 수 있는 기회가 높아진다.

이 과정에서 만성 간염처럼 장기간 간 조직 내에서 반복적인 염증반응과 치유 과정이 일어나면서 부드러운 간 조직들은 섬유화되어 딱딱한 조직으로 변해 간경화 증상이 나타나게 된다. 간경화 증상이 나타날 즈음, 반복적인 치유 과정도 같이 일어나게 되어 면역체계의 활성화 과정이 억제된다. 그 결과 치유 과정에서 만들어진 많은 변이세포들이 생존하게 되고 또한 염증반응으로 만들어지는 세포 독성 물질 때문에 이런 변이세포들의 세포 분열 과정에서 핵산 DNA 유전자 배열에 반복적인 변이 과정이 만들어질 기회가 증가하게 되어 변이세포들은 최종적으로 간암으로 발전하게 된다. 그래서 만성 활동성 간염 환자들을 관찰해 보면 치료가 되지 않은 만성 감염환자들 대부분이 15~20년이 지나간 후 간경화 증상을 보이게 되고 더 시간이 지나면 간암으로 진행되는 경우를 많이 본다.

이런 현상은 다른 경우에서도 많이 볼 수 있다.

화상 환자에서 피부가 심하게 손상된 경우 그 치유 과정에서 유아 조직들이 너무 많이 만들어져서 켈로이드(keloid tissure) 형태로 바꾸어지는 경우가 흔하다.

이런 비정상적인 상피세포들로 만들어진 피부는 쉽게 손상을 받게 되고 또한 가려움 같은 증상으로 피부에 자극을 주게 되면 쉽게 피부 조직들이 파손되어 병원체들의 침투로 치유 과정과 염증반응이 반복적으로 일어나게 된다. 이 기간이 오랫동안 지속되면 켈로이드 형태가

켈로이드(keloid tissure)

피부 손상 후 치유 과정에서 비정상적으로 피부 진피층에 콜라겐이 과다하게 증식해서 상처가 치유된 뒤에도 비대 흉터를 만드는 현상. 정상적 흉터는 1~2년 지니면 흉터 크기가 작아지나 켈로이드 흉터는 더욱 그 크기가 커지는 양상을 보인다.

된 피부에서는 피부암이 발생하게 된다.

이처럼 한 조직 내에서 치유 과정과 만성 염증반응이 반복적으로 일어나게 되면 치유 과정에서 만들어지는 세포들에서 많은 변이세포들이 만들어지고 또한 생존할 수 있는 기회도 증가하게 된다. 그 후 특별한 조치를 시행하지 않으면 변이세포들은 암세포로 전환되는 경우가 많다. 그러므로 한 조직 내에서 만성 염증과 치유 과정이 오랜 기간 동안 반복되어 일어나는 경우, 암 발병률이 증가하므로 창상 치유 시 장기간에 걸쳐 염증반응이 일어나게 해서는 안 된다.

· 창상 치유 과정과 유사한 암세포들의 행동

암세포들이 성장하기 위해서는 우선 자신의 터전이 만들어져야 한다. 그 과정을 살펴보자.

암세포들이 정상 세포들 사이에서 그 수를 늘려 상피내암(cancer in situ)의 형태로 만들어진 후 세포 분열을 통해 더욱 그들의 크기를 증가시켜 어느 정도 자신의 세력을 가지게 되면 암세포들은 기질 내에 자신의 터전을 마련하기 위해 기저막을 파괴한 뒤 기질 내로 파고 들어가면서 창상 치유 과정에서 일어나던 현상들과 비슷한 현상들이 일어나게 된다. 이런 현상들은 어느 정도 자신의 세력을 가진 암세포들과 암 주변에 있는 세포들에서 만들어 분비되는 특정 사이토카인(IL-10과 TGF-β)에 의해 만들어진다.

이 특정 사이토카인들에 의해 암세포 주변에 있던 면역세포들의 활성화 과정이 억제되고 또한 암세포들을 공격하기 위해 동원되었던 면역세포인 대식세포(M_1)들을 암세포들이 자기편에 유리하게 변형시켜 창상 치유 과정에 관여하는 대식세포(M_2)로 변형하게 한다. 이런 현상은 창상 치유 과정에서 보듯이 특정 사이토카인(IL-10과 TGF-β)에 의해 면역세포 역할을 하던 대식세포들의 기능이 바뀌는 것과 같다.

그 결과 변형되어 암세포 편이 된 대식세포(M_2)들은 창상 치유 과정

암세포가 기저막을 파괴하고 기질 내로 파고 들어간 상황

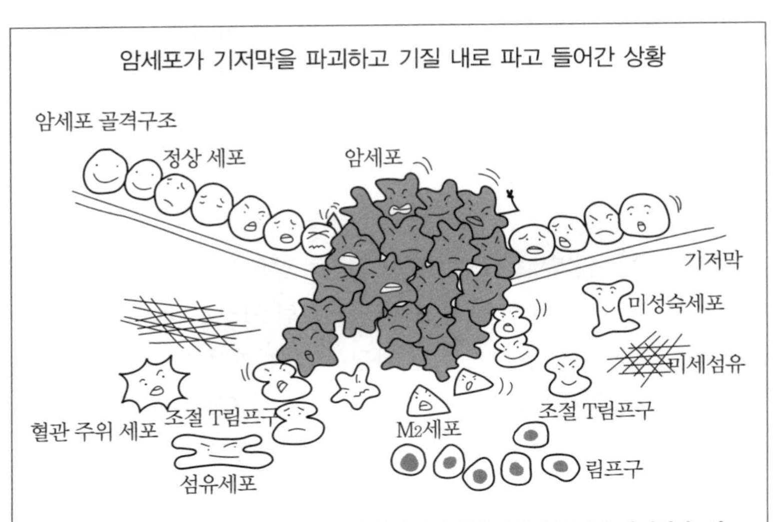

암세포들이 기저막을 파괴하여 세포끼리 강하게 부착하였던 골격이 파괴된다. 암세포들이 기질 내로 파고 들어가면서 암 주위에는 면역기능을 억제시키는 조절 T림프구, M2세포, 골수 유래미성숙세포 등이 모이게 된다.

에서 보듯이 세포성 면역체계의 활성화 과정을 억제시키면서 기질을 파괴시키는 단백분해효소(MMP)를 분비하여 기저막 밑에 있는 기질 조직을 파괴시키게 되면서 암세포들이 문어발처럼 기질 내 깊은 곳까지 쉽게 파고 들어갈 수 있게 한다.

또한 변형된 대식세포(M2)들에서 혈관 내피세포 성장인자(VEGF)를 분비하여 암세포들을 위해 새로운 혈관이 만들어지게 된다. 그래서 암세포들이 기질 내 깊숙한 곳에 자리를 잡으면서 새롭게 만들어진 자신의 혈관을 통해 더 많은 영양분을 받아들여 빨리 자랄 수 있게 된다.

또한 이런 환경에서 조직 내로 파고 들어가 작은 둥지를 가진 암세포들은 기질 내 산재되어 있는 많은 성장인자들과 암세포들이 가지고 있는 성장인자 수용체들을 이용하여 성장에 필요한 단백들을 암세포 자체 내에서 많이 만들게 되어 암의 성장이 더욱 빨라진다.

이런 과정은 암세포가 기질 내로 파고 들어가 자신의 터전인 암 둥지 초기 형성 과정에 나타나는 현상으로 정상적 창상 치유 과정과 똑같기 때문에 체내에서는 아무런 거부 반응 없이 암세포들이 기질 내에서 그들의 둥지를 만들 수 있게 되는 것이다.

· 암세포들은 면역세포들의 공격을 견디며 생존한다

암세포들은 기질 내 마치 뻘 속에 낙지처럼 기질을 파괴하고 그 안에서 자신의 둥지를 만든다. 이런 과정이 될 때까지 수많은 면역세포들의 공격으로 암세포들과 변이 과정에 있는 세포들은 죽게 된다. 그 이유는 변이세포나 암세포들이 정상 세포에서 유래된 세포이지만 비자기 항원을 그들 세포벽에 표지하게 되므로 이를 알아본 활성화된 내재 면역세포들의 공격으로 죽게 된다.

우리 몸 내 면역체계에서 내재 면역세포들은 비 자기항원을 표지하는 세포들을 공격하게 만들어져 있으므로 면역체계에 의해 감염 질환에서 우리 몸을 지킬 수 있다.

이런 이유로 면역세포들은 끊임없이 암세포들을 공격하나 암세포들은 면역관용을 비롯한 여러 방법을 동원하여 면역세포들의 공격을 회피하여 일부 암세포들은 생존한다. 암세포들 중 면역세포들의 공격으로 많은 암세포들은 죽임을 당하나 일부는 살아남아서 서서히 성장하게 되어 그들이 세력을 가지게 되면 면역세포들의 공격을 막아내며 서서히 덩치를 키운다. 이때는 면역체계가 활성화되어도 암세포들을 완전히 박멸하기는 힘들어진다.

암세포들이 만들어진 후 초반부에서는 면역관용을 유도하여 면역세포들의 공격을 회피하면서 생존하고 그 후 그들의 수를 증가시켜 암세포들이 어느 정도 자신의 세력을 가질 경우 암세포들이 가지고 있는 특별한 여러 방어능력(면역관용과 면역세포들의 공격을 무력화시키는 방법들과 그리고 싸움터인 암 주위 미세 환경에서 만들어진 조건들)을 동원하여 면역세포들의 공격을 막으면서 서서히 그들의 세력을 키우며 암의 세력이 왕성히 일어나 확장시기에 들어서면 오히려 면역체계를 공격하는 형태로 바꾸어진다.

이런 현상은 비자기 항원을 나타내는 세포들 중 암세포들에서만 보이는 특이한 현상이다.

5.
암세포들이 면역세포의 공격을 피하는 방법

암세포들은 생존하기 위해 여러 방어능력을 동원하여 자신을 공격하는 활성화된 세포성 면역체계를 무력화시킨다. 암세포들이 어떤 방법들을 동원하여 공격하는 세포성 면역체계 속에서 생존하고 그 수를 증폭시켜 세력을 확장하면서 면역체계의 공격을 무력화시키는지 자세히 살펴보자.

· 암세포가 면역세포들의 공격을 회피하는 방법

암세포는 정상 세포에서 만들어지므로 암세포에 나타나는 많은 암항원들은 비정상적 비자기 항원이지만 정상 세포들에서 만들어지는 항원들이다. 그러나 변이세포로 만들어지는 과정에서 유전적 변이의 정도가 적을 경우 변이세포는 면역체계가 정상 세포로 착각하게 하여 면역관용을 이끌어 낸다. 그리하여 변이세포 상태로 정상조직 사이에서 생존하게 된다.(면역관용)

그 후 반복적으로 여러 억제인자들에서 서서히 변이가 일어나면서 암세포들로 전환된다. 이렇게 만들어진 암세포는 비자기 항원을 표지하는 정도가 적어 면역체계의 감시 기능에서는 정상 세포들로 인지되어 면역세포들이 공격하지 않는다.

또한 암세포들은 면역세포들의 공격을 피하기 위해 여러 방법들을 동원한다.

모든 세포들은 자신을 표지하는 주조직적합 항원단백(MHC단백)을 가지고 있으며 이 단백은 운반 단백 역할을 하여 세포 내에서 만들어진 특정 단백을 세포벽에 발현할 때 동원되는 단백이다. 정상 세포들은 이런 주조직적합 항원단백을 모두 표지하고 있다.

면역세포들은 정상 세포에서 발현된 주조직적합 항원단백을 인지하는 능력이 있으며, 또한 비정상 세포들이 주조직적합 항원단백에 자신의 세포가 아님을 나타내는 비자기항원을 실어 그들 세포벽에 나타내면 면역세포들은 비자기항원을 알아보고 비정상 세포들을 공격하게 된다.

암세포들도 자기 자신을 나타내는 주조직적합 항원단백에 암 항원인 비자기항원을 실어 암세포 벽에 노출하게 되는데, 그럴 경우 면역체계에서 적응 면역세포들인 활성화된 T림프구들의 공격을 받게 된다. 그래서 많은 암세포들은 주조직적합 항원 표지분자 단백 형성을 억제하여 자신의 특정 암 항원을 세포벽에 나타나지 않게 하는 방법으로 활성화된 T림프구 공격을 피한다.

그러나 이때 다른 내재 면역세포인 자연살해세포들은 활성화된 T림프구들의 공격을 피한 이런 암세포들을 찾아내서 공격하여 죽인다. 그래서 자연살해세포들이 다른 면역세포들보다 강력하게 암세포들을 공격하는 면역세포인 것이다.

· 면역세포들의 공격 시 암세포들이 그들 공격력을 무력화시키고 암세포의 자멸 과정을 회피하는 방법

면역세포들은 여러 방법을 동원하여 암세포들을 공격하여 죽여 버린다. 암세포들을 죽이는 과정을 살펴보면 우선 두 세포들 사이에 결합한 뒤 면역세포들이 암세포를 잡아먹거나 직접 세포 독성 물질을 암세포에 주입하여 죽이는 방법, 혹은 면역세포들이 암세포 내에서 특정 신호전달체계를 활성화시켜 암세포 스스로 죽는 경로로 유도하는 방법이 있다.

암세포들이 스스로 죽는 과정을 살펴보면, 암세포 내에서 세포 자멸을 일으키는 신호전달체계가 활성화되면 암세포 핵에서 핵산 분해 효소인 특정 물질(세포 자멸사를 유도시키는 FAS 신호전달체계에 의해 만들어지는 물질)을 만들게 되어 암세포의 핵이 파괴되어 스스로 죽게 된다. 이런 현상은 암세포와 면역세포 두 세포들이 세포벽에 가지고 있던 표지분자들인 특정 표지분자 단백(FAS단백)과 그 단백과 반응하는 표지분자 단백(FAS리간드 단백)이 상호 결합에 의해 암세포 내에서 세포 자멸사 신호전달체계가 활성화되면서 만들어진다.

암세포들도 유한 생명력을 가진 정상 세포에서 만들어졌으므로 스스로 죽는 과정을 활성화시키는 이런 신호전달체계의 시작점인 특정 표지분자(FA리간드) 단백을 가지고 있다.

그래서 암세포들은 면역세포들의 공격으로 만들어지는 이 같은 세포 자멸 과정을 피하기 위해 그들이 가지고 있는 죽음의 신호체계의 시발점이 되는 특정 표지분자 단백을 암세포 벽에서 떼어 낸 뒤 세포벽 밖으로 분비한다. 이 같은 행위로 면역세포들의 공격 시 암세포 내에서 스스로 죽는 자멸 과정을 유발하는 신호전달체계가 형성되지 않게 되어 생존할 수 있게 된다.

암세포들은 면역체계에서 면역관용과 이런 여러 방법들을 이끌어 내고 면역세포들의 공격을 회피하게 되어 생존할 수 있게 된다.

『손자병법』 계편에 "용병이란 속임수다. 그러므로 능력이 있어도 무능한 듯, 병력을 사용하면서도 아닌 듯, 가까운 곳을 치려면 먼 곳을 치듯, 먼 곳을 치려면 가까운 곳을 치듯 보이게 하라.(兵者, 詭道也, 故能而示之不能, 用而示之不用, 近而視之遠, 遠而示之近)."란 구절이 나온다.

암세포들에서 나타나는 면역관용과 면역세포들의 공격을 무력화시키는 방법

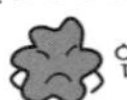 암세포 면역세포 T림프구 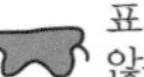 표지분자를 발현하지 않은 암세포  자연살해세포

1) 암세포 내에서 주 조직적합항원 단백질을 덜 만들어 자기 자신을 표지하는 암 항원 별현을 떨어뜨린다.
2) 암세포 자신이 가지고 있는 표지분자 FAS-L을 세포 밖으로 방출하여 면역세포들과 반응케 하여 면역세포들에 의한 세포자멸사 과정을 회피한다.

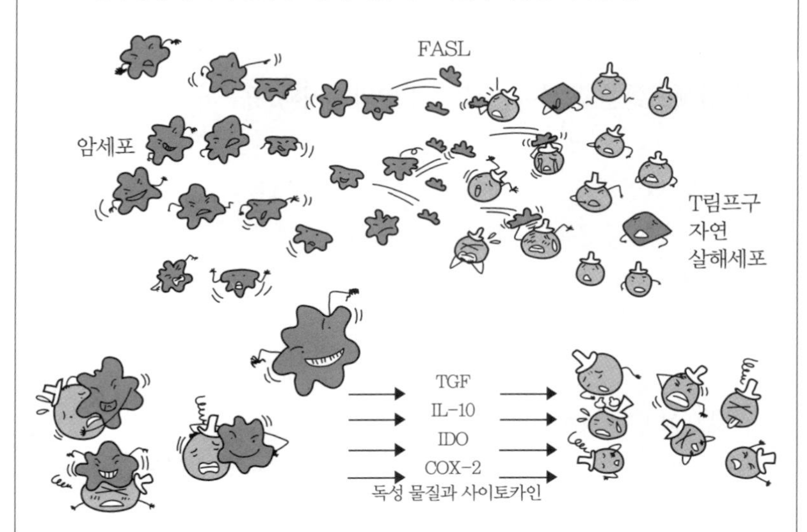

암세포와 T림프구가 부착될 시 활성화된 T림프구가 암세포를 죽이는 것이 아니고 암세포가 $B7-H_1$, $PDLI-H_2$ 신호전달체계를 활성화시켜 오히려 공격하는 T림프구들을 죽인다.

면역세포들은 암세포에서 분비되는 면역세포 억제기능을 가진 IL-10, TGF 그리고 IDO, COX-2 같은 효소에 의해 무력화된다.

이런 과정을 통해 면역관용이 일어나 암세포들은 정상적인 면역체계에서도 살아남아 세력을 더욱 확장시키면서 커지게 된다. 더불어 나이를 먹을수록 암의 발생 빈도가 증가하는 요인을 면역학적으로 살펴보면 T림프구 형성에 관여하는 흉선이 위축되어 새롭게 만들어지는 미성숙 T림프구들은 거의 없고 기억 T림프구들만 존재하게 된다. 기억 T림프구는 이미 항원 반응을 한 T림프구이므로 기억 T림프구의 항원수용체는 새롭게 만들어지는 암 항원에는 반응이 일어나지 않는다. 그 결과 변이에 의해 형성된 암세포들에 의해 계속 바뀌는 암 항원에 대한 대체능력이 월등히 떨어진다. 그러므로 활성화된 기억 T림프구들이라도 변형된 암 항원을 찾지 못하게 되어 암세포에 대한 면역관용이 더욱 많이 일어나게 된다.

이처럼 암세포들은 면역체계의 감시체계를 속이는 속임수에 능한 세포들로 이들과 싸우는 면역체계 세포들의 공격을 무력화시킨다. 암세포들은 면역세포들의 공격을 피할 목적으로 면역관용과 여러 방법들을 동원하여 속임수를 써서 면역세포들의 공격을 회피하고 또한 면역세포들의 활성화 과정을 약화시켜 그들의 막강한 공격력으로부터 생존하게 된다.

1) 암세포들을 공격하는 세포성 면역체계의 활성화 과정

세포성 면역체계를 구성하는 모든 면역세포들이 암세포들과 싸우기 위해 어떤 방법을 통해 단시간 내에 최대한 활성화되어 막강한 공격력을 가지는지 그 과정을 먼저 이해해야 암세포들과 면역세포들 사이에서 일어나는 싸움을 이해할 수 있다.

· 세포성 면역체계의 활성화 과정

먼저 세포성 면역체계의 활성화 과정을 살펴보면 면역체계 초반 과정에서 대식세포가 진정한 면역세포 역할을 하면서 비자기 항원을 표지하는 암세포들을 잡아먹은 후 활성화되면 대식세포들에서 특정 사이토카인 IL-1, TNF-β를 분비하게 된다.

그 결과 이 사이토카인의 영향으로 면역세포들의 싸움터인 암세포 주변에서 염증반응이 일어나게 되어 많은 여러 종류의 내재 면역세포들이 암세포들 주변에 모이게 된다.

또한 내재 면역세포들이면서 항원 제시 전문세포인 수지상세포들이 암세포들을 잡아먹은 후 림프절에 들어가서 특정 미경험 T림프구들을 만나 그들 림프구들을 활성화시켜 암세포들만 공격하는 무장효과 T림프구들을 만들게 되어 적응 면역세포들인 T림프구들을 활성화시키게 된다. 이런 과정에서 만들어진 활성화된 무장효과 T림프구들에서 면역세포들의 활성화 과정을 촉진시키는 특정 사이토카인 IFN-γ 분비가 촉진된다.

이렇게 분비된 사이토카인 IFN-γ에 의해 다시 주변에 있는 내재 면역세포인 대식세포들을 더욱 활성화시켜 다른 면역세포들을 활성화시킬 수 있는 또 다른 여러 종류의 사이토카인들(예를 들어 IL-12, IL-18)의 분비를 촉진하게 된다. 그 결과 주변에 있던 활성화된 T림프구들이 더욱 강하게 활성화된다.

더욱 활성화된 무장효과 T림프구들에서는 더 많은 사이토카인

사이토카인 IFN-r

모든 면역세포들을 활성화시키는 사이토카인들 중 활성화된 T림프구들에서 분비되는 사이토카인 IFN-r는 그 농도가 증가하게 되면 주변에 있는 내재면역세포들과 다른 림프구들을 더욱 활성화시키는 역할을 하는 사이토카인으로 세포성 면역체계의 활성화 과정에서 중추적인 역할을 한다. 그래서 활성화된 무장효과 T림프구들에서 만들어 분비하는 사이토카인 IFN-r는 다른 모든 세포성 면역세포들을 활성화시키는 중요한 사이토카인으로 세포성 면역체계의 공격성을 나타내는 역가의 지표가 되기도 한다. 다시 말해 암세포들과 면역세포들이 서로 싸우는 싸움터 주변에 사이토카인 IFN-γ의 농도가 증가된 상태는 모든 세포성 면역체계가 활성화되었다는 것과 암세포들에 대한 공격력이 매우 강하게 된다는 것을 의미한다.

이처럼 활성화된 면역세포들에서 분비되는 여러 종류의 사이토카인의 영향을 받아 주변에 포진하고 있던 많은 여러 종류의 면역세포들(내재면역세포들과 적응면역세포들)이 반복적이면서 연속적으로 활성화 과정이 만들어진다. 모든 면역세포들의 활성화 과정이 동시에 일어나는 것이다.

IFN-γ 분비가 촉진된다. 이처럼 면역세포들의 활성화 과정에서 시너지 효과를 내는 사이토카인의 분비가 연속적으로 일어나게 되어 모든 면역세포들의 활성화 과정이 촉진되고 강력하게 일어난다.

이런 순환 과정은 매우 짧은 시간 내에 일어나며 연쇄적으로 면역세포들 사이에서 상호 영향을 주며 활성화 과정이 만들어진다.

이런 과정은 활성화된 면역세포들이 분비되는 특정 물질인 사이토카인에 의해 만들어지며 비자기 항원을 가진 세포들(암세포들)을 지속적으로 공격하게 된다.

· 면역세포들의 공격력을 나타내는 역가

전자현미경으로 암세포를 공격하는 면역세포인 자연살해세포를 보면 한 개의 암세포에 많은 자연살해세포들이 달라붙어서 공격하는 모습을 볼 수 있다. 그래서 한 개의 암세포에 면역세포 10개가 달라붙어 죽일 수 있는 능력이 얼마인가로 그 면역세포들의 살해 능력을 판단한다. 다시 말해 면역세포들이 어느 정도의 암세포들을 죽일 수 있는가를 평가하는 '면역세포들의 역가'를 측정하게 된다.

면역세포치료제에서 면역세포들의 역가는 여러 가지 방법으로 선정한다. 일반적으로 면역세포 10개가 암세포 1개를 죽일 수 있는 살해 능력이 보통 30~40% 정도이면 암 치료 효과가 있는 면역세포 치료군으로 생각하고, 50% 이상일 경우 매우 좋은 면역세포군으로 생각한다.

또한 면역세포치료제의 역가를 측정하는 방법으로 IFN-r의 농도를 측정하기도 한다.

이처럼 모든 면역세포들이 활성화되기 위해서는 연쇄적으로 다른 면역세포들의 활성화 과정이 일어나야 하고, 그 시발점은 내재 면역세포에서 만들어지고 그 중심에는 대식세포들이 있다.

2) 암세포들이 면역세포들의 공격을 무력화시키는 방법

· 면역세포들의 공격력 저하

세포성 면역체계의 활성화로 강한 살생 능력을 가진 면역세포들을 암세포들은 어떤 방법으로 그들의 막강한 공격을 막고 약화시켜 생존하는지 그 과정을 살펴보자.

앞서 언급하였지만 정상적 세포들에서는 볼 수 없는 현상으로 암세포들은 정상 세포 대열에서 이탈하여 세포들을 떠받치고 있는 기저막을 파괴한 뒤 기질 내로 파고 들어가서 깊숙한 곳에 자기 자신의 작은 둥지를 만들게 된다. 이때 둥지를 만든 암세포들과 주위 세포들은 창상 치유 과정에서 보듯이 특정 사이토카인(IL-10, TGF-β)들을 분비하여 암세포들을 공격하기 위해 암세포 주변에 포진한 여러 면역세포들의 활성화 과정을 억제시켜 암세포들에 대한 공격력을 약화시킨다.(사이토카인 도표 참조)

이렇게 분비된 특정 사이토카인에 의해 면역세포의 기능을 가졌던 대식세포들(M_1대식세포들)이 창상 치유에 관여하는 M_2대식세포(M_1세포에서 M_2세포)들로 변형되어 암세포들 편이 되어 암세포들의 확장과 기질 내 작은 암세포들의 둥지를 만드는 데 협조를 하며 또한 본연의 면역세포 기능을 상실하게 된다.

대식세포가 본연의 기능인 면역세포 기능이 상실된다는 의미는 앞서 언급한 것처럼 다른 면역세포들의 활성화 과정 초반 단계인 염증반응이 만들어지지 않아 면역체계의 활성화 과정에서 절대적으로 필요한 다른 면역세포들이 암세포 주변에 모여지지 않는 것을 의미한다.

그 결과 암세포 주변에서는 세포성 면역체계의 활성화 과정이 억제되고 또한 면역세포들이 모여지지 않는 형태가 되어 면역세포들의 공격력이 약화되고 암세포들이 면역세포들의 공격을 견딜 수 있게 된다.

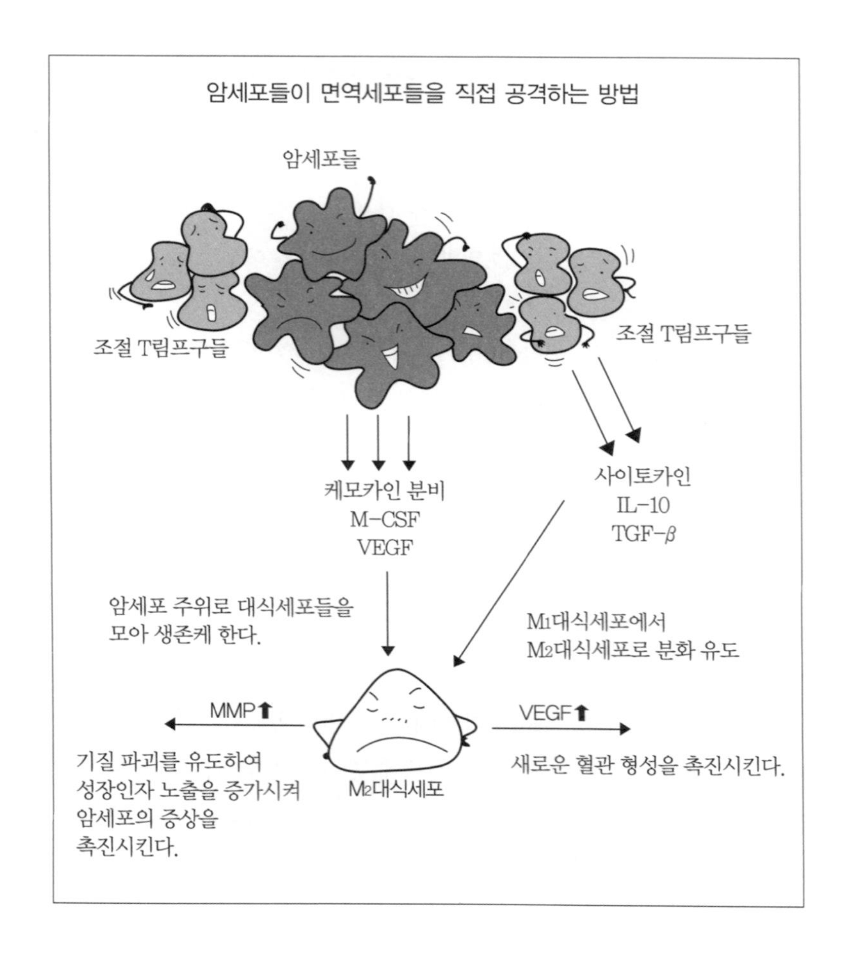

암세포들의 세력이 어느 정도 만들어지면 암세포가 나타내는 열 충격 단백(HSP)을 감지할 수 있는 대식세포들과 스트레스를 받아 나타나는 비자기항원인 MIC리간드를 표지하는 암세포들은 자연살해세포와 δγT림프구들의 공격을 받게 된다. 그러나 이런 면역세포들의 공격은 왕성하게 일어나지 않는다. 그 같은 이유는 암세포들과 암세포 주위에 있는 많은 세포들에서 분비하는 사이토카인(IL-10, TGF-β)에 의해 면역세포들의 활성화 과정이 억제되어 공격이 약화된다.

또한 분비된 사이토카인에 의해 면역세포 기능을 보였던 대식세포(M_1)가 창상 치유 과정을 담당하는 M_2세포로 전환되어 면역세포의 기능이 상실된 상태가 되면서 오히려 면역세포들의 공격을 약화시키고 암세포들을 도와 기질 내를 파괴시켜 암세포들이 성장할 수 있는 공간을 만들어주고 또한 암조직에 유리하도록 새로운 혈관 형성을 유도시켜 암조직이 자랄 수 있는 조건을 만들어주게 된다.

· 암세포들이 면역세포들을 공격하는 방법

암 주위에 있는 M_2대식세포들의 기능 또한 기질 내에 자신의 영역을 구축한 암세포들에서 분비되는 세포 독성 물질과 효소에 의해 더욱 세포성 면역체계가 약화되게 된다. 암세포에서 분비되는 대표적인 독성 물질은 No^-는 cox-2 효소를 활성화시켜 면역세포들의 공격 능력을 차단시키고 또한 세포 독성 물질인 NOS를 분비하여 오히려 공격하는 면역세포들을 자멸 과정으로 유도시켜 스스로 죽게 한다.

그리고 아르기나아제arginase 같은 특정 효소를 분비하여 T림프구들이 활성화 과정을 유도하는 신호전달체계에서 꼭 필요한 아진argine 단백들을 고갈시켜 T림프구 활성화 과정이 일어나지 못하도록 만든다. 이로 인해 활성화된 무장효과 T림프구들이 형성되지 못해 그들이 만들어 분비하는 사이토카인 IFN-γ 형성이 되지 못하여 모든 세포성 면역세포들의 활성화 과정이 약화된다. 그 결과 암세포들을 공격하는 모든 면역세포들의 공격 능력이 현저히 떨어지게 된다.

정상적인 상태에서는 암세포와 면역세포가 부딪쳐 결합하면 면역세포들에서 여러 방법들을 동원하여 암세포들을 죽이게 되어 있으나 암의 세력이 강해지면 오히려 암세포들 쪽에서 여러 살생인자들과 억제인자들을 이용하여 공격하는 면역세포 쪽으로 죽음의 신호전달체계를 내보내게 되어 이런 암세포들에 의해 오히려 공격하는 면역세포들을 죽이게 된다. (별첨 그림 참조)

암세포들이 면역세포들의 공격을 무력화시키는 방법

암세포에서 분비하는 특정 물질들 중 유독물질인 NO는 COX-2 효소를 활성화시킨다. 이 과정을 통해 PGE2(프로스타그란딘G-2) 형성이 증가하게 된다.

프로스타그란딘G-2(PGE2)가 증가되면 암세포들을 죽일 수 있는 활성화된 T림프구들의 기능은 억제되고 기질을 파괴시키는 효소(MMP) 기능이 증가되어 기질 파괴가 더 일어나고 또한 저산소 상태 환경처럼 새로운 혈관 형성을 더욱 촉진시킨다. 그래서 이 프로스타그란딘G-2 형성을 억제시키는 아스피린aspirin 계열의 약을 항암치료 목적으로 암 환자에게 사용하고 있다. 또한 암세포에서 분비되는 아르기나아제arginase 효소는 L-arginine을 고갈시켜 T림프구들에서 활성화에 필요한 신호전달체계를 무력화시켜 T림프구들의 활성화 과정이 억제되어 암세포 공격 능력이 무력화된다. 그리고 암세포들에서 분비되는 다른 유독물질인 NOS에 의해 면역세포들이 스스로 죽게 되는 세포 자멸사 과정을 유도하여 많은 면역세포들을 죽게 한다.

또한 암세포들의 세력이 커지면 암세포들에게 면역세포들을 죽일 수 있는 특별한 방어 능력이 생긴다. 면역세포들이 암세포들을 공격할 때 암세포와 밀착 결합한 후 암세포 쪽으로 죽음의 신호체계를 활성화시켜 암세포들을 죽이는 방법이 정상적인 현상이다. 그러나 암조직의 세력이 왕성할 경우는 역으로 암세포 쪽에서 죽음의 신호전달체계를 면역세포들에게 내보내 오히려 면역세포들이 죽게 된다. (그림 참조: 암세포들에서 면역세포들의 공격을 무력화시키는 방법)

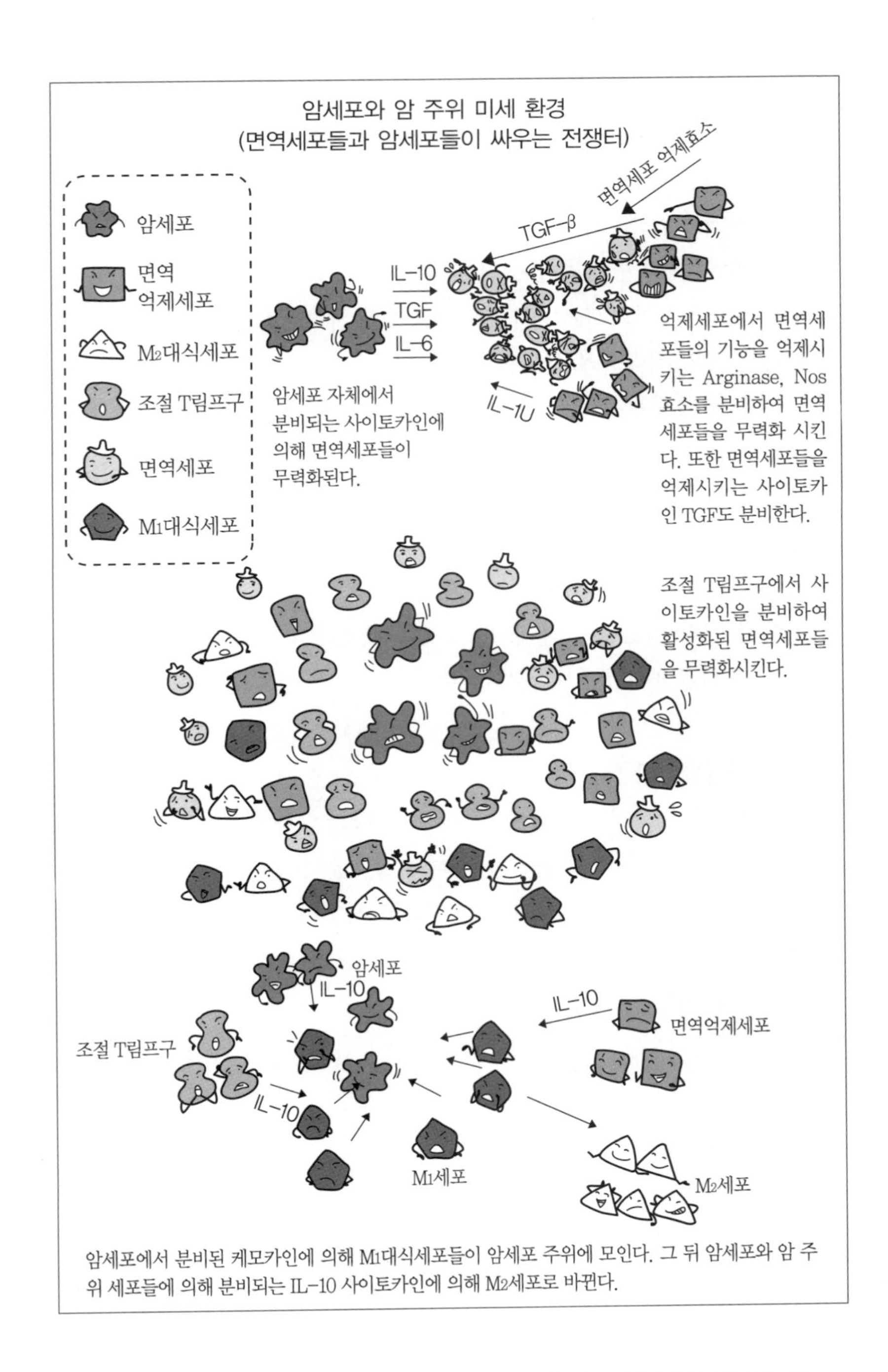

암세포에서 분비된 케모카인에 의해 M1대식세포들이 암세포 주위에 모인다. 그 뒤 암세포와 암 주위 세포들에 의해 분비되는 IL-10 사이토카인에 의해 M2세포로 바뀐다.

그리고 나중에 자세히 살펴볼 예정이지만 암세포들과 면역세포들의 싸움터인 암세포 주위 미세 환경에서는 암세포들과 주위 세포들에서 분비되는 특정 사이토카인(IL-10, TGF-β)들에 의해 면역세포들과 싸우는 과정에서 암세포들에게 더욱 유리하게 만들어져 있다.

이 같은 여러 방법들을 동원하여 암세포들은 면역세포들의 공격을 무력화시키고 약화시키면서 면역세포들의 지속적인 공격을 견디어 내어 암조직의 세력을 확장시킬 수 있게 된다.

체내 면역체계에서는 병원체처럼 비자기 항원을 표지하는 비정상적인 세포들은 발견 즉시 면역세포들이 활성화되어 제거하게 되나 암세포들에서 앞서 언급한 여러 기전들에 의해 면역세포들의 공격을 약화시키고 생존하면서 암의 세력이 확장되는 시기에서는 오히려 공격하는 면역세포들을 죽인다.

이런 여러 변화들은 암세포들과 면역세포들의 싸움터인 암세포 주위 미세 환경에서만 잘 나타나는 현상이다.

『손자병법』 화공편에는 "화공에는 무릇 다섯 가지가 있다. 첫째 적의 인마, 둘째 적의 군수물자, 셋째 적의 병참 수송차량, 넷째 적의 창고, 다섯째 적의 진영을 불로 공격하여 불태운다(凡火攻有五,一日火人,二日火積, 三日火輜, 四日火庫, 五日火隊)."라고 하였다. 암세포들은 바로 이런 전법으로 특정 사이토카인들과 세포 독성 물질들을 이용하여 면역세포들의 공격을 무력화시키는 것이다.

3) 암세포들의 주위 미세 환경

『손자병법』에는 또 이런 말도 있다.

"싸움을 잘하는 자는 우선 적이 우리를 이길 수 없도록 만들고 수비를 철저히 하여 상대방의 공격을 막으면 적어도 지지 않는다(故善戰者, 能爲不可勝, 不能使敵必可勝).”

이처럼 암세포들은 조직 깊숙한 곳에 둥지를 만들고 면역세포들의 공격에 대비하여 방어태세를 구축하면서 활성화된 면역세포들의 공격을 막는다.

이런 과정을 통해 암세포들이 세력을 확장시킬 수 있는 능력을 가질 때까지 한곳에서 둥지를 틀고 면역세포들의 공격을 무력화시키면서 장시간에 걸쳐 활성화된 면역세포들과 싸움을 이어 간다.

암세포들이 이런 여러 방어 능력을 가졌어도 면역세포들이 끊임없는 공격을 하게 되면 모든 암세포들을 퇴치할 수 있을 것으로 생각되나(암세포들의 수보다 면역세포들의 수가 월등히 많고 끊임없는 공격을 하고 있기 때문에) 암세포들은 이런 어려운 환경 속에서도 생존한다.

그 이유는 암세포와 면역세포가 서로 싸우는 전쟁터의 환경을 자세히 살펴보면 알 수 있다.

방어하는 암세포들과 암세포들을 공격하는 면역세포들의 싸움터인 암세포 주위 미세 환경에 대하여 자세히 살펴보자.

· 암 주위 미세 환경(암세포들과 면역세포들의 싸움터)은 암세포들에게 유리하게 만들어진 싸움 지역이다

암세포들이 기질 내에서 자신의 영역을 어느 정도 구축하게 되면 두 세포들의 싸움터 주변 환경에 많은 변화가 일어난다. 이는 암세포들과 암세포 주변 세포들에서 분비되는 특정 사이토카인에 의해 공격하는 면역세포들의 활성화 과정을 무력화시킴으로써 암세포들은 보다 강한 방어능력을 보이게 된다.

암세포들의 크기가 커지면서 세력이 팽창되면 우리 몸의 면역체계에서는 암세포들과 싸우기 위해 골수에서 많은 면역세포들이 만들어지게 된다. 그러나 이때 자신의 세력을 가진 암세포들과 암세포 주위

골수유래억제세포(MDSCs)

골수유래억제세포(MDSCs)들은 골수에서 만들어지는 백혈구세포들의 미성숙 면역세포들로 대식세포들과 미성숙 호중구세포들에 의해 주로 만들어진다. 이런 미성숙 면역세포들이 만들어 분비하는 사이토카인(L-10, TGF-β)에 의해 세포성 면역체계의 활성화 기능을 억제시킨다.

암 덩어리가 커지면 커질수록 골수에서 많은 미성숙 면역세포들을 조기에 혈액으로 방출시켜 혈액 내 골수유래억제세포인 미성숙 면역세포들이 많아지고 또한 이런 세포들은 암세포 주변에 모여진다.

반면 암 덩어리가 작아질수록 골수에서 방출되는 그 세포 수도 줄어들고 암세포 주변에서도 적게 나타난다. 그래서 암의 크기가 작을수록 혈액 내 골수유래억제세포가 적어 항암치료효과가 높게 나타나는 것이다. 또한 이 같은 골수유래억제세포인 미성숙 면역세포들은 감염으로 염증반응이 일어날 시 그 수가 증가한다.

암조직에 감염으로 염증반응이 있을 경우 미성숙 면역세포인 골수유래억제세포들이 증가하여 면역세포들의 살해 능력을 더욱 떨어뜨려 예후가 가장 나쁜 암으로 분류가 된다.

그 예로 유방암 중 유방암 부위에 감염으로 염증이 생길 경우 골수유래억제세포의 증가로 면역기능이 약화되어 다른 유방암보다 가장 예후가 나쁜 유방암으로 분류된다.

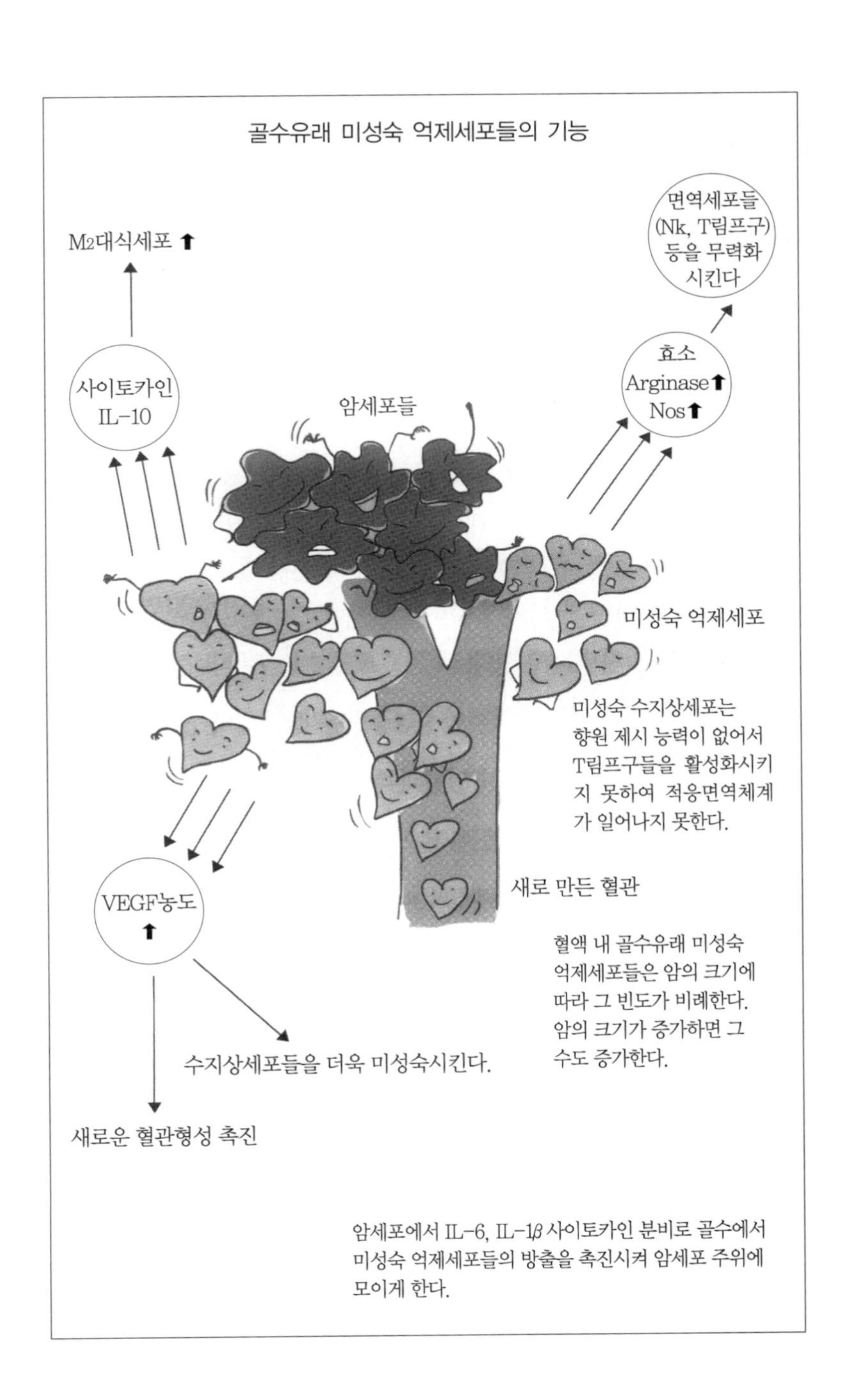
골수유래 미성숙 억제세포들의 기능
M2대식세포 ⬆
면역세포들 (Nk, T림프구) 등을 무력화 시킨다
사이토카인 IL-10
효소 Arginase⬆ Nos⬆
암세포들
미성숙 억제세포
미성숙 수지상세포는 항원 제시 능력이 없어서 T림프구들을 활성화시키지 못하여 적응면역체계가 일어나지 못한다.
새로 만든 혈관
VEGF농도 ⬆
혈액 내 골수유래 미성숙 억제세포들은 암의 크기에 따라 그 빈도가 비례한다. 암의 크기가 증가하면 그 수도 증가한다.
수지상세포들을 더욱 미성숙시킨다.
새로운 혈관형성 촉진
암세포에서 IL-6, IL-1β 사이토카인 분비로 골수에서 미성숙 억제세포들의 방출을 촉진시켜 암세포 주위에 모이게 한다.

에 모여든 세포들에서 특정 사이토카인(IL-10, TGF-β)의 분비가 증가되므로 특정 사이토카인의 혈중 농도가 증가된다.

그 결과 골수에서 새롭게 만들어진 면역세포들이 미성숙 상태로 혈액 내로 미리 나오게 된다. 이런 미성숙 면역세포들을 '골수유래억제세포(myeloid-derived suppressor cells ; MDSCs)'라 칭하며 이 세포들은 면역세포 본래의 기능들이 아직 안 만들어진 세포들이다.

또한 이 세포들은 암세포 주변에 모여 있게 되면서 암세포들처럼 면역세포들의 활성화 과정을 억제시키는 특정 사이토카인(IL-10, TGF-β)들을 분비하게 되어 오히려 세포성 면역체계의 활성화 과정을 억제시킨다. 정상적인 신체 내에서도 이런 골수유래세포들이 존재하며 이들은 조절 T림프구들처럼 과잉하게 면역세포들의 활성화 과정이 일어나 자가면역질환 같은 현상이 일어나지 않게 조절하는 세포들이다. 이런 세포들은 암세포들의 세력이 커질수록 특정 사이토카인(IL-10, TGF-β)의 분비량이 증가하게 되어 미성숙 면역세포들이 체내에 많이 생기게 된다. 그 결과 이들 세포들에 의해 암세포들 주변에서 세포성 면역체계의 활성화과정을 더욱 억제시키게 된다. 그래서 암세포들이 커다란 덩어리로 만들어져 세력을 확장되는 시기에는 이 세포들에 의해 항암치료에서 많은 어려움을 보이게 된다.

이 세포들에 의해 특히 세포독성 T림프구(킬러 T CD8림프구)들과 자연살해세포들의 공격 기능이 떨어져 암세포 주변에서 암세포에 대한 공격력이 많이 약화된다. 이런 골수유래억제세포들은 면역세포들의 활성화과정을 억제시키는 조절 T림프구과 더불어 암세포 주위에 많이 모여 암세포 주변 세포들이 된다.

이런 현상은 암 환자들의 수술이 끝난 뒤 암조직 표본을 현미경으로 살펴보면 암세포들 주변에는 암세포들을 공격하는 면역세포들과 조절 T림프구들 그리고 미성숙 수지상세포들과 골수유래세포들이 암세포들 주변에 여러 층으로 많이 침전되어 있는 것을 볼 수 있다.

· 암세포 덩어리 주위에서 면역세포들의 변화

암 조직 표본을 살펴보면 암덩어리 주위에 많은 림프구들이 침전되어 있다. 이들 림프구들의 30~40%는 조절 T림프구들로 암세포들을 공격하는 T림프구들의 살해 공격력을 감소시켜 T림프구들의 공격력을 상실하게 한다.

우리 몸에서 염증 반응으로 면역세포들이 강하게 공격을 받을 경우 자가 면역질환이 일어나게 된다. 조절 T림프구들의 기능은 이런 염증 반응으로 활성화되는 면역세포들을 억제시키는 기능을 가지고 있어 자가면역질환의 발생을 억제시킬 수 있다.

암세포 주위에 조절 림프구들이 모이는 이유는 면역세포들의 공격이 강하게 일어나는 곳에서 자가면역질환이 야기될 수 있으므로 본연의 기능을 하기 위해 모이게 되는 것이다. 다시 말해 조절 T림프구들과 골수유래억제 세포들과 비슷한 기능을 가지고 있어 정상적 면역체계에서 자가면역을 막은 중요한 면역세포들이 싸움터인 암세포 주위에 모이게 되면 오히려 암세포들을 도와 공격하는 면역세포들의 공격력을 감소시키는 원인이 된다. 이런 변화와 더불어 대식세포의 일종인 수지상세포들은 암세포들과 주위 세포들에서 분비되는 사이토카인에 의해 골수에서 성숙되어 면역세포의 기능을 가진 세포가 되지 못한 미성숙 상태에서 골수에서 혈액으로 방출하게 된다.

이렇게 만들어진 미성숙 수지상세포들은 본연의 기능인 항원제시 능력이 상실된 상태로 만들어져 혈액 내로 나온다. 그래서 이 미성숙 수지상세포들은 암세포들을 공격하지도 못하고 또한 림프절에서 T림프구들을 무장효과 활성화 T림프구들도 만들지 못하게 된다. 이런 이유로 T림프구들이 진정한 면역세포들이 되지 못해 암세포들을 공격하지 못한다. 또한 T림프구들이 활성화되지 못할 경우 앞서 언급한 사이토카인 IFN-r형성이 저하되어 세포성 면역체계가 활성화가 일어나지 못해 면역세포들이 암세포들의 공격력이 현저히 떨어지게 된다.

이런 변화는 암세포쪽에 매우 유리하게 싸움이 일어나도록 만들어져 면역세포들의 끊임없는 공격에도 암세포들이 공격을 방어할 수 있게 된다. 이처럼 암세포 조직 표본에서 암세포 주위를 살펴보면 세포성 면역체계의 활성화 과정을 차단시키고 억제시킬 수 있는 이런 세포들(조절 T림프구들, 골수유래억제세포들, M2대식세포, 미성숙 수지상세포들)이 많이 모여 있다.

특히 암조직에 가까울수록 면역세포들의 활성화 과정을 억제시키는 세포들인 대식세포, 조절 T림프구들, 미성숙 수지상세포, 그리고 미성숙 면역세포들인 골수유래세포들이 많이 산재되어 있다. 이런 세포들에 의해 암세포 주위 미세 환경이 만들어진다. 다시 말해 암세포들과 면역세포들의 싸움터인 암세포 주위 미세 환경은 암세포들에게 유리한 환경이 조성되어 있다. 이런 세포들은 암세포들과 면역세포들이 싸우는 과정에서 강력한 공격력을 가진 면역세포들의 접촉을 막는 수문장 역할을 하면서 또한 그들 세포들에서 분비되는 사이토카인(IL-10, TGF-β)에 의해 세포성 면역체계의 활성화 과정을 억제시킨다.

이런 여러 이유들로 면역세포들과 암세포들과의 싸움이 일어나는 전쟁터(암세포 주위 미세 환경)에서는 암세포들을 공격하는 면역세포들의 공격력이 약화되고 암세포들의 방어 능력이 더 강해진다.

면역세포들과 암세포들 사이에 일어나는 싸움터인 암세포들 주위 미세 환경은 이처럼 암세포에게 월등하게 유리하게 전개되어 있고 공격하는 면역세포들에게는 매우 불리한 조건들로 만들어져 있다. 이런 형태는 암세포 주위에서만 만들어지는 특이한 현상이다.

체내에 비자기 항원을 나타내는 병원체들이 있을 경우 이런 현상이 만들어지지 않아 즉시 면역체계가 활성화되면서 면역세포들이 쉽게 병원체들을 제거할 수 있으나 비자기 항원을 보이는 암세포들에서만 이런 특이한 현상들이 만들어져서 면역세포들의 공격을 무력화시키게 된다. 그래서 암세포 주위에 만들어진 이런 암세포 주위 미세 환경은

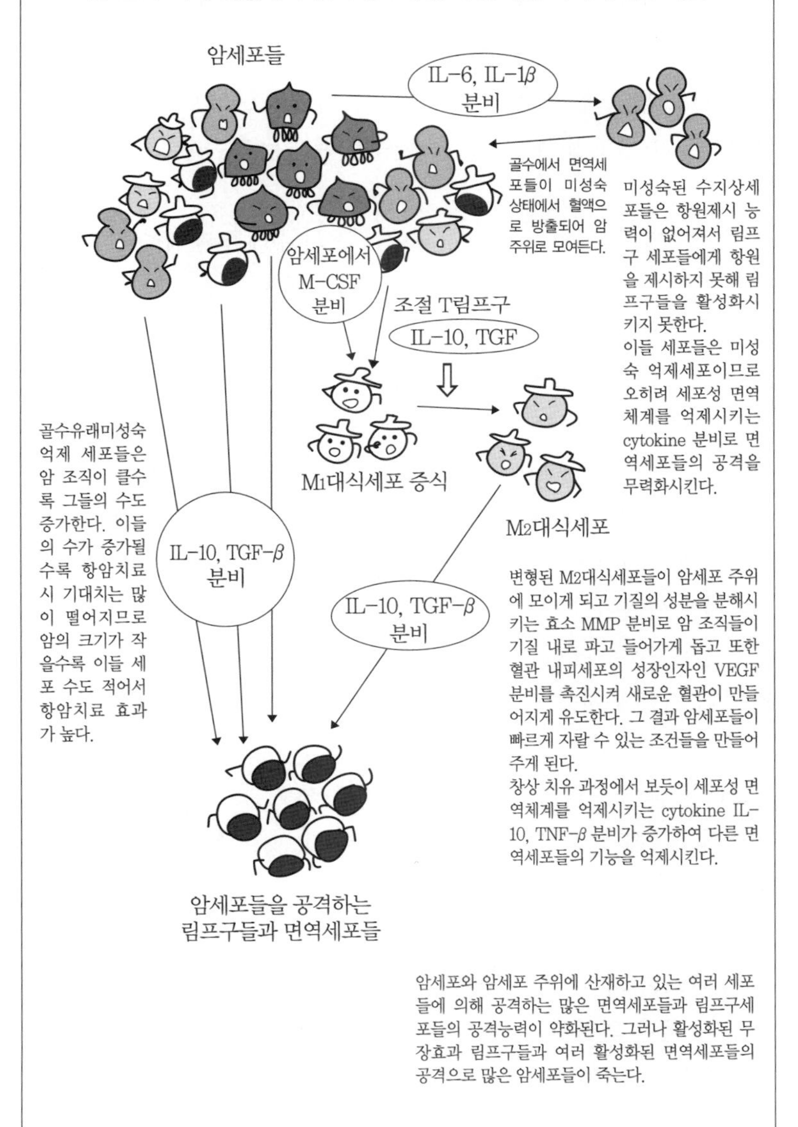
암 조직 미세 환경에서 면역세포의 공격 능력을 약화시키는 기전
암세포들
IL-6, IL-1β 분비
골수에서 면역세포들이 미성숙 상태에서 혈액으로 방출되어 암 주위로 모여든다.
미성숙된 수지상세포들은 항원제시 능력이 없어져서 림프구 세포들에게 항원을 제시하지 못해 림프구들을 활성화시키지 못한다.
이들 세포들은 미성숙 억제세포이므로 오히려 세포성 면역체계를 억제시키는 cytokine 분비로 면역세포들의 공격을 무력화시킨다.
암세포에서 M-CSF 분비
조절 T림프구
IL-10, TGF
M1대식세포 증식
M2대식세포
골수유래미성숙 억제 세포들은 암 조직이 클수록 그들의 수도 증가한다. 이들의 수가 증가될수록 항암치료 시 기대치는 많이 떨어지므로 암의 크기가 작을수록 이들 세포 수도 적어서 항암치료 효과가 높다.
IL-10, TGF-β 분비
IL-10, TGF-β 분비
변형된 M2대식세포들이 암세포 주위에 모이게 되고 기질의 성분을 분해시키는 효소 MMP 분비로 암 조직들이 기질 내로 파고 들어가게 돕고 또한 혈관 내피세포의 성장인자인 VEGF 분비를 촉진시켜 새로운 혈관이 만들어지게 유도한다. 그 결과 암세포들이 빠르게 자랄 수 있는 조건들을 만들어 주게 된다.
창상 치유 과정에서 보듯이 세포성 면역체계를 억제시키는 cytokine IL-10, TNF-β 분비가 증가하여 다른 면역세포들의 기능을 억제시킨다.
암세포들을 공격하는 림프구들과 면역세포들
암세포와 암세포 주위에 산재하고 있는 여러 세포들에 의해 공격하는 많은 면역세포들과 림프구세포들의 공격능력이 약화된다. 그러나 활성화된 무장효과 림프구들과 여러 활성화된 면역세포들의 공격으로 많은 암세포들이 죽는다.

암세포들을 공격하는 면역세포들에게는 많은 어려움을 생기게 한다.

결국 활성화된 면역세포들을 이용하여 암세포들을 죽이기 위해선 우선 암세포 주위에 만들어진 이런 암세포들 주위 미세 환경을 여러 항암치료방법을 통해 먼저 파괴시켜야 면역세포들의 강력한 공격을 유지시킬 수 있고 또한 암세포들을 죽일 수 있는 것이다.

『손자병법』 작전편에선 "싸움터에서 적의 수레를 쟁취하여 우리 편 기로 바꾸어 달고 적군의 병사를 잘 대우하여 아군으로 양성하라. 이것이 적에게 승리하면 할수록 더욱 강해진다고 말하는 것이다(而更其旌旗,車雜而乘之,卒善而養之,是謂勝敵而益强)."라고 하였다.

이 전술을 그대로 인용하여 암세포들은 면역세포들과 싸우는 전쟁터에서 적군인 면역세포들 중 미성숙 면역세포들(골수유래세포들 포함)과 변형된 대식세포(M_2대식세포)들, 그리고 조절 T림프구세포들을 암조직 주변에 있게 하여 암세포 주변 세포들로 만든다.

이렇게 만들어진 암세포 주변 세포들(원래는 면역세포이지만 변형되어 암세포들을 도우는 면역세포들)은 면역세포들의 공격을 막는 수문장 역할을 하게 전방에 내세워 암세포 주변에서 공격하는 면역세포들의 활성화 과정을 억제시키고 방어막을 만들어 공격을 무력화시킨다.

그러나 많은 면역세포들이 지속적인 공격을 함으로써 이렇게 만들어진 암의 주변 미세 환경의 방어막을 부수고 많은 암세포들을 죽이게 된다.

· 암세포들 퇴치가 힘든 이유

암세포들은 면역세포들의 활성화 과정을 억제시킬 수 있는 특정 사이토카인(IL-10, TGF-β)을 분비하는 여러 종류의 세포들로 둘러싸인 상태에서 단단한 방어막을 만들고 그들의 둥지 안에서 세포 분열 과정을 통해 변이가 심한 암세포들을 지속적으로 만들고 그들의 수를 늘려 암의 크기와 세력을 키우게 된다.

여러 세대를 거쳐 세포 분열 과정에서 만들어진 암세포들은 처음 형성되었던 암세포들과 똑같은 유전적 배열을 가진 암세포들이 아니다. 그러므로 시간이 갈수록 새로 만들어진 암세포들의 유전적 배열은 처음 만들어져 있던 배열과 전혀 다른 형태로 만들어지게 되어 있다. 마치 AIDS 바이러스나 독감 바이러스처럼 세포 분열 과정마다 서로 다른 형태의 유전자 배열을 가진 바이러스가 만들어지는 것과 비슷하다.

이런 이유로 화학 항암치료 과정에서 암을 처음 만든 원조 암세포(cancer stem cell)를 완전히 죽이기가 매우 힘들다. 항암치료 시 처음에는 많은 암세포들이 죽어 암의 크기가 줄어드는 모양을 보이나 시간이 지나면서 내성이 생겨 살아남은 암세포들이 다시 세포 분열 과정을 통해 전혀 다른 유전자 배열을 가진 암세포들이 만들어지게 되고 그들 변이된 암세포들에 의해 암 덩어리가 다시 커지게 되는 것이다.

이 같은 이유로 항암치료 과정에서 다시 재발하면 그전부터 사용하고 있던 화학 항암제는 더 이상 암세포들을 죽이지 못하게 되므로 다른 항암치료제로 교체하여야 한다.

4) 암 크기의 변화

면역세포들과 암세포들의 싸움터인 암세포 주위 미세 환경은 암세포들에게 유리하게 전개되어 있으나 면역세포들의 반복적인 강력한 공격으로 많은 암세포들은 죽게 된다.

암세포들이 만들어진 뒤 영상촬영을 통해 육안으로 확인이 가능한 크기인 0.5㎝ 이상 되기 위해서는 암세포들(암세포 수 약 10^8 정도)이 만들어진 후 평균 5~7년이란 세월이 흘러야 그만한 크기의 암 덩어리로 만들어진다. 1cm 암의 크기는 1억 개의 암세포로 만들어진다.

그 기간 동안 많은 암세포들은 면역세포들에 의해 제거되나 일부 암세포들은 면역세포들의 공격을 견디며 생존하면서 세포 분열을 통해 그들의 수를 증가시켜 그만큼의 크기로 성장하게 된다. 암세포들의 세포주기와 세포 분열 과정을 통해 증폭되는 암세포들의 수를 산술적으로 계산할 수 있고 또한 그 과정에서 면역세포들에 의해 제거되는 암세포들의 수를 간접적 방법으로 추측할 수 있다.

· 면역세포들에 의해 암세포들이 제거되는 것을 알아보는 간접적 방법

암세포들이 만들어진 뒤 자신의 영역을 가지고 성장하면서 세력을 확장할 때까지 얼마나 많은 암세포들이 면역세포들에 의해 죽는지 간접적 방법을 통해 알 수 있다.

암세포들이 세포 분열을 통해 암세포 수를 증가시키면서 암의 크기가 만들어지게 된다. 암의 크기가 커지는 시기를 매 암세포주기에 걸리는 시간과 비교하면 얼마만큼의 암세포가 죽는지 간접적으로 알 수 있다.

보통 세포주기라 함은 세포 분열이 일어난 뒤 다음 세포 분열이 일어날 때까지의 기간을 말한다. 예를 들어 유방암을 만드는 암세포들의 세포주기는 약 80~90일 정도로, 약 3개월마다 세포 분열이 일어나 새로운 암세포들이 만들어져 그 수가 증폭되고 크기도 커진다.

만약 암세포들이 생체 내에서 전혀 죽지 않고 전부 산다고 전제하면 암세포들은 세포주기마다 세포 분열을 일으키면서 그 수는 두 배로 증가하고 그만큼 암 덩어리 크기도 커지게 된다.

임상에서 암의 성장속도를 이야기할 때 '암의 더블 타임double time' 이란 말을 많이 쓴다. 이는 암의 크기가 두 배가 되는 시기를 말하는 것으로, 암세포들이 세포주기마다 세포 분열을 일으켜 죽지 않고 그대로 전부 살아남는다면 암 조직의 크기는 얼마든지 추정할 수 있다. 다시 말해 미세한 암세포가 확인이 가능한 암 덩어리가 되기까지 걸리는 시간을 추정할 경우 암세포들이 하나도 죽지 않고 모두 생존한다고 가정한다면 그 크기를 산술적으로 추정할 수 있는 것이다.

그러나 실질적으로 새롭게 만들어진 암세포들에 의해 만들어지는 덩어리의 크기는 면역세포들의 공격으로 많은 암세포들이 죽게 되므로 실질적 암 덩어리가 만들어질 때까지 걸리는 시간은 암세포들이 하나도 죽지 않는다는 전제하에 세포주기 기준으로 계산되는 산술적 시간과 일치하지 않고 큰 차이를 보인다. 이런 긴 시간에 걸쳐 만들어진 암 덩어리 크기가 1㎝ 정도 크기 위해선 약 10^9 이상의 암세포 수가 필요하고 그때 무게는 약 1gm 정도이다.

실질적으로 임상에서 추정해 보면 암세포 한 개에서 10^9이 될 때까지 걸리는 시간은 우리가 예상한 기간보다 훨씬 더 긴 약 7~8년 정도이다. 만약 면역세포들의 공격이 없고 모든 암세포들이 다 살았다고 가정할 시 세포 분열을 통해 세포 수가 2배씩 증가하므로 수학적으로 계산해 보면 암세포 1개가 10^9 수만큼 되기 위해서는 27~30개월이 걸린다.

그러나 실질적으로 암세포 수가 10^9이 되기 위해서는 그 기간의 3배 이상의 시간이 더 필요하고 이는 암 조직이 커가는 과정 중 긴 시간 동안 면역세포들의 공격으로 수많은 암세포들이 죽는다는 것을 의미한다. 이처럼 암세포들이 성장하여 암 덩어리 크기를 키울 때까지 시간을 측정해 보면 예상했던 시간보다 더 많은 시간이 필요하다는 것을 알게 된다.

여기서 재미난 사실은 암세포들의 수가 적을 시 면역세포들의 강력한 공격으로 많은 암세포들이 죽게 되므로 암의 성장속도를 이야기할 때 사용되는 암의 더블 타임은 추정되는 기간보다 길어진다. 반면 암세포들이 많아지고 암의 크기가 커지면서 암세포 주위 미세 환경이 암세포들에게 유리하게 만들어지게 되어 암의 세력이 확장되는 시기가 되면 면역세포들의 공격이 약화되어 암세포들이 많이 죽지 않게 된다. 그 결과 우리가 추정하는 암의 더블 타임은 더 빨라진다.

그래서 항암치료 과정에서 보면 암의 덩어리가 작을수록 치료 효과가 커진다.

· 암 덩어리 크기에 따라 암 세력이 달라진다

영상 촬영으로 확인되는 암 덩어리는 오랜 기간 동안 면역세포들의 치열한 공격에도 살아남은 암세포들에 의해 만들어지는 것이다.

적은 암세포들로 만들어진 미세한 크기의 암 조직들이 직경 3㎜ 정도로 커지게 되면 그때부터 스스로 자신의 혈관을 가지게 되면서 충분한 영양 공급을 받게 된다. 그리고 3㎜ 이상이 되면 암 덩어리가 급속히 커지는 암 세력 확장시기가 시작된다.

암 세력 확장시기에 들어서면 암세포들과 면역세포들 사이에서 싸움이 일어나는 암세포 주위 미세 환경이 더욱 견고하게 만들어지면서 암 조직의 세력이 막강해져 면역세포들의 공격을 능가하게 된다. 이 시기에 들어서면 암 조직 초반 형성과정과 성장과정에서 보였던 면역세포들의 공격에 의한 암세포들의 소멸 현상이 적게 나타나고 급속하게 암세포 수를 증폭시켜 암 덩어리 크기를 키운다.

1㎝ 크기의 암 덩어리가 급속하게 커져서 숙주인 사람을 죽일 수 있는 크기인 16㎝가 될 때까지의 시간을 계산해 보면(암세포 수와 암 덩어리 크기가 정확히 비례되지는 않지만) 3~4번의 세포 분열을 거치면 그 크기가 되고 시간적으로 약 1년 반에서 2년 정도 걸린다. 16㎝ 크기의 암 덩어리 무게는 약 1kg 정도가 되고, 이 정도의 크기가 되면 암의 막강한 세력에 의해 숙주인 사람이 죽게 된다.

다시 말해 암 조직을 발견할 당시 암 덩어리 크기가 1㎝ 이상이라면 이미 암세포들의 세력이 매우 강하여 다른 곳으로 전이 현상을 일으킬 수 있는 상태이며, 이미 면역체계의 능력을 능가한 상태이기 때문에 오히려 암세포들이 면역세포들을 공격하게 되므로 적절한 항암치료를 하지 않을 경우 대부분 1~2년 내에 암 환자는 사망하게 된다.

결론적으로 암의 크기가 1㎝ 이상인 경우 세포성 면역체계를 왕성하게 유지하여도 암세포들을 퇴치하지 못하게 되므로 다른 항암치료 방법을 병행하면서 최상의 면역체계를 유지하는 것이 중요하다.

이런 이유들로 말기 암 상태인 암 세력 확장시기부터는 항암치료에 많은 어려움이 있고 완치가 불가능한 상태로 발전하는 경우가 종종 있다. 그래서 암 치료에서 제일 중요한 것은 암을 조기에 발견하는 것이다.

항암치료 과정에선 암의 크기 변화를 측정하기 위해 매 3개월에 한 번씩 영상 촬영을 하여 암의 크기를 비교한다. 대부분의 암세포들의 세포주기가 평균 3개월 전후이고 이 시기에 암세포들이 세포 분열을 통해 암의 크기를 키우기 때문이다. 매 3개월마다 영상 촬영을 하여 전에 보였던 암 덩어리 크기와 상호 비교하여 지난 3개월 동안 시행하였던 항암치료 효과를 판단하는 것이다. 만약 암이 현저히 커졌다면 다른 항암치료방법을 강구해야 한다.

6.
암세포의 성장 패턴

· 암의 성장 패턴

암세포의 성장 커브를 보면 사람의 성장 커브와 비슷하여 마치 아기가 태어나서 유아기를 거쳐 초등학교를 가고 사춘기를 지나면서 성년이 되는 과정처럼 서서히 자라는 시기와 급성장 시기를 보인다. 사람의 성장 커브를 보면 아기가 엄마 뱃속에 있을 때에는 작은 점에서 시작하여 태어날 때엔 3kg 정도 되었다가 1년 사이에 10kg까지 자라고 그 후 성장이 서서히 일어나 유치원을 거쳐 초등학교 갈 때쯤이면 20kg 전후가 된다. 그 후 초등학생부터 사춘기까지 다소 더디게 자라나 사춘기에 들어서면서 급속히 성장해 성인 몸무게에 가깝게 된다. 암세포들의 성장 커브 역시 이와 비슷한 양상을 띠고 있다.

암의 초기 발생 과정은 앞서 언급한 내용대로 정상 세포들 사이에 있으면서 기저막을 뚫고 기질 내로 들어가기 전 단계(in situ 상태)로 암세포들의 수가 얼마 되지 않고 크기도 아주 작아 미세한 상태이다. 그러나 암세포들이 수를 증폭시킨 후 기질 내로 파고 들어가게 되면 서서히 자기 세력을 확장할 수 있는 둥지를 만들면서 본격적으로 암 조직이 만들어지게 된다. 이 시기는 암세포의 수가 증가하면서 크기도 점점 커지는 시기이나 아직 암 조직의 크기가 약 3㎜ 미만인 상태이다. 이 시기의 암세포들의 세력은 매우 미미한 상태이다.

그 후 끊임없는 면역세포들의 공격을 견디면서 암세포들이 세포 분열 과정을 통해 증폭되어 그 크기가 3㎜ 이상 크기가 만들어지게 된다. 이 시기부터는 암세포들이 자신의 혈관들을 가지게 되고 또한 암 조직 주변에서 암세포들에게 유리한 환경인 미세 환경이 서서히 만들어진다. 이로 인해 암세포들에서 면역세포들의 공격을 무력화시키는 조짐을 보이기 시작한다. 그러나 이 시기의 암세포들은 항암치료로 쉽게 제거될 수 있다. 이 시기는 유아기를 거쳐 초등학생 때까지와 비슷한 시기이다.

그 후 둥지를 만든 암세포들과 면역세포들의 치열한 싸움에서 면역세포들의 공격으로 많은 암세포들이 죽게 되면서 암 조직의 성장이 멈추고 평행상태를 유지하게 된다. 다시 말해 이 시기는 세포 분열을 통해 새로 만들어지는 암세포 수와 면역세포들의 공격으로 죽는 암세포 수가 비슷하여 암 덩어리 크기가 더 이상 커지지 못하고 평행상태로 유지되는 시기이다. 평행상태란 암세포의 확장 세력과 면역세포들의 공격 능력이 서로 비슷한 상태이므로 암세포의 증식과 죽는 암세포 수가 비슷한 상태이므로 암의 크기에는 큰 변화가 없다. 이 시기는 암세포의 일생에서 때론 오랜 기간 동안 지속되기도 한다.

이 시기 이후에는 암세포 미세 환경이 완전히 만들어지면서 면역세포들과 싸우는 과정에서 암세포들 쪽으로 점차적으로 유리하게 만들어지게 된다. 이 시기에는 여러 항암치료를 병행하면 암세포들을 제거할 수 있다.

사람으로 보면 급성장을 준비하는 사춘기와 비슷한 시기이다.

이 시기가 지나면 암 세력의 확장시기가 된다. 확장 시기는 면역체계에서 암세포들을 죽이는 살해 능력보다 암세포들의 확장 세력이 훨씬 강해져 많은 암세포들이 죽지 않고 빠른 속도로 크기를 키우는 시

생체 내에서 암세포가 암 종양까지 커가는 과정 (암세포들의 일생)

암세포 발생 초기상태(ca, in situ)

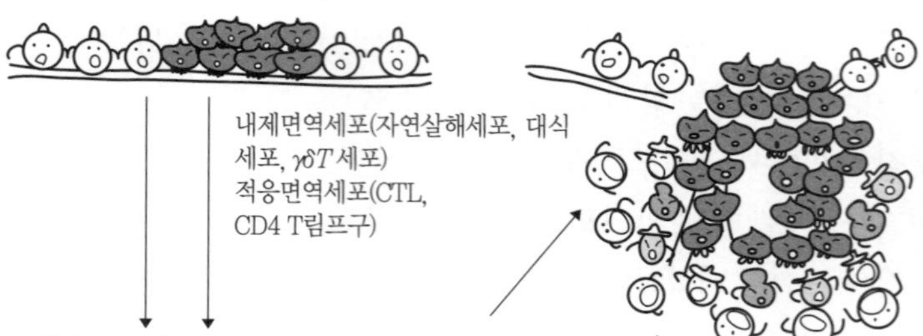

내제면역세포(자연살해세포, 대식세포, $\gamma\delta T$ 세포)
적응면역세포(CTL, CD4 T림프구)

암세포 소멸

면역세포들의 공격을 견디어내며 계속 살아남은 암세포들이 다윈 법칙에 따라 면역세포들의 공격에 적응하며 계속 성장한다.

증식된 암세포들이 기저막을 파괴하고 기질 내로 파고 들어간다. 이때 암세포 주위 미세 환경이 조성되며 M2대식세포들, 조절 T림프구들, 골수유래 미성숙 억제세포들이 암세포 둘레를 싸고 있어 공격하는 면역세포들의 공격력을 약화시킨다. 이 시기에 암세포 크기가 3mm이상되면 혈관을 가지게 된다.

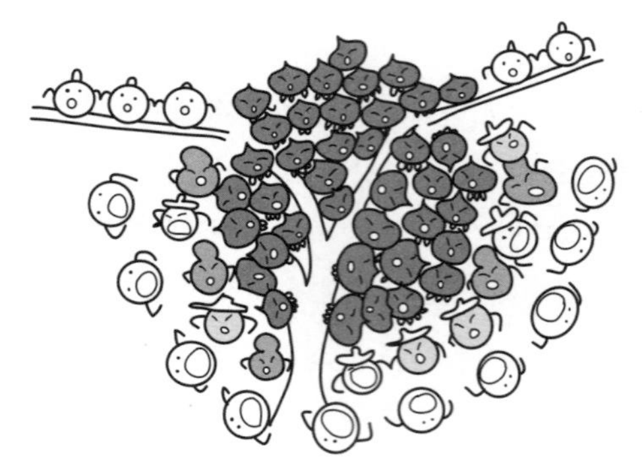

평행시기
(암세포 증식하는 속도와 죽은 속도가 비슷한 시기)

확장시기
암세포들이 더욱 성장하여 암 덩어리로 만들어진다. 이때 암 주위 미세 환경에 모이는 면역세포들의 기능을 억제시키는 세포들이 더욱 많이 모이게 된다. 이 시기가 되면 암 조직은 무서운 속도로 커지기 시작한다. 암 주위에 많은 혈관들이 만들어지고 암 세력이 강해져 면역세포들의 공격과 관계없이 빠르게 성장한다.

전이과정
전신으로 암 전이가 일어난다.

정상 세포

암세포

M2대식세포

조절 T림프구

골수유래 미성숙세포

활성화된 림프구

기이다. 이 시기에서는 암 덩어리 크기가 더 커지고 더 많은 새로운 혈관들을 가지게 되며 암 주위 미세 환경이 더욱 확장되고 면역세포들의 공격을 무력화시킨다. 또한 전신으로 암세포들을 파급시켜 암 전이가 일어나게 한다. 이 시기의 항암치료는 많은 어려움이 있어 이완치료를 시행하는 경우가 많다. 사람으로 보면 사춘기를 지나 갑자기 성장하여 성인이 되는 시기와 비슷하다.

손자병법에서 "전쟁을 잘하는 자는 기세가 험하고 그 절도가 짧다. 기세란 격렬하게 흐르는 물이 무거운 바위 돌을 흘러가게 하는 것을 말한다."(是故善戰者,其勢險,其節短,激水之疾,至於漂石者,勢也)란 문구가 있다.

이처럼 이 시기는 암세포들이 자기 자신의 세력 확장에 들어서면 절대로 파괴되지 않고, 절대로 멈추지 않으며 빠른 속도로 진행되기에 가장 무서운 시기이다. 그래서 이 시기에 들어서면 항암치료방법들은 이완치료방법으로 바꾸어져 암의 세력을 다소 약하게 하여 평생 동안 같이 살아가는 친구처럼 암 덩어리가 더 이상 크지 못하게 항암치료 방법으로 바꾸고 치료 과정에서 환자의 삶의 질을 유지할 수 있도록 노력하게 된다.

· 암세포의 전이 과정

암의 세력이 왕성하게 일어나서 확장시기가 되면 암세포들은 우리 몸 여러 곳으로 암세포 전이를 유발한다. 이런 암세포 전이에 대하여 알아보자.

암 덩어리에서 떨어져 나온 암세포들이 다른 장기로 전이될 확률은 매우 낮아 암 조직에서 떨어져 나온 암세포 만 개 중 한 개 세포만 다른 장기에 암세포 전이를 성공할 수 있다.

이런 암 전이 과정은 여러 경로(혈액 순환 경로, 림프절, 암세포들이 직접 접한 조직, 중력 등)를 통해 이루어진다. 만약 혈관을 통해 암세포 전이가 일어날 경우 암이 생긴 장기에서 혈액 순환 과정에서 다음으로 연결되는 다음 장기에 암세포 전이가 일어난다.

예를 들어 유방암인 경우 암 덩어리에서 떨어져 나온 암세포들이 혈액순환 과정에서 유방에서 나온 혈액이 폐 쪽으로 순환되기에 이곳에서 암세포 전이가 폐 여러 군데에서 일어나게 되고 대장에서 나온 혈액은 제일 먼저 간 쪽으로 혈액 순환이 일어나므로 대장암인 경우 간으로 암세포 전이가 가장 흔하게 일어난다. 하지만 암세포 전이가 일어나면 많은 면역세포들의 공격으로 전이된 암세포들은 대부분 죽게 된다. 또한 이 시기는 전이된 암세포 자신을 위한 새로운 혈관을 가지지 못한 상태이므로 암세포 크기가 매우 작은 형태이므로 미세 전이 상태이다.

의학적으로 암세포 전이가 일어났다고 정의하는 것은 다른 장기에 전이된 암 조직에 새로운 혈관이 만들어진 상태가 되어야 암세포 전이라 말할 수 있다.

보통 암 덩어리 크기가 2~3mm 정도 되면 새로운 혈관이 필요하다. 그러나 암세포 전이가 일어난 장기에선 대부분이 미세 전이 상태로 암세포들은 혈관을 만들지 못하고 죽게 된다. 또한 살아남은 극소수의 전이된 암세포들은 작은 암 덩어리의 형태로 오랜 기간 동안 더 이상 크지 못하고 그대로 있게 된다. 그 이유는 처음 만들어진 암세포들과 암세포 주위 세포들에서 분비하는 특정물질이 전이된 암세포들에서 새로운 혈관 형성을 억제하고 있기 때문이다.

암세포들은 매우 자기중심적 경향이 강해, 자기 자신에서 떨어져 나간 암세포들이 다른 장기의 여러 군데에서 새로운 보금자리를 차리는 것을 막기 위해 전이된 암 덩어리에 새로운 혈관 형성 과정을 차단시키는 특정 물질들(angiostatin, endostatin)을 분비한다.

그 결과 전이된 암 덩어리들은 혈관 형성이 억제돼 영양 공급받는 것이 제한되어 더 이상 커지지 못하게 된다. 이 같은 과정이 일어나는 이유는 전이된 암 조직이 급격히 커지면, 처음 만들어진 암 조직들의 성장에 장애가 오기 때문인데, 이는 숙주인 사람이 약해지기 때문에 처음 만들어진 암 조직이 다른 곳에 전이된 암 조직의 성장을 억제 시키는 것이다.

가끔 암 전이가 있는 암 환자들 중 처음 생긴 암 덩어리의 제거 수술을 한 후 전이된 암세포들은 작으니 다른 항암치료를 하면 암을 완전히 제거할 것 같은 생각으로 근치 수술을 부탁하는 경우가 있는데 이런 경우 대부분 암의 근치 수술을 하지 않는다.

수술을 하지 않는 이유는 암세포 전이가 된 상태에서 근치치료 목적으로 넓은 암 부위를 제거할 경우 그 암 덩어리 부위에서 지속적으로 분비해서 전이된 암 조직에서 혈관 형성을 막고 있던 특정 물질이 없어지게 된다. 그 결과 그동안 전이되어 있던 작은 암 덩어리들이 자신들을 위한 혈관들을 빠른 시간 내에 가지게 된다.

특정 물질들 (angiostatin, endostatin)

원 발성 암세포들에서 만들어 분비되어 다른 장기로 전이된 암세포들의 혈관 형성을 방해하여 전이된 암 조직의 영양공급을 차단시켜 암 덩어리가 커지는 것을 억제하므로 결국 처음 생긴 암 덩어리가 전이된 암 덩어리보다 훨씬 크게 자란다. 만약 이런 물질이 없으면 전이된 암세포들도 자신들을 위한 혈관을 가져 급속도로 자랄 수 있다. 그래서 원 발성 암세포들이 다른 전이된 암세포들의 성장을 방해할 목적으로 분비한다.

자신들의 혈관을 가지게 되면 전이된 다발 부위에 있던 많은 암 조직들이 급속히 자라서 수술로 제거한 원래의 암 덩어리보다 훨씬 큰 암 덩어리를 전이된 여러 부위에 만들게 되어 오히려 환자의 생명을 더 단축시킬 수 있기 때문이다. 이는 마치 빈대 한 마리 잡기 위해 초가삼간을 태우는 것과 같은 결과를 보이는 것이다.

그러나 암세포들의 전이가 타 장기가 아닌 타 림프절에 전이가 있는 상태에서 암 부위 조직 제거술을 시행하는 경우가 간혹 있다. 이때는 주로 방사선치료나 화학 항암치료를 사용하여 암의 크기를 줄인 후 수술을 시행하나 타 림프절 여러 부위에 전이가 있는 상태에서는 치료 효과가 기대할 만큼 좋은 결과를 얻지 못한다.

· 항암치료의 최선의 방법은 조기 발견이다

암세포가 다른 장기로 전이된 상태인 경우 암의 상태를 분류할 시 말기인 제 4기로 나누어지고 이런 대부분 암 환자에서는 항암치료에서 수술보다 항암제 투여와 선택적 방사선치료를 병행하면서 여러 종류의 면역세포치료제를 병행 사용하고 있다.

최근 치료 효과를 좋게 하는 항암치료제들이 많이 개발되었고 방사선치료에서도 정상 조직의 손상을 주지 않고 암 조직만 선택적으로 죽일 수 있는 여러 방사선치료방법들이 개발되어 옛날보다 말기 암 환자의 치료 선택 방법의 폭이 많이 넓어졌다.

그래서 말기 암 환자에서는 항암치료방법이 적극적인 치료방법보다 마치 만성질환 치료방법처럼 이완 항암치료방법을 선호하게 되었다.

지금까지 정상 세포에서 변이세포로 그리고 암세포로 전환되어 암 조직이 커져 암 덩어리가 되고, 그 후 암세포들의 전이 과정까지 살펴보았다. 그 과정은 매우 복잡하며 정상 세포에서 암세포로 만들어지지만 암세포들은 전혀 다른 세포들이기에 가장 중요한 것은 암세포로 만들어지는 것을 막는 것이다.

다시 말해 암의 발생을 차단시키는 예방이 중요하며 암이 생겨 치료가 필요할 경우 조기 발견하여 암의 세력이 커지기 전 완전히 제거하는 것이 무엇보다 중요한 것이다.

그러므로 암의 발병률이 높은 소인 인자들을 가진 사람들은 정기적인 검진을 통하여 암의 발생을 조기 발견해야만 암의 근본적인 치료가 가능하다.

이런 조기 발견을 놓친 경우 수술 후 잔존하는 암세포들을 제거하기 위해 시행하는 항암치료방법으로는 적절한 시기에 가장 효과가 강한 화학 항암제들을 복합적으로 투여하여 내성이 생기는 것을 최소화시키고 필요하면 선택적 방사선치료를 병행한다.

이같이 여러 항암치료방법들을 같이 사용하여서 가능한 암세포들과 암 주위 미세 환경을 파괴시키고 왕성한 면역체계를 유지할 수 있다면 보다 많은 암세포들을 죽일 수 있고 암의 세력을 약화시켜 말기 암 환자들도 보다 오래 살 수 있는 기회를 가지게 된다.

제2장

항암치료방법

(항암 면역치료를 중심으로)

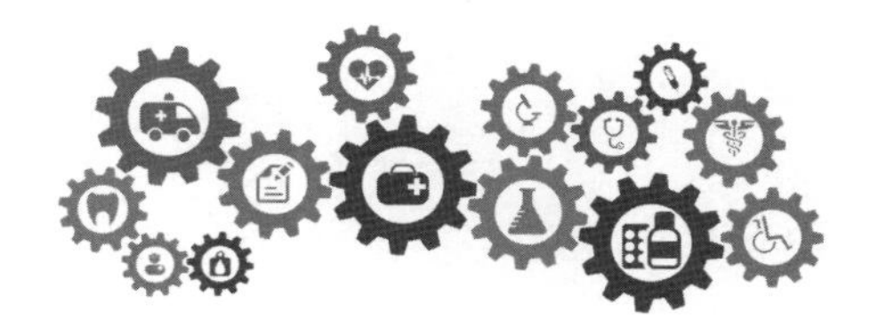

1.
암 치료 방법에서 근치치료 (조기 암에 대하여)

· 불행 중 다행인 사람

많은 암 환자들은 자기 자신이 암에 걸린 사실을 병원에 와서 여러 검사와 조직검사를 시행한 뒤 알게 된다. 그동안은 다소 불편하였으나 특별한 증상이 나타나지 않은 경우가 대부분이기에 암에 걸린 사실을 직시하게 되면, 모든 사람들은 한순간 모든 것들을 잃어버린 상태가 된다. 환자와 그 가족들은 하루아침에 큰 망치로 뒷머리를 얻어맞은 상태가 되어 절망감에 빠지는 경우를 흔히 본다.

그러나 암은 완치가 가능한 질환이다. 단, 조건이 있다. 그것은 조기 발견이 될 경우에 한해서다. 조기 발견 시 어렵지 않은 수술을 시행하면 환자 본인이 가지고 있는 천수를 모두 누리고 살 수 있다.

옛날에는 먹고 살기 힘들어 건강검진을 소홀히 하고 건강에 큰 신경을 쓰지 못하는 경우가 많았다. 그래서 몸에 이상이 있어 병원에 찾아가 암을 발견할 시 이미 암의 세력이 너무 커져 손을 쓰지 못하는 경우가 흔했다. 그 결과 많은 암 환자들이 암 진단 후 1~2년 내 사망하는 경우가 비일비재하였으나, 최근에는 조기 암을 발견하는 경우도 높아졌고 발전된 항암치료방법으로 암 환자 생존율 또한 많이 증가하여 암 진단 후 생존기간이 옛날보다 많이 연장되었다.

물론 말기 암 상태에서 암을 발견할 경우 암 환자 생존율은 과거와 큰 차이가 없으나 의료보험제도의 정착과 많은 사람들이 자기 건강에 관심을 가지게 되면서 암의 조기 발견율 역시 높아지는 추세이다. 하지만 아직도 많은 사람들이 과거에서 얻은 결과만 기억하여 암에 걸리면 얼마 못살고 죽는다는 사실만 알고 있기에 암에 걸렸다는 사실을 아는 순간 사형선고를 받은 것 같은 기분을 느끼는 것이다. 그러나 과거와는 달리 눈부신 의료 기술의 발달과 신약 개발로 암 환자들도 삶의 질을 유지하면서 오랜 생존율 또한 가능해졌다.

· 조기 암 사례

친한 외과 의사가 갑자기 입원하였다. 그 친구 전공은 대장 외과분야로 많은 대장암 환자들을 대상으로 수술을 천직으로 알면서 살아온 친구였다. 천성이 꼼꼼하고 완벽하게 일 처리를 잘하여 이 친구에게 환자를 소개하여도 걱정되지 않은 친구였지만 술을 좋아하고 기름진 음식을 즐겨 먹는 식생활을 즐겨하고 있었다.

그 친구는 병원에서 직원들을 위해 시행하는 종합검진 시 여러 검사 중 대장 내시경을 할 경우 전 처치 과정에서 많은 물을 마시는 것과 설사를 하여 대장을 비우는 행위 자체를 싫어하였고 무엇보다 내시경 후 대장 내 가스가 차서 오는 복통을 잘 알고 있기에 대장 내시경을 피하고 다른 검사만 받는 경우가 많았다. 그리고 다소 통통한 체격으로 평상시 책상에 앉아 환자를 보는 시간이 많아 치핵(치질)으로 고생을 하였으나 증상은 심하지 않았고, 그 외에는 매우 건강한 상태였다.

최근에는 배변 시 변기 내에서 소량의 혈변이 보이는 경우가 있었는데 치핵으로 가끔씩 경험하였기에 이런 증상을 대수롭지 않게 생각했었다. 그러나 점차 다소 검은 색깔의 혈변이 보여 많은 환자들을 돌봐온 본인의 경험상 내심 걱정이 되어 대장 내시경을 동료 의사에게 받았다.

대장 내시경을 시행하면서 S 결장에서 여러 크기의 용종들이 발견되어 제거하였고 떼어낸 조직을 검사한 결과 암 조직이 발견되어 여러 검사 후 수술을 받기 위해 입원한 것이다. 수많은 환자들에게 정기적 검진의 중요성을 강조하면서 정작 본인은 처음 대장 내시경 검사를 받은 것이었다. 수술 시 암 부위 중심으로 넓은 부위를 제거하였고, 수술 결과는 다행스럽게도 전이가 전혀 없는 상태였고 주위 림프절에서도 전이 양상을 보이지 않아 다른 항암치료가 필요치 않은 상태였다.

그 친구는 매우 운이 좋았다. 자기 자신이 전공하는 분야의 암에 걸려 큰 어려움 없이 조기에 발견한 경우였기 때문이다. 이처럼 조기에 발견된 암은 큰 어려움 없이 수술만으로도 완치되는 경우가 대부분이기에 그 친구는 앞으로 암 걱정 없이 천수를 누리며 열심히 자기 일을 하게 될 것이다.

다른 예를 들어보자.

환자 이야기가 아닌 내 자신의 이야기다.

지난 연말 부산한 분위기에서 아내와 종합검진을 받았다.

검진 결과 전부터 알고 있던 건강 상태에서는 큰 변화는 없는 상태였고 혈압이 약간 높은 것을 제외하면 건강한 편이였다. 그러나 종양지표 검사 수치 중 전립선암 발생 시 증가하는 전립선암 종양 지표 수치(PSA)가 약간 증가한 5ng/ml이 나온 상태였다.(정상 수치가 4ng/ml)

전립선암 종양 지표 수치(PSA)는 전립선암 발생 시 증가되는 가장 대표적인 종양 표지자로 이 수치가 증가하였다고 모두 전립선암인 것도 아니지만 또한 수치가 정상범위이거나 낮을 경우에서도 전립선암인 경우가 있다.

전립선암에서 종양 표지자인 전립선암 수치를 분석하여 보면 4~10ng/ml인 경우 대부분 조기 암으로 전립선에서만 제한적으로 암세포들이 발생하고 10ng/ml인 경우 반 이상이 진행된 전립선암인 경우가 많았고 그 수치가 20ng/ml 이상인 경우 골반 같은 다른 림프절로 전이가 일어나는 경우가 약 20% 전후이다.

그러나 종양 표지자인 전립선암 수치가 오른다고 모두 전립선암인 것은 아니다. 이 수치가 높은 수치를 보이는 경우는 대부분 나이를 먹으면서 흔하게 접하는 전립선 비대증이나 전립선염 또는 직장 검사 시 전립선을 자극하여도 증가되는 경우가 있기에 내 자신은 처음에는 큰 걱정을 하지 않았다. 그러나 정상 수치보다 약간 높은 수치를 보이는 경우에서도 약 25% 전후 전립선암인 경우가 있기에 후배 동료의사들과 상의하여 조직검사를 시행하였다. 조직검사(punch biopsy) 상 10개 조직 채취물 중 1개 조직에서 암세포들이 발견되어 여러 검사들을 시행한 뒤 서둘러 수술을 시행하였다.

수술 후 떼어낸 조직검사 상 조기 암 상태로 판명되었기에 특별한 항암치료가 필요치 않았다. 단지 3~6개월마다 종양 표지자인 전립선암 수치만 정기적으로 확인하고 있은 상태로 특별한 치료 없이 지내고 있으며 아직까지 특이 증상은 전혀 나타나지 않는 상태이다.

만약 그때 전립선암 종양 지표 수치가 정상 범위 내에서 약간 증가된 것을 별 생각 없이 전립선 비대증으로 생각하고 그대로 방치하였다면 아마 지금쯤 암 조직이 커져서 다른 장기로 전이가 되어 항암치료를 받으면서 많은 고생을 하고 있었을 것이다.

전립선암인 경우 특이 증상이 없으며 배뇨 시 이상 증상을 보이면 이미 암 조직은 많이 커져있는 상태로 전이까지 생각하게 되므로 신체에 특이 증상이 없다고 자신의 건강에 이상이 없다는 것은 아니다. 그러므로 정기적으로 검진을 통해 자신의 신체 변화를 주지하면서 의심이 되면 보다 정밀한 검사를 통해 확진을 하는 것이 자신의 건강을 지키는 것이다.

또 다른 예를 들어보자.

잘 아는 분의 식구 중에 3~4년에 걸쳐 매 년 조기 암 수술을 받은 환자 이야기다. 많은 암 환자들을 돌봐오면서 처음 겪은 경험이기에 아직도 기억에 남는다.

환자는 50대 후반 여성으로 잔병치레 없이 건강하게 지내다가 최근 젖가슴에서 작은 멍울을 발견하여 조직검사를 시행한 결과 암으로 판정 받은 경우였다. 다행히 수술 전 여러 검사를 통해 다른 장기에 전이가 없는 것을 확인한 후 유방절제술을 시행할 수 있었다.

다행스럽게 겨드랑이 림프절에도 전이가 없는 상태이기에 특별한 화학 항암치료제는 사용하지 않고 항암 표적치료제인 단 클론 항체치료제인 허셉틴heceptin만 1년 동안 투여하였다.

허셉틴 (heceptin)

면역치료제로 개발된 단 클론 항체치료제로 전체 유방암 환자 중 25%정도에서 치료 효과를 보이며 부작용으로 고령인 환자 중 고혈압이 있은 경우 심장 기능 저하 증상을 보일 수 있다.

이 치료제 역시 다른 표적 항암 치료제처럼 시간이 지나면 내성이 생겨 치료 효과가 많이 떨어진다.

그 후 정기적으로 검진을 받는 과정에서 위 내시경 조직검사 상 또 다시 조기 위암 판정을 받아 다시 위절제술을 시행하고 병원에서 2주 정도 입원한 뒤 퇴원하였다. 그 후 일 년 동안 매 3개월마다 검진을 통해 암의 재발 여부를 확인하였으나 별 이상 없었다. 하지만 그 환자는 그 다음 해에 배변 중 검은 색깔의 혈변이 보여 다시 병원에서 대장 내시경을 시행하였다. 대장 내시경 시행 시 S 결장에서 서너 개 용종이 있어 제거 후 조직검사를 하였는데 검사 결과 또 대장암으로 판명되어 다시 입원하였다. 대장암 제거 목적으로 하부 대장 부위를 모두 제거하는 수술을 시행하였고 수술 후 조직검사 상 조기 대장암으로 판명받았다.

이 환자의 경우 수술 후 시행한 조직검사에서 유방, 위, 대장, 이 세 군데 모든 암 조직들이 모두 조기 암으로 판명되었기에 특별한 화학 항암제들을 시행하지 않은 환자였고 방사선 조사도 시행하지 않았다. 남들은 한 번 걸려도 죽을 병으로 생각하는 암을 3~4년 동안 세 번이나 겪고 난 후 환자의 인생관은 달라졌고 생활 방식과 식생활도 많은 변화가 있었다. 이처럼 일 년 주기로 다른 장기에서 암들을 발견하고 그것도 조기 암 상태에서 발견한 경우는 처음이었기에 장년층과 노년층에서는 정기검진의 중요성을 다시 한번 느끼게 해준 환자였다.

암에 걸릴 확률이 높은 위험군에 속한 사람들의 경우 짧으면 6개월, 길면 일 년마다 정기적인 검진이 필요하다. 예를 들어 유방암에 걸려 한쪽 유방 절제술을 받은 여성은 반대편 쪽 젖가슴에 다시 암이 생길 확률이 매년 1%씩 증가하므로 매년 반대편 젖가슴에 이상이 있는지 검진을 통하여 꼭 확인을 해야 한다.

과거에는 일본에서도 위암으로 사망하는 사람들의 비율이 매우 높았으나 국가에서 적극적인 조기 위암 발견에 힘을 쓰면서 위암으로 사망하는 경우가 현저히 줄어들었다.

우리나라도 마찬가지로 위암에 의한 사망률이 과거에는 매우 높았으나 최근 위 내시경이 보편화되고 간편한 조직검사를 병행하면서 조기 위암을 발견하는 환자의 수가 증가하게 되어 위암인 경우 완치율이 매우 높은 암으로 생각하게 되었다. 그러나 정기검진을 통해 조기 암이 발견되는 경우가 증가하고 있으나 과거에는 흔하지 않았던 다른 암들의 발생 빈도가 증가하면서 지금도 많은 사람들이 암으로부터 고통받고 있는 것이 현실이다.

1) 항암치료 방법론

항암치료방법에는 두 가지 방법이 있다.(근치치료와 이완치료)

하나는 암을 완전히 제거하여 암으로부터 해방되는 근치치료방법으로 암의 세력이 국소적으로 나타날 때 시행하는 치료방법인데 이런 조건을 갖추기 위해서는 조기에 암을 발견해야만 한다. 다시 말해 조기에 발견한 암인 경우 맹장수술을 받은 것처럼 수술을 통해 큰 어려움 없이 암으로부터 해방될 수 있다. 이런 이유로 암 환자가 입원하여 항암치료방법을 결정할 때 가장 중요시 하는 것이 현재 암의 세력이 국소적으로 만들어져 있는지 또는 다른 장기나 다른 림프절 어느 곳까지 파급되어 있는지 확인하는 것이다.

암의 세력은 앞서 언급한 암의 일생을 통해 살펴보았듯이 초반에는 긴 시간 동안 그 세력이 매우 미약하고 진행 역시 서서히 진행된다. 그러나 암 조직이 형성되고 자신의 영역을 만들게 되면 면역세포들의 공격에도 견뎌내고 점점 세력을 확장하게 되고 급속도로 암의 크기가 커지고 다른 림프절로의 전이가 일어나고 또한 다른 장기에도 쉽게 암의 전이과정이 만들어진다. 이런 암의 세력의 파급 정도에 따라 암 환자 상태를 1기부터 4기인 말기까지 나누게 된다. 그때 기준점이 되는 것이 암의 크기(T), 암세포들의 림프절 전이 상태(N), 그리고 타 장기에 암세포들의 전이(M) 정도에 따라 결정하게 된다.(TNM체계)

암 환자들을 치료하는 많은 의사들은 암 환자에게 암세포들이 어디까지 그 세력을 파급하고 있는지 이 TNM체계에 대입하여 살펴본 후 항암치료방법을 생각하게 된다.

암 환자인 경우 수술을 통해 암 조직과 주위 조직들을 제거한 후 병리학적 조직검사를 통해 TNM체계에 대입하여 암의 세력이 어느 곳까지 파급되었는지 정확하게 확인한다. 그러나 최근에는 초음파, 유방정밀촬영기, CT, MRI, PET 같은 여러 발전된 영상기계들을 이용하여 수술 전 암의 진행 정도를 어느 정도 미리 알 수 있다.

예를 들어 암이 발생한 원발 부위 상태와 림프절 암세포 전이 상태까지도 알 수 있으며, 암세포들의 타 장기 전이 상태도 점검이 가능하여 수술 전 암세포들의 세력이 어디까지 파급되어 있는지 간접적인 방법을 통해 확인이 된 상태에서 수술을 시행하는 경우가 많다.

· TNM체계

TNM체계를 살펴보면 T(Ⓣumor size 암의 크기), N(lymph Ⓝode 암세포들이 림프절의 침범 정도), M(Ⓜetastasis 타 장기의 암세포 전이 유무)체계로 되어 있다. 예를 들어보자.

유방암에서 TNM체계를 살펴보면 암의 크기(T)에 따라 T1(암의 크기가 2cm 미만)/ T2(암의 크기가 2-5cm)/ T3(암의 크기가 5cm 이상)/ T4(암 크기와 관계없이 다른 장기로 파급된 경우), 그리고 림프절에 암세포들의 전이(N) 정도에 따라 N1(겨드랑이 림프절에 3개 미만 전이가 있을 경우)/ N2(겨드랑이 림프절 전이가 10개 미만이거나 유방 림프절 전이가 있을시)/ N3(겨드랑이 림프절 전이가 10개 이상이거나 타 림프절 전이가 있을 경우) 그리고 다른 장기에 암세포들의 전이 상태(M)에 따라 다른 장기에 암세포들의 전이(M)가 없는 경우(M_0)와 있을 경우(M_1)로 세분된다.

유방암 환자인 경우 1기부터 4기까지 나누어지게 되고 암의 진행 정도에 따라 수술 후 향후 항암치료방법이 결정된다.

TNM체계에 따라 유방암의 진행 상태를 분류하면 매우 복잡하나, 간략하게 살펴보면 제1기 경우 암의 크기가 2cm 미만이며 림프절 전이가 없는 상태이고 제2기는 암의 크기가 5cm 미만이면서 겨드랑이 림프절 전이가 1~2개 정도 있는 경우, 제3기는 타 장기에 전이가 일어나지 않은 상태로 겨드랑이 림프절 전이가 3개 이상인 경우이나 제3기 후반부인 3기b인 경우 겨드랑이 림프절뿐만 아니라 타 림프절로 전이가 일어난 경우, 또는 암의 크기가 5cm 이상 되는 경우로 예후는 말기 4기인 암 치료 결과와 비슷하게 나쁜 결과를 보이는 경우가 많다. 마지막으로 제4기는 타 장기에 전이가 일어난 모든 경우가 여기에 속하므로 타 장기에 전이가 일어난 경우는 모두 말기 암 환자임을 의미한다.

제 4기 말기 유방암인 경우 수술 전 여러 검사를 통해 타 장기에 전이가 일어난 것을 알게 되어 수술을 시행하지 않고 근치치료보다는 이완치료 목적으로 다른 여러 항암치료들을 병행하여 시행한다.

· 암세포들의 세력 확장에 따라 항암치료방법이 달라진다

항암치료 방법론에서 각 장기에 발생한 암세포들의 세력을 TNM체계에 대입하는 과정을 살펴보면 각 장기에 따라 다소 차이를 보이나 일반적으로 암의 세력이 어느 선까지 파급된 정도에 따라 항암치료방법들이 결정된다.

암의 세력을 측정하는 TNM체계를 큰 범위 안에서 살펴보면 보통 **제1기인 경우** 조기 암 형태이며 매우 국소적으로 암의 진행을 보이는 상태로 타 림프절 전이도 없고 타 장기 전이가 없는 경우이고 제2기 경우 어느 정도 암의 세력이 확장된 상태로 암이 발생한 주위 림프절 전이가 소수 있으나 타 림프절과 장기에 전이가 없는 상태이다.

제1기인 조기 암인 경우 근치치료인 수술로 암 치료가 가능한 경우가 대부분이고 **제2기인 경우**도 수술과 여러 항암치료를 병행 시행하면 근치치료가 가능한 상태가 된다.

그러나 **제3기인 경우** 더욱 암의 세력이 확장된 상태로 주위 림프절뿐 아니라 멀리 떨어진 다른 림프절까지 파급된 경우이면서 타 장기에는 아직 전이가 일어나지 않은 상태로 여러 항암치료들을 병행해 시행한다. 암세포 전이가 타 림프절까지 파급되어 있을 경우 환자 상태에 따라 수술과 다른 항암치료를 병행하는 경우가 있으나 타 림프절 전이가 여러 군데 있을 경우 좋은 항암치료 효과를 얻기가 힘든 경우가 종종 있다.

제4기인 경우 수술 전 여러 검사를 통해 타 장기에 전이가 있는 경우로 암의 말기 상태이므로 수술은 포기한 상태로 환자의 삶의 질을 우선시하면서 암의 세력을 최대로 약화시키는 이완치료방법들을 시행하게 된다.

암의 세력이 어느 정도 강하게 나타나는 제3기의 경우 여러 항암치료를 시행하여 암의 크기를 줄인 후 수술을 시행하는 경우는 근치치료 목적보다는 이완치료 목적으로 수술을 시행하는 경우가 많다. 그 뒤 여러 화학 항암치료나 다른 항암치료를 병행하면서 암의 세력을 약화시키기 위해 항암치료를 시행하나 항암치료 효과는 기대치만큼 높지 못하다. 그리고 암세포들의 세력이 강해져서 암세포들이 파급된 상태가 제3기 후반부인 경우와 제4기 경우에서는 많은 의사들은 항암치료 방법에서 이완 항암치료를 택하는 경우가 많다.

특히 말기 암 환자에게서는 항암치료를 시행하는 많은 의사들은 이완치료방법으로 암의 성장을 억제시키면서 환자의 삶의 질을 높이고 생명의 연장을 최대한 증가시키는 쪽으로 목표를 정한 뒤 치료 과정에서 암 환자가 잘 견디어 나가게 하는 것에 가장 신경을 쓰면서 암 환자들을 돌보게 된다.

이처럼 수술 후 시행하는 암 조직검사에서 암의 크기와 림프절 암세포들의 전이 정도 그리고 타 장기의 전이에 따라 암의 진행 상태를 세분하게 분류하게 되고 암의 진행 정도에 따라 암 환자 치료방법이 달라진다.

다시 말하지만 암의 근치치료를 시행하기 위해서는 암의 세력이 아직까지 크지 않은 상태인 제1기나 제2기에서 발견해야 하므로 조기 암 발견이 항암치료방법에서 가장 중요하다. 앞서 언급한 임상 예들은 조기에 암을 발견하였기에 큰 어려움 없이 수술로 암을 완전히 제거하게 되었고 이런 계기로 환자 자신이 더욱 자신의 건강에 신경을 쓰게 되었다. 그러나 암의 세력이 강해진 제3기 후반부 상태 또는 말기 상태인 제4기인 경우 대부분의 의사들은 항암치료에서 완치치료방법보다는 이완치료를 시행하고 있다. 항암 이완치료 과정에서 최우선적으로 생각하는 것이 앞서 언급하였지만 환자의 삶의 질과 생명의 연장을 염두에 두고 암의 세력을 약화시켜 암 환자와 더불어 지내는 방법들을 강구하게 된다.

2.
항암치료 방법론

· 어느 신혼부부 이야기

2016년 이른 봄, 삼성 병원에서 '여성의 날'에 앞서 임신 기간 중 암으로 진단받은 임산부에 대한 조사를 발표하였다. 임산부 5만 명 중 임신 기간에 암으로 진단받은 환자가 87명(약 0.02%)이며 발견되는 시기가 평균 임신 24주이고 평균 연령이 32.5세였다.

그 중 소화기 암 환자가 17명(20%)이며 그 중 반 정도인 8명의 환자가 말기 암 상태로 발견되었다고 보고하였다. 그 이유는 소화기 암의 증상인 구토, 소화 장애 등을 임산부에게 흔히 나타나는 입덧으로 생각하고 늦게 병원을 방문하여 암으로 확진 받은 경우가 많았기 때문이다. 이들 환자 중 80% 이상이 출산을 택하여 출산 후 항암치료를 시행하였고 30% 정도가 암으로 사망하였다고 보고하였다.

이런 보고를 접하면서 과거 치료하였던 암 환자들 중 임신 중 위암으로 진단받은 후 아기를 위하여 유산시키지 않고 출산하였으나 출산 후 이미 암세포들이 전신으로 파급되어 말기 상태로 진행되어서 마지막으로 나에게 면역세포 치료방법을 부탁했던 가족들이 생각난다.

종양 내과에 근무하는 대학병원 후배 의사가 환자 한 분을 내게 부탁했다. 환자는 젊은 나이에 위암 말기 상태로 암세포들이 짧은 시간 내에 커다란 암 덩어리로 만들어지면서 뱃속 장기들과 복막 전이 과정이 매우 빠르게 진행된 환자였다. 내가 이 환자를 기억하는 것은 그동안 돌봐왔던 다른 암 환자들과 달리 암의 성장 속도와 진행 과정이 젊은 나이에서는 매우 빠르게 진행된다는 것을 이 환자를 통해 알게 되어서다.

환자는 34살 여성으로 결혼한 지 3년 차에 돌이 막 지난 어린 딸아이를 가진 엄마이기도 했다. 이 환자는 혼자 스스로 걷지 못한 채 친정엄마 손에 매달려 부축을 받으며 식구들과 병원에 왔다. 환자의 병력 차트와 가지고 온 CT 영상 사진을 살펴보니 환자의 상태는 위 장기 주위뿐만 아니라 복막을 포함하여 복강 내 여러 곳에 암의 전이가 일어난 상태로 위암 말기 상태였다.

환자는 3~4년 연애시절을 보낸 후 결혼을 하였고 신혼 초 모든 식구들의 축복 속에 행복한 신혼을 보내고 있었다. 환자는 결혼 전부터 소화가 잘되지 않고 자주 체하는 등 소화 장애가 있었으나 크게 개의치 않고 남편과 건강하게 직장 생활하면서 둘만의 미래를 꿈꾸며 즐거운 시간들을 보냈다. 결혼 후 축복 받은 상태에서 임신하게 되었지만 6개월이 지나면서도 지속적으로 심한 오심과 구토 증상이 있어 병원에서 여러 검사를 시행하는 과정 중에 위암이 진행된 상태를 알게 되었다. 환자는 임신 초기부터 구토 증상과 소화 장애가 있었어도 임신되면 나타나는 증상으로 생각하여 별 신경 쓰지 않고 임신한 태아 걱정 때문에 옛날처럼 병원에 가서 검사도 하지 않고 단지 소화제만 복용하고 지냈다. 그러면서 임신 과정 중 체중도 증가하고 호르몬 분비도 증가하면서 증상이 더욱 심해졌고 임신 6개월 초까지 증상이 지속되어 병원에 가서 여러 검사를 하게 되었다. 그 과정에서 위 내시경을 통한 조직검사로 위암 진단을 받게 되었다. 그러나 환자의 고집으로 4개월을 기다려 분만 후 항암치료를 시행하기로 하고 환자는 아기를 순산하였다. 아기는 엄마를 닮은 어여쁜 딸이었다.

하지만 그 사이 위암은 빠른 속도로 자라 있었고 CT 영상에서 위장 부위 이외 다른 부위에도 전이된 작은 암 조직이 의심되는 상태였다. 나이도 젊고 건강한 상태였기에 대학병원에서 우선 항암 화학요법으로 암의 크기를 줄이고 의심되는 전이된 암의 세력을 약화시킬 목적으로 일차 항암치료를 시행하였다. 그렇게 두 번의 화학 항암요법이 다행스럽게도 효과가 있어 암의 크기가 많이 줄어 암의 근치 목적이 아닌 이완치료의 목적으로 암 조직을 제거하기 위해 위 주위 장기 일부분과 위 제거술을 시행하였다.

암의 이완치료는 암 조직을 가능한 제거하여 다음에 시행하는 항암치료의 효과를 보다 좋은 결과로 기대하는 것이 목적이다. 또한 환자 입장에서 암에 대한 두려움보다는 치료해서 오래 살 수 있다는 마음가짐을 갖게 하는 목적도 있어 시행한다. 수술 후 조직검사 상 위암이 커져 위 근육층 너머 위를 싸고 있는 막까지 파급되어 있었고 주위 림프절과 타 림프절까지 여러 곳에 암세포 전이가 있었다. 위암의 진행 상태는 제3기 후반부를 넘긴 상태였다.

수술 후 반복적 화학 항암요법을 시행하였으나 처음에 암 세력을 많이 약화시켰던 약재들에 암세포들이 유전자 변이 과정을 거치면서 내성이 생겨 항암치료 효과가 떨어지면서 다시 암세포들이 증폭되어 암의 크기가 커졌다. 그 후 위 절제하였던 주위 림프절이 아닌 후 복강 내에 있는 취장과 후 복강 대동맥 주위에 있던 전이된 타 림프절과 타 장기로 전이된 암 조직이 더욱 커졌다. 이 같은 현상은 원발 부위 암 조직을 제거 후 암세포들에서 분비되었던 특정 물질들(혈관 형성 억제 물질들)의 소실로 전이된 부위의 암 조직들이 급속히 커지면서 나타나는 현상으로 생각되었다.

앞서 언급하였지만 암세포들의 세력이 커져 전이 현상이 일어나게 되면 본래 처음 만들어진 암세포들에서는 전이된 암세포들의 성장을 막기 위해 혈관 형성을 억제시키는 특정 물질들을 분비하여 전이된 암세포들은 혈관 형성이 억제되어 자라지 못한다. 이런 현상이 파괴되어 전이된 암세포들에서 자신의 혈관들을 가지게 되어 급속하게 전이 암세포들의 세력이 커진 현상으로 생각된다.

그렇게 시간이 지나면서 바뀐 항암치료제에도 치료 효과가 없는 상태가 되었고 복막과 배 안에 있는 많은 장기에까지 빠른 속도로 암세포들의 전이가 일어나 그로 인한 혈액 순환 장애로 배 안에 복수가 차게 되어 마지막으로 항암 면역세포 치료를 받기 위해 찾아온 환자였다.

이 환자는 수술 후 매우 짧은 기간 내 암의 세력이 강해져서 반년이 되지 않은 상태에서 빠른 속도로 말기 상태가 되었다. 다시 말해 이 환자는 위암 4기 말기 환자 상태로 어떤 치료에도 암의 세력을 약화시킬 수 있는 항암치료방법이 없는 상태에서 나에게 보내진 환자였던 것이다.

환자의 남편은 부인과 동갑내기였고 모든 일이 꿈속의 이야기처럼 느껴져 그런지 환자에게 일어난 현 상황을 인정하지 않으려고 했다. 많은 대화 속에서 어린 딸을 위해서라도 부인이 죽을 때까지 최선을 다하고 싶다는 이야기만 했다. 이미 치료의 시기가 넘어 면역치료를 시행하여도 좋은 결과를 가질 수 없고 경우에 따라 환자의 고통이 더 심해질 수 있다는 설명을 하여도 남편은 지금까지 시도하지 않은 치료 방법이니 무조건 항암 면역세포 치료를 하겠다고 고집을 했다. 할 수 없어 환자와 어머니를 만나 항암 면역세포 치료에 관한 많은 설명과 항암 면역세포 치료 진행 방법에 대해 설명을 해 주었다.

나중에 환자 보호자에게 듣는 이야기로는 특별한 항암치료방법을 찾지 못한 현 상태에서 마지막으로 새로운 치료방법을 알려달라면서 대학병원 후배 의사에게 매달린 결과 항암 면역세포 치료방법을 추천받았다고 하였다. 그런 이유로 환자는 내게 왔고, 보호자들도 현재 환자 상태에 대해 자세히 알고 있으나 마지막으로 지푸라기라도 잡고 싶은 심정이라고 이야기했다.

· **항암 면역세포 치료 시 환자의 행동 기준점** (Ps체계)

면역세포 치료요법을 시행하는 입장에서 암 환자들을 볼 때 중요한 치료 지침으로 환자의 행위 기준점을 찾아 면역치료 시 치료 효과를 기대할 수 있다.

예를 들어 행위 기준점 첫 단계인 Ps0인 경우 정상인과 똑같은 행동을 하는 경우이고, 다음 단계인 Ps1는 가끔씩 도움이 필요한 상태이며, Ps2인 경우는 혼자 생활할 수 있으나 항상 남의 도움이 있어야 하는 상태로 Ps0, Ps1, Ps2까지는 면역세포치료제를 사용할 시 어느 정도 항암치료 기대치를 가질 수 있는 환자의 상태이다.

Ps0, Ps1, Ps2에서 보듯이 환자가 스스로 혼자 행위를 할 수 있다는 것은 면역체계가 정상적으로 유지되는 상태를 의미하므로 면역세포 치료를 시행할 시 환자의 몸속에서 면역체계의 활성화를 유도하여 항암치료 효과를 기대할 수 있다. 그러나 Ps3인 경우 반나절은 침대에 누워 있어야 되는 상태, Ps4인 경우 하루 종일 침대에 누워 있어야 되는 암 환자들인 경우 면역체계가 약화된 상태이므로 Ps3, Ps4인 암 환자들인 경우 면역세포 치료를 시행하여도 기대만큼 큰 치료 효과를 보지 못하는 경우가 많았다. 그런데 이 환자는 환자 행위 기준점으로 볼 때 Ps4 정도 상태로 하루 종일 침상에서 누워 있고 식사도 잘하지 못하고 정맥을 통해 영양 공급을 하고 있는 상태였다.

이처럼 항암 면역세포 치료 시 환자의 상태가 Ps3 이하인 경우에는 다른 항암치료와 더불어 시행하는 것이 원칙이나 이 환자인 경우는 환자의 마지막 치료방법이라는 보호자와 주치의 부탁으로 이완치료 목적으로 항암 면역세포 치료를 시도하기로 하였다. 현재 환자를 위해 아무런 항암치료를 시행하지 못하는 상태이기에 우선 한두 번 정도 환자 본인의 자연살해세포들을 체외에서 배양하여 증폭시킨 후 다시 환자에게 재투입하는 방법으로 면역세포 치료 방침을 정했다.

배양하기 전 남편에게 암세포들과 면역세포들의 상호 관계에 대하여 설명을 하면서 이 치료방법이 기적의 치료방법이 아니고 다른 항암 치료처럼 단독으로 시도할 경우 많은 암 환자들 중 효능을 보이는 경우가 그리 높지 않고 특히 말기 암 환자에서는 더욱 그런 현상을 보인다고 다시 설명하였다. 그러나 남편은 죽어가는 아내를 위해 최선을 다하고 싶은 마음이니 그 결과에 대해서는 의사인 나를 원망하지 않는다며 면역세포 치료를 부탁했다.

처음 항암 면역치료를 시행한 뒤 환자에게 일어나는 여러 가지 현상을 살펴보았다. 환자는 새로운 치료를 받았다는 그 자체로 정신적으로 자기 자신이 좋아질 수 있다는 기대를 하게 돼 주사를 맞기 전보다 표정이 밝아 보였다. 자연살해세포들을 체외에서 배양하여 환자에게 재차 주사하면 많은 환자들에서 일시적으로 상태가 호전되고 정신적인 면에서 긍정적이고 밝아지는 모습을 보이는데 이것은 자연살해세포와 엔돌핀 연관으로 오는 것이란 생각이 든다.

일본 면역세포 연구소에서 복강 내 전이가 일어난 말기 암 환자에게 직접 복강 내에 배양하여 증폭시킨 면역세포들을 투여하는 방법을 시도하여 복수가 줄어들고 보다 오래 산 환자가 생각나 이 환자에게도 배양한 면역세포 투여 시 복강 내로 투여하고 싶었으나 식약청 허가 사항이 항암 면역세포 치료방법에서 정맥 주사 방법으로 제한되어 복강 내 투여는 시행하지 못했다.

2주 간격으로 시행하는 항암 면역세포 치료를 두 번 시행하는 동안 환자 상태는 다소 호전하는 것 같은 증상을 보였지만 혼자 일어나기도 버거워 했다. 결국 환자의 어머니와 상의하여 환자가 병원에 오는 것도 힘들어하니 면역세포 배양 목적으로 시행하는 채혈을 의료진들이 직접 집에 가서 시행한 뒤 2주 후 병원에서 항암 면역세포 치료를 시행하기로 했다. 그 환자는 그 후 이렇게 한 달 동안이나 치료를 받았지만 결국 죽음을 맞이하였다. 벌써 4~5년 지났으니 그때 그 아기는 유치원을 다니며 가끔 돌아가신 엄마를 찾을 것 같은 생각도 들고 끔찍이도 아내를 위하던 그 남편은 지금 무엇을 하고 있을지 가끔 궁금해지기도 한다.

· 적절한 항암치료방법

무엇을 하든지 가장 적절한 시기가 있다. 그 시기를 놓치면 아무리 좋은 방법을 시행해도 어려움을 당하는 경우를 종종 경험한다. 특히 항암치료에서는 치료하는 시기와 방법이 매우 중요하다. 최근에는 항암치료방법에서 새로운 방법들이 도입되고 치료 과정에서 일어나는 부작용을 최소화시켜 환자에게 부담을 덜 주는 방향으로 항암치료가 시행되고 있다. 하지만 암 치료에서 제일 중요한 것은 처음부터 암이 생기지 못하게 하는 것, 예방이 최선의 방법이다. 암의 발생 과정을 자세히 설명한 이유가 여기에 있고 암의 발병률을 최소화 시키는 생활습관을 가지는 것이 무엇보다 중요하다.

그 다음으로 암은 조기에 발견하여 근치치료를 하는 것이다.

암의 발병률에서 위험군에 속한 사람들은 정기적 검진을 통해 암의 발생 유무를 확인하여야 한다. 만약 암이 발병할 경우 암 발생 초기에 발견하여 수술로 완전히 암 조직들을 광범위하게 제거하는 것이 최상의 항암치료방법이다. 과거 위암으로 사망하는 환자 수가 매우 높았으나 위 내시경으로 검진하는 사람들이 증가하면서 의심되는 부위의 조직검사를 통해 조기에 위암이 발견되는 횟수가 증가하였다. 그 결과 위암으로 사망하는 경우는 현저히 감소되는 추세이다.

암의 크기가 작을수록 면역 억제 능력도 약한 상태이고 항암치료 과정에서 일어나는 내성 형성도 약하게 나타나므로 암 치료에서 제일 중요한 것은 암의 발생 초기에 발견하여 암이 만들어진 부위를 포함하여 최대한 넓은 부위 수술을 통해 완전히 제거하고 수술과 더불어 화학 항암치료제를 병행할 경우 많은 환자에서 암의 재발을 막을 수 있다. 그러나 암 덩어리가 커져 암의 세력이 확장되어 있는 상태에서는 면역체계의 기능을 억제시키고 항암치료에서 투여하는 약재에 쉽게 내성이 생겨 암세포들이 죽지 않고 계속 성장하는 것을 자주 볼 수 있다. 이 같은 경우 항암치료방법이 달라져야 된다.

이런 경우 대부분 의사들은 암 치료방법으로 이완치료방법을 선택한다. 이 치료방법은 암의 근치치료와 달리 과격한 항암치료방법을 선택하지 않고 환자 상태에 따라 적절한 항암치료를 시행하여 환자의 삶의 질을 높이고 암으로 부터 오는 동통을 완화시키면서 생명을 연장시키는 것에 중점을 두는 치료방법이다.

앞서 언급하였지만 암 환자에서 치료방침을 결정하기 전 환자 상태를 점검한 뒤 환자의 병력, 영상 자료 그리고 수술을 시행하였을 경우 조직검사상 나타난 암의 파급 정도를 TNM체계(암의 크기, 림프절 전이 정도, 타 장기에 전이 유무)에 대입하여 암의 진행 상태를 결정하여 암 환자의 현 상태(1기부터 4기까지)를 확인한다. 그 후 암 치료방법을 결정해 환자에게 가장 좋은 치료방법을 선택, 항암치료를 시작한다.

1) 항암치료방법에는 여러 가지가 있다

여러 대학병원들에서는 암 센터를 만들어 암 환자들만 전문적으로 치료하는 시설들을 갖추고 많은 암 환자들을 위해 항암치료를 시행하고 있다. 항암치료방법에서는 여러 방법들이 있으나 치료 효과가 검정되고 보편적으로 시행하고 있는 치료방법들에 대하여 살펴보자.

우선 암 형성이 국소적으로 한 장기에만 있을 경우, 다시 말해 암 환자의 상태가 1~2기인 경우 수술로 암 조직과 같이 주위 조직들을 광범위하게 제거하는 항암치료방법이다. 이 수술 치료방법이 근치치료 방법으로 암 치료에서 가장 좋은 치료방법이다. 암 환자 중 암 형성 상태가 1기인 경우 수술만으로 암 치료가 가능하나 2기인 경우 수술과 더불어 화학 항암치료들을 보편적으로 병행하여 시행하고 있다.

수술 시 암이 생긴 장기뿐만 아니라 주위 조직까지 광범위하게 절제술을 시행하게 되므로 수술 후 합병증이 유발될 수 있으나 일반적인 수술 후 합병증 범위를 벗어나지 않지만, 제4기처럼 다른 장기에 암 전이가 일어났을 경우 수술은 불가능하다.

항암치료방법에서는 근치치료 목적으로 수술로 암조직을 제거하는 방법이 제일 좋다. 그 다음으로 환자 상태에 따라 방사선 조사, 항암화학제 투여 등을 병행하며 항암치료를 시행하고 있다. 병행으로 시행하는 항암치료에 대하여 간략하게 살펴보자.

· 항암 방사선 치료

방사선 치료방법은 암의 종류에 따라 방사선 치료에 효과가 좋은 림프종 암인 경우, 항암치료 목적으로 시행하고 있으며 국소적으로 다른 장기에 작은 암 전이가 일어날 경우 선택적으로 전이된 암 조직을 제거할 목적으로도 사용하며 또한 암세포들이 뼈에 전이를 일으켜서 심한 동통이 있을 시 통증 완화 목적으로 사용하기도 한다.

방사선 치료에서 나타나는 부작용은 방사선치료를 시행한 범위, 조사된 방사선 양, 환자의 건강 상태에 따라 치료 후 몇 주 동안 다양한 형태로 나타난다. 주로 신체 피로감, 피부 손상, 탈모, 위 장관 장애, 구강 장애, 비뇨기 장애, 생식기 장애, 방사선 조사에 의한 폐렴 등 다양하게 나타날 수 있다.

방사선 치료방법은 수술처럼 암 조직을 파괴시켜 그 크기를 줄이거나 없애는 시술 방법이다. 최근 방사선 치료 기재들의 눈부신 발전으로 감마나이프, 사이버나이프, 토모테라피 같은 방사선 치료 기재들을 사용하게 되면서 선택적으로 암 덩어리에만 조사할 수 있게 돼 방사선 치료에 의한 부작용을 최소화시키면서 정상조직의 손상 없이 방사선 치료방법을 시행할 수 있게 되었다. 최근에는 양전자, 중성자 치료방법들이 도입되고 있으나 아직 보편화되지 못했다. 그래서 많은 암센터에서는 이런 최신 의료 장비들을 이용하여 많은 암 환자 대상으로 치료하고 있으며 암세포들이 타 장기에 전이가 있는 선택된 암 환자들에게도 항암치료 목적으로 사용되고 있다.

· 화학 항암치료

항암치료에서 방사선치료와 외과적 암 절제술을 제외하고 대부분은 화학 항암치료방법에 의존한다. 화학 항암요법은 암의 크기가 작을수록 기대되는 항암치료로 효과가 높다.

화학요법의 주된 목적은 수술 후 잔존된 암세포들로 부터 암의 재발을 막기 위해 사용하거나 수술을 시행하지 못한 환자의 암 성장을 늦추기 위한 완화치료 목적으로 사용되기도 한다. 또는 환자 상태가 제 3기인 경우 수술을 해야 하나 암 덩어리가 커져 있을 경우 화학요법을 1~2번 시행하여 암의 크기를 줄여 수술을 시행하는 경우도 있다. 그러나 이 같은 방법으로 시행하는 수술은 제 1기 암 상태에서 시행하는 근치 항암치료가 아니라 암세포 덩어리를 줄이고 암의 세력을 약화시킬 목적으로 시행하는 완화치료 목적으로 시행하는 수술 방법이다.

이런 암 환자들 중 수술할 시 여러 타 림프절에 암세포들의 전이가 있을 경우 생각만큼 좋은 항암치료 효과를 보이지 않는다. 앞서 언급한 3기 위암 환자도 이 같은 치료방법으로 먼저 화학 항암요법을 시행한 후 암 덩어리를 줄인 후 수술을 시행하였으나 그 후 암세포들의 세력이 급속하게 커지면서 타 장기에 암세포 전이가 나타나 말기 암 상태로 전환된 경우였다.

a) 암세포 내 분화 정도와 악성 정도 상호관계

암 환자들의 치료 과정에서 느낀 점은 암세포들이 생기는 조직과 장기 그리고 암세포들의 분화 정도에 따라 그 예후에 큰 차이가 있다는 것이다. 예를 들어 수술 후 조직검사상 분화가 덜된 암세포인 경우 분화가 잘된 암세포들 보다 예후가 매우 나쁘다. 그 이유는 분화가 덜된 암 조직인 경우 악성인 경우가 대부분이며 이런 암세포들의 성장과 확장 속도가 매우 빠르기 때문이다.

그리고 많은 암 환자들에게 질문받는 것들 중 같은 장기에 같은 종류의 암을 앓고 있으면서 같은 치료를 똑같이 받았는데 사람에 따라 치료 효과가 다르게 나타나는 이유를 물어보는 경우가 종종 있었다.

이 같은 이유는 암의 발생 원인인 변이세포 형성 과정에서 유전자 변이가 사람마다 많은 차이를 보인다. 같은 암 종류일지라도 유전자 배열에서 많은 차이를 보이기 때문에 사람마다 항암치료의 효과에서도 큰 차이가 나타나게 되는 것이다. 그래서 암 환자를 대상으로 특정 표적치료제 또는 화학 항암치료제를 사용할 때 환자에 따라 치료 반응이 다르게 나타는 경우를 자주 접하게 된다.

b) 암세포에 나타나는 내성

암 환자에게 화학 항암요법을 시행해 보면 처음에는 항암 약재에 의해 암의 크기가 급속히 작아져서 환자나 보호자들이 모두 좋아한다. 그러나 항암제를 투여하면서 시간이 지나면 암세포들이 그 약재에 내성이 생겨 살아남은 암세포들이 다시 세력을 확장시켜 암 덩어리가 더 커지는 경우를 종종 본다. 그래서 화학 항암치료에 많은 어려움이 있게 된다.

암 치료에서 시행하는 화학 항암요법의 원칙은 우선 그 암에 가장 잘 반응하는 약재를 선택하는 것이다. 환자에게 투여 시 한 가지 약재를 쓰지 않고 작용기전이 전혀 다른 화학 항암제 두 종류 이상을 함께, 그리고 가능한 짧은 시간 내 많은 용량을 환자에게 주는 이유는 암세포들이 그 약에 대한 내성을 만들 수 있는 시간을 주지 않기 위함이다. 암 환자 대부분이 이런 화학 항암치료를 받게 되면 복합적이며 강한 항암 약재 때문에 만들어지는 부작용으로 몹시 힘들어한다.

화학 항암요법을 시행해 보면 많은 암 환자들은 치료 초기 단계에서는 약재에 의한 부작용을 잘 이겨내지만 시간이 지나면 항암 약재의 부작용이 누적되어 골수 기능 저하에서 오는 빈혈, 혈소판 감소, 백혈구 감소 같은 여러 증상들과 더불어 기력 저하, 구토, 식욕 부진, 설사, 탈모 같은 여러 부작용으로 무척 힘들어한다. 화학 항암제들에서 오는 부작용들은 주로 정상 세포들 중 빠르게 성장하는 골수세포들, 장내 상피세포들, 모근에 영향을 주어 이 같은 여러 부작용들이 나타나게 된다.

화학 항암치료제들은 암세포들의 세포 분열 과정에서 장애를 일으키는 약재들이 대부분이다. 예를 들어 암세포들이 핵산 DNA 손상을 주거나, 세포 분열 과정에서 복제 과정을 차단시키거나 분열 과정의 마지막 단계가 일어나지 못하게 하여 암세포들을 죽이는 약재들이다.

그러나 이런 약재들은 암세포들뿐만 아니라 정상 세포들에게도 치명적인 영향을 끼쳐 여러 부작용이 일어나게 되는 것이다. 이 같은 약재들은 별첨으로 첨가하였다. (별첨 참조)

화학 항암요법이 끝나는 즈음에서 환자 삶의 질은 최악의 상태가 되고 어떤 암 환자들은 항암 약재 부작용이 너무 힘들어 항암치료 도중 치료를 거부하는 경우도 종종 경험한다. 근치치료 목적으로 화학요법을 사용하지 않을 경우, 다시 말해 이완치료 목적으로 화학 항암제를 사용할 경우에는 많은 신경을 쓰면서 암 환자들을 치료해야 한다.

그래서 말기 암 환자를 치료하는 의사들은 치료 과정에서 환자의 삶의 질을 유지하기 위해 선택하는 화학 항암제들의 선별과 투여하는 약재의 용량, 투여 간격에 대하여 많은 생각을 하면서 환자 상태에 따라 치료방법을 달리하며 치료하고 있다.

· 항암 면역세포 치료와 항암 유전자 치료

그 다음으로 생각 할 수 있는 항암치료방법으로 최근 각광을 받고 있는 새로운 항암치료방법들로 유전자 치료방법과 면역세포 치료방법이 있다.

유전자 치료 약재들은 암세포들에서 특이하게 많이 발현되는 특정 단백에 반응하는 단백들을 유전자 조작을 통해 만든 약재들로 대부분 암세포들의 성장을 억제시키는 약재들이다. 반면 항암 면역세포치료제인 경우는 암세포들과 직접 싸우는 활성화된 면역세포들을 이용하여 만든 항암치료방법이다.

유전자 조작으로 암세포들의 성장을 억제시키는 항암 약재들로는 항암 표적치료제로 알려진 주사제인 단 클론 항체치료제와 세포 성장에 관여하는 신호전달체계에서 처음 활성화되는 신호전달 매개 단백인 타이로신 카이나제 단백 효소의 기능을 억제시키는 경구 약재들이 있다. 또한 앞서 언급한 환자에게 시행한 것처럼 환자 자신의 면역세포들을 체외에서 배양하여 활성화된 면역세포들을 증폭시켜 환자에게 다시 투여하는 항암 면역세포치료제가 있다.

항암 면역세포치료제를 이용하여 항암치료를 시행할 경우 다른 항암치료방법과 병행하여 시행하는 경우가 대부분이다. 반면 항암 표적치료제는 단독으로 쓰는 경우도 많다.

항암치료 목적으로 면역세포치료제를 단독으로 사용 시 암세포들을 죽일 수 있는 기대치가 높지 않은데 그 이유는 앞서 언급하였듯이 면역세포들과 암세포들의 싸움터인 암 조직 주위에 만들어진 미세 주위 환경 조건들에서는 암세포들과 주변 세포들에 의해 면역세포들의 공격 능력이 매우 약화된 상태로 암세포들에게 유리하게 만들어져 있기 때문이다.

다시 말해 싸움터인 암세포 주위 미세 환경에서는 세포성 면역체계가 억제되어 암세포들을 죽일 수 있는 그들의 기능이 발휘되지 못한다.

그래서 이런 암 주위 미세 주위 환경을 파괴시키는 다른 항암치료를 먼저 시행한 후 면역세포 치료를 하면 보다 좋은 항암치료 효과를 얻을 수 있어 항암치료 목적으로 면역세포치료제를 사용할 경우 다른 항암치료방법과 병행하여 시행하는 경우가 대부분이다. 이런 항암 면역치료방법은 다음 편에서 자세히 살펴볼 생각이다.

· 기타 항암치료방법

그 외 항암치료방법으로는 호르몬제 투여방법이 있으며 주로 유방암이나 전립선암 같은 내분비 장기 암인 경우 사용하는 경우가 많다. 그리고 간암에서 많이 사용하는 간 동맥 혈전증 시술 또는 고주파 열치료를 시행하고 있다. 고주파 열치료방법은 간암 수술 후 잔존된 간암세포들을 제거하기 위해 사용하거나 간 이식을 기다리는 동안 간암 진행을 억제시키기 위해 사용하는 경우가 많다.

외과적 수술을 제외한 화학 항암요법, 방사선 치료 그리고 표적치료제들은 암 환자 상태에 따라 단독으로 사용하는 경우도 있으나 항암치료에서는 병행하여 같이 치료하는 경우가 대부분이다. 이 같은 치료방법은 환자의 상태에 따라 결정되는 것이고 항암치료 중 완화 치료방법인 경우에서도 대부분 다른 여러 항암치료방법들과 같이 병행하여 시행한다.

이 방법이 많이 사용되는 이유는 환자에게서 일어날 부작용을 최소화하고 환자의 삶의 질을 높이며 암의 성장을 늦춰 환자의 생명을 연장시키기 위함이다.

화학 항암 치료제

암세포의 핵산 DNA 복제를 막는 약제로는 알킬화제 계열, 토포이소메라제 억제 계열, 백금성분 계열 등이 있다. 또 암세포의 세포 분열에 필요한 단백질인 퓨린(purine), 피리미딘(pyrimidine)의 형성을 차단시켜 핵산 DNA 형성을 억제시키는 약제가 있는데, 주로 빨리 자라는 암에 사용된다. 이런 약제들은 항 대사성 제제 계열로, 가장 대표적인 것은 소화기 계열 암에 많이 쓰는 항 대사성 제제 계열로, 가장 대표적인 것은 소화기 계열 암에 많이 쓰이는 5-Fu 항암제이다. 그 외 세포 분열의 마지막 단계인 방추(spindle) 형성에 장애를 주어 세포 분열이 못 일어나게 하는 약제로 식물성(Vinca) 화합물이 있고, 이를 반 합성 제제로 만드는 약제가 탁산(Texanes) 계열이다.

다음 표는 항암제를 기능별로 나누고 각 기능에 속하는 항암제의 종류와 적용되는 암, 그리고 항암제에 의한 부작용에 대해 간략하게 정리한 것이다.

항 대사성 제제들		
약품명	적용되는 암	부작용
• 엽산 길항제 (Folate Antagonist)		
Methotrexate	유방암, 대장암, 방광암, 골수암. 급성백혈병, 비호지킨(non-Hodgkins) 림프종, 위장광 영양관종	골수 기능 장애, 점막염, 간 기능 부전, 뇌 기능 저하, 간 기능 저하, 정자수 감소, 간질성 폐염
• 퓨린 길항제 (Purine Antagonists)		
6-Thiopurine	급성백혈병	골수 기능 장애, 오심, 구토 설사, 점막염, 간 기능 장애, 기형아 형성
Fldarabine	만성백혈병, 비호지킨 림프종, 털(hairy)세포 백혈병	골수 기능장애, 빈혈, 발열, 오심, 구토, 종양 융해(Tumor lysis) 증후군
Cladribine	위와 같음	위와 같음
5-Fluorouracil (5-FU)	대장암, 유방암, 식도암. 항문암. 위암, 취장암. 간암. 난소암. 두경부암	골수 기능 장애, 구심, 오심, 설사, 흉통, 수족(hond & Foot) 증후군(경구 투여시 골수 기능 저하, 정맥 투여시 설사, 수족 증후군이 주로 온다)
Capecitabine	유방암. 대장암	위와 같음
Cytabarine (Ara-c)	급성골수유래 백혈병, 호지킨림프종	상동, 간 기능저하. 급성췌장염, 경련, 폐종부, 뇌손상
Gemcitabine (Gemzar)	췌장암. 방광암. 유방암. 난소암. 연조직육종, 경부 두부암.	골수 기능 저하, 구심, 오심, 설사, 간기능 저하, 간질성 폐염, 발진, 혈뇨
Hydroxyurea (Hydrea)	골수유래 백혈병, 적혈증 가종	위와 같음. 기형아 형성
Pemetrexed	직장암. 유방암. 췌장암, 두경부암. 중피유래종	골수 기능 장애, 설사, 간기능 저하, 피로, 피부발진, 점막염

알킬화제 계열 (Alkylating agent)		
약품명	적용되는 암	부작용
• 합성 알킬화제		
Melphalan (Lsarcolgsin Alkeran)	자궁근종	골수 기능 억제, 과민반응, 설사, 구토, 입 점막 괴사
Busalfan(Myleran)	만성골수유래 백혈병	위와 같음
Chloranbucil	만성골수유래 백혈병, 호지킨 림프종	위와 같음
Mechlorethamine (NH_2,Mustargen)	호지킨 & 비호지킨 림프종, T림프구 백혈종	불임, 골수 기능 억제, 탈모, 피부 괴사
Temozelomide	뇌종양, 악성흑색종	골수 기능 억제, 구토, 오심, 두통, 기형아 형성
Cyclophosphamide (Cytoxan)	유방암, 난소암. 호지킨 림프종, 골수암. 신경모세포종, 횡문근육종	골수 기능 억제, 방광 독성, 탈모, 불임. 구토, 오심. 심장에 독성
lfosfamide (Ifex)	재발된 생식세포(germ cell) 종양, 폐암, 방광암. 두경부암. 유잉(Ewings) 육종	위와 같음, 신경 독성
Carmustine (BCNU)	뇌종양, 근육종, 호지킨 림프종	간 독성 및 신 독성, 폐에 독성
Dacarbazine (DTIC)	악성흑색종, 호지킨 림프종, 뇌종양, 피하T림프구 림프종	머스터드(Mustard) 제제와 비슷하다. 신경 독성, 빛에 과민반응, 불임, 기형아 형성

식물 알칼로이드 (Alkaloid) 제제		
약품명	적용되는 암	부작용
Etoposide (UP-16)	생식세포 종양, 폐암, 호지킨&비호지킨 림프종, 위암. 유방암. 고환암.	골수 기능 억제, 오심, 구토, 설사, 탈모, 과민반응, 기관지 경련, 저혈압
Irinotecan (CPT-11)	직장암. 폐암	위와 같음 Topotecan은 혈뇨가 올 수 있다.
Topotecan (Hycamtin)	난소암. 급성골수유래 백혈병	

항생제 계열제제 (서서히 자라는 암에 쓴다)		
약품명	적용되는 암	부작용
Doxorubicin	유방암. 난소암. 폐암. 방광암. 간암. 갑상선암	골수 기능 억제, 오심, 구토 설사 탈모
Idarubicin	빌름수 종양 호지킨 림프종, 급성백혈병	심장 독성, 피부 수포
Daunorubicin (Adriamycine)	급성백혈병	위와 같음
Mitoxantrone (Novantrone)	전립선암. 폐암. 유방암. 급성 골수유래 백혈병, 호지킨&비호지킨 림프종	위와 같음, 2차적으로 항암제에 의한 백혈병이 올 수 있다.
Dactinomycine	빌름스 종양, 생식세포 종양, 유잉육종, 횡문근육종	위와 같음
Bleomycin (Blenoxane)	피부암. 두경부암. 폐암. 식도암. 자궁경부암. 림프종, 갑상선암, 신경교종	발열, 오한, 폐 독성, 담마진, 레이노 현상
Mitomycine (Mutamycine)	만성림프성 백혈병, 만성 골수유래 백혈병, 위암. 대장암. 폐암. 간암. 자궁암. 난소암.	구토, 오심, 피부 괴사, 광감수성, 정맥염. 급성간질성 폐렴, 신 독성

백금 계열제제		
약품명	적용되는 암	부작용
Cisplatin (Platinol)	난소암, 고환암. 방광암. 식도암. 폐암. 위장관 영양막종, 호지킨 림프종	신경 독성, 골수 기능 억제. 오심, 구토, 간 기능 저하 혈전 등, 불임. 청각 장애
Carboplatin (Paraplatin)	위와 같음	위와 같음
Oxaliplatin	대장암. 위암. 췌장암.	신경 독성, 인후 경련, 골수 기능 장애. 과민 반응

유사분열 억제제		
약품명	적용되는 암	부작용
• 빈카(Vinca) 화합물		
Vinblastine (UBL)	호지킨 림프종, 유방암. 신장암. 고환암. 카포시 육종	골수 기능저하, 발열, 점막염, 빈혈, 탈모
Vincristine (VCR)	자궁근종, 횡문근종, 신경교종, 유잉 종양, 윌슨 종양, 뇌종양, 갑상선암. 비호지킨 림프종, 급성백혈병, 영양막 종양	고혈압, 신장 독성, 심근경색, 폐부종, 레이노 현상
Vinorelbine (VRL, Navelbine)	폐암, 유방암. 난소암.	위와 같음. 다뇨증
• 탁산(Taxane) 계열		
Paxlitaxel (Taxol)	난소암. 유방암. 폐암, 식도암. 전립선암. 방광암. 카포시 육종	상동, 일시적으로 서맥, 신경 독성(20~40%), 과민반응
Docetaxel (taxotere)	유방암. 폐암. 위암. 난소암. 방광암. 두경부암.	위와 같음

※ 암을 이기는 면역치료(저자 서술)에서 발췌

3.
항암 면역세포 치료방법에 관하여

· 다음 주에 살구나무를 심을 생각하면서 열심히 살았던 간암 환자

암센터 종양내과 선생이 항암 면역세포 치료를 원한다는 환자 한 분을 보냈다.

혼자 병원을 찾아온 40대 초반인 아주머니 환자는 첫 인상에서 환자가 아닌 보호자처럼 보였다. 모든 행동에서 예의에 어긋나는 일을 하지 않으려고 노력하는 것이 몸에 배어 있는 듯 조심스럽게 행동하였기 때문이었다. 하지만 그 환자는 현재 간암으로 화학 항암치료를 1차 끝낸 후 간에 분포하는 동맥에 인위적으로 색전증을 만드는 간 동맥 색전술(hepatic artery embolism)을 시행하고 있는 환자였다.

이 환자에 대하여 이야기하기 전 먼저 간암에서 자주 시행하는 간 동맥 색전술에 대하여 알아보자.

· 간동맥 색전술

(간암에 영양분을 공급하는 루트의 차단 목적으로 인위적으로 간 동맥에 혈전증을 만들어 혈액 흐름을 차단시켜 간암의 성장을 억제시키는 치료방법으

로 간암에서만 시행하는 항암치료방법)

간 동맥 색전술은 간암세포들에게 영양 공급을 하는 간 동맥을 찾아 항암제 투여와 선택적으로 간 동맥의 혈액 순환을 차단시켜 간암세포들을 괴사시키는 시술 방법이다.

이 같은 방법은 많은 간암 환자들에게 시행하는 항암치료방법으로 간 손상이 적고 입원기간도 짧으며 일상생활의 복귀도 빠르게 할 수 있어 현재 많은 병원에서 간암 환자들을 대상으로 시행하고 있다. 항암치료방법에서 동맥 색전술을 시행하는 암은 간암뿐인데, 그것은 간장의 혈관 분포도의 특성 때문에 가능하다.

간장(liver)은 다른 장기와 달리 해부학적으로 간장만이 가지고 있는 몇 가지 특징이 있다. 특히 간장에 분포하는 혈관들은 다른 장기에 분포하는 혈관들과 많은 차이점들을 가지고 있다. 일반적으로 동맥 내에 있는 혈액은 많은 산소와 영양분을 가진 깨끗한 혈액이고 정맥 내에 있는 혈액은 노폐물이 많이 내포된 혈액으로 더러워진 피로 인식하고 있다. 그러나 간장에 분포한 큰 정맥 내 혈액은 다른 곳의 정맥 내에 있는 혈액과 다르다. 다른 장기들은 영양분 공급을 오직 동맥 혈관을 통해 공급받으나 간장은 동맥과 정맥 모두로부터 영양 공급을 받아 간장에 저장할 수 있다.

간장에 분포하고 있는 혈관들에 대하여 자세히 살펴보자.

간장에 공급되는 혈액은 두 군데를 통해 들어온다. 하나는 간장에 공급되는 혈액의 70% 이상을 공급하는 큰 정맥인 '문 정맥(portal vein)' 이다.

문 정맥은 우리가 매일 먹는 음식의 영양분들을 소화기관인 소장을 통해 흡수했기 때문에 영양분이 풍부하게 들어 있는 혈액이며 이 정맥을 통해 흡수된 모든 영양분들이 간장으로 들어온다. 다시 말해 문 정맥 내에 있는 혈액에는 동맥 내에 있는 혈액처럼 많은 영양분들이 포

문 정맥(portal vein)

소장과 대장 일부에서 들어오는 모든 혈액을 받는 큰 정맥으로 소장에서 흡수된 모든 영양분들이 이 정맥에 들어있으며 간장으로 들어가 저장하게 된다.

함되어 있어 문 정맥은 실질적으로 동맥의 역할을 하는 혈관인 것이다. 그래서 간장에 혈액 공급을 하는 주된 혈관은 문 정맥이다. 두 번째로 간장에 분포하는 혈관인 '간 동맥(hepatic artery)' 으로 복부 대동맥에서 갈라져 나온 큰 동맥으로 간장에 공급하는 혈액의 나머지 혈액 30%를 이 간 동맥을 통해 공급하게 된다. 간장은 이런 형태로 혈관 분포가 되어 있어 간 동맥이 막혀도 문 정맥을 통해 아무런 문제 없이 간장의 혈액 공급이 가능하여 영양 공급이 이루어진다.

반면 간장에 생긴 간암은 오직 간 동맥을 통해서만 혈액 공급을 받기 때문에 이 동맥이 막히면 간암 조직으로 공급되는 모든 혈액 공급이 차단되어 급속하게 간암세포들이 괴사되어 죽게 된다. 이런 특성을 이용하여 현재 많은 병원에서 간암치료에 가장 보편적 항암치료방법으로 간 동맥을 막는 간 동맥 색전술을 인위적으로 시행하여 간암에 영양분을 공급하는 루트를 차단, 간암세포들의 성장을 억제시키는 치료방법을 사용하고 있다.

이런 치료가 가능하기 위해서는 간 경변이 너무 심하거나 간암세포들의 세력이 너무 커져 문 정맥까지 파급되어 혈관을 막을 경우 간 동맥 색전술 치료가 불가능하므로 혈관조형술을 통해 혈관을 촬영하여 간장에 분포하는 혈관 분포도를 정확히 알고 난 후 색전술을 시행하게 된다. 그래서 이 시술방법은 말기 간암 상태에서는 시행할 수 없는 시술 방법이다.

간 동맥 색전술을 시행하기 위해 먼저 혈관조형술을 시행한 뒤 간암이 있는 곳에 혈관 내 삽입관을 넣어 화학 항암제와 혈전증을 야기시키는 리피디올을 섞어 간 동맥에 투여하면 간 동맥의 혈액 순환을 차단시키면서 간 세포 내에 리피디올이 오랫동안 침전되어 같이 들어간 항암제들의 항암 효과를 증대시킬 수 있다. 또 다른 방법으로는 항암제 투여 후 제리폼(출혈 시 지혈 목적으로 사용하는 물질로 물에 잘 녹으며 조직에 잘 달라붙어 출혈을 멈추게 한다.) 같은 여러 물질을 이용해 간분지 동맥을 선택하여 인위적으로 혈액 순환을 막아 선택적으로 간암에 공급되는 혈액 공급을 차단시킬 수 있게 한다. 이 같은 시술 방법은 종양 크기가 4cm 정도로 작을 시 단기적 치료 효과가 좋다.

그런데 간암의 크기가 3cm 정도로 작을 시 아직까지 암세포들의 혈관 형성이 잘 되어 있지 않아 간 동맥 색전술보다 간암 조직에 직접 에텐올을 주입하는 방법을 택하는 경우가 많지만, 이 방법은 근치치료 방법이 아니기에 수술이 가능하면 암 조직을 제거하는 것이 보다 좋은 결과를 볼 수 있다. 만약 수술이 불가능한 상태인 경우 이완치료방법으로 제일 먼저 선택되는 항암치료방법이나 앞서 언급한 것처럼 간 경변으로 혈액 순환 장애나 혈액 응고 장애가 있는 환자에서는 어려움이 있기에 환자 선정에 많은 주의가 필요하다.

이 시술 방법을 시행한 간암 환자들의 생존율을 보면 1년 생존율은 매우 높아 70% 전후이지만 그 후 점차 떨어져 3년 생존율은 20~40%, 5년 생존율은 10% 전후이다.

이 같은 결과를 보이는 것은 이런 간 동맥 색전술은 간암세포들의 영양공급을 차단하여 성장을 못하게 하고 암세포들을 죽이는 기능이 있으나 완전히 죽이는 것이 아니므로 일부 살아남은 간암세포들이 급속하게 다시 증폭되어 서서히 암의 세력을 확장시키기 때문이다.

그 결과 이런 시술을 받은 많은 간암 환자들을 살펴보면 시간이 지나면서 다시 간암의 덩어리가 커지게 되고 타 장기로 암세포들의 전이 과정이 일어난다. 그러므로 수술이 가능한 간암의 경우는 간 절제술이나 간 이식술을 추천하게 된다.

이 환자는 이 같은 간 동맥 색전술을 두 번 시행한 환자였고 평촌에서 좀 떨어진 산골짜기에서 작은 카페를 운영하면서 친척 동생과 같이 지내고 있었다. 환자와 많은 이야기를 나누게 되었지만 환자는 자신의 병력에 대해서 마치 다른 사람에게 일어난 일인 것처럼 담담하고 차분한 어투로 대화를 하는 특징을 갖고 있었다.

환자는 남편과 옛날에 헤어져 혼자 딸아이를 키웠고 그 아이가 중학생이 된 나이였다. 현재 살고 있는 집은 도시에서 떨어진 전원주택으로 집은 작지만 넓은 마당과 뒷산을 끼고 있어 딸아이와 마음 편하게 살고 있다고 했다. 남편과 헤어진 후 살기 위해 악착같이 돈을 벌 생각으로 동대문에서 옷가게를 하여 돈을 모아 집도 장만하고 작은 카페도 마련하여 조금 여유가 생겼다고 생각할 즈음 몹쓸 병을 얻은 것을 알게 되었다고 했다.

그동안 사는 것이 전쟁이라 생각하며 살다보니 남들에게 몹쓸 짓도 많이 하였고 하루도 마음 편하게 다리 뻗고 쉬는 날이 없었는데 이제는 쉬어도 된다고 하늘에서 점지해 준 것 같다는 이야기도 했다. 대학을 다닐 때 미술을 전공하여 미적 감각이 있어 옷가게 운영을 성공하였지만 마음 고생을 너무 많이 하여 그 장사를 접었다고 했다. 그 후 집 근처에 조그마한 카페를 열었으나 병치레를 하면서 모든 운영을 친척 동생에게 맡기고 가끔씩 나가본다고 했다.

그러면서 죽는 것은 무섭지 않으나 암으로 일상생활을 포기하고 환자로서 살아가야 하는 마음의 고통이 무섭다면서 사는 동안 생각하고 있었지만 직접 해보지 못한 일들을 하나둘 해보고 싶어 찾아 왔다고 하면서 내게 항암 면역세포 치료를 부탁했다.

환자의 상태는 CT 영상에서 우측 간장에 아이 주먹 크기의 암 덩어리의 괴사 흔적이 있는 상태였고 간 동맥 색전 술을 한 지 3주가 지난 상태이며 일반 검사상 큰 이상은 없는 상태로 아직 다른 장기에 암세포들의 전이가 일어나지 않은 상태였다.

환자에게 항암 면역세포 치료에 관한 전반적 상황을 설명한 뒤 주치의와 상의한 후 치료방법과 치료 스케줄에 관하여 환자에게 연락하기로 하고 환자는 돌아갔다. 이후 주치의와 상의하여 화학 항암치료와 간동맥 색전술은 대학병원에서 시행하면서 항암 면역세포 치료를 병행하기로 했다. 그 후 환자의 자연살해세포를 체외에서 배양하여 약 200~300배 증폭시켜 활성화된 자연살해세포들을 2주 간격으로 환자에게 주사하면서 암센터에서 시행하는 항암치료 스케줄에 맞추어 환자에게 항암 면역세포 치료를 시행하였다. 치료 과정은 매우 간단하다.

먼저 배양에 필요한 혈액을 채취한 뒤 2주 동안 채취한 혈액을 이용하여 자연살해세포들을 체외 배양을 통해 증폭시킨 뒤 활성화된 자연살해면역세포들을 환자에게 다시 주사하면 되는 것으로 치료하는 시간은 약 한 시간이면 끝난다.

이 같은 치료 과정이 반복되면서 그 환자와 매우 친하게 되어 치료를 마친 후 차 한 잔 마시면서 많은 대화 속에 환자의 생각을 더 알 수 있었다. 환자는 모든 것들을 자신의 업보로 받아들이면서 남아 있는 딸아이에게 마음의 상처를 주지 않기 위해 가능한 모든 것을 딸아이 중심으로 살고 싶다고 했다. 돈벌이에 빠져 딸아이에게 신경을 쓰지 못하고 등한시하면서 생활을 했었기에 그동안 못해준 이야기와 그애가 살아가는 데 필요한 것들을 준비하고 있다면서 한 3~4년 더 살아 딸아이가 고등학교 졸업하는 것을 보고 싶다고 했다. 다음 치료 받을 때 딸아이와 같이 와서 나에게 소개시킬 생각을 가지고 있었고 나에게 딸아이가 자기 보호자이니 하나도 숨기지 말고 모든 것들을 상세히 설명해주길 부탁했다.

2주 뒤 중학교 3학년, 조그마한 체격에 귀여운 인상의 아이가 작은 케이크를 갖고 엄마 손을 잡은 채 병원에 왔다. 환자가 항암 면역세포 치료를 받는 동안 딸아이와 30여 분 대화를 하면서 한없이 우는 애를 달래며 그동안 사정을 어느 정도 알게 되었다.

엄마가 간암인 것을 알고 있었지만 치료가 잘 되어 거의 완치되어 지금까지 하지 않던 일도 하고, 친구 분과 다시 새벽시장에서 옷가게를 하며 밝게 살고 있어 걱정하지 않았고 엄마가 오래 살 것이라 믿고 있던 상태였다. 환자는 딸아이에게 자기 몸 상태를 속이고 아파도 내색하지 않고 지내고 있었다. 나는 환자의 상태를 자세히 설명하고 집에서 엄마에게 무슨 일이 있으면 연락하라고 연락처를 써주었다. 치료가 끝난 후 엄마에게 그동안 딸아이에게 속인 것은 잘못된 것임을 딸아이 앞에서 이야기해주면서 그래도 점점 좋아지고 있다는 희망 섞인 위안의 말도 덧붙여 해주었다. 이런 여러 사정으로 그 환자의 식구들과도 편한 관계가 된 후 가끔씩 딸아이가 엄마의 몸 상태가 이상하면 전화를 하곤 하였다. 그렇게 치료 중이던 지난 어느 봄날, 환자가 나무 묘목 여러 개를 사가지고 병원에 찾아왔다.

딸아이가 살구를 무척 좋아하여 지난 봄 심었는데 시들거리며 죽은 것 같아 다시 살구나무 묘목을 사서 양지바른 앞마당에 서너 그루 심을 마음으로 사서 나오는 길에 전원주택에 살고 있는 내 생각이 나서 살구 묘목을 더 사왔다는 것이다. 환자는 자기가 언제 죽을 줄도 모르는 상태로 살고 있으면서도 그 묘목이 커서 살구 열매가 열리면 딸아이가 좋아할 모습을 생각하며 앞마당에 심었을 것이다.

당시 환자 상태는 점점 악화되는 상태로 간 기능도 많이 떨어진 상태였으며 암 덩어리가 커져 간 동맥 색전술을 시행하기도 힘들었다. 그리고 더 나쁜 현상은 암세포가 폐 여러 곳에서 모래알 형태로 전이된 상태였다.

병원에 입원하여 간 동맥 색전술을 시행할 경우 예전같으면 일주일 정도 지나면 회복되어 일상생활이 가능했으나 최근에는 병원에서 퇴원한 뒤 집에서 누워있는 시간이 점점 많아지고 자신감 또한 많이 떨어져 정신적으로 매우 불안해하였다. 그러나 겉으로는 평상심을 가지려고 노력하는 모습을 보였다. 환자가 그렇게 바라던 딸아이 고등학교 졸업을 보지 못할 것 같은 생각을 가져서 그런지 어느 정도 몸을 움직일 수 있으면 하던 일에 더 열심히 매달리는 것 같았다. 그렇게 생활하던 환자는 그 후 5개월이 지나면서 암센터에 입원했고 2주가 지난 후 저 세상으로 갔다. 임종을 보지 못했지만 그 환자의 근황에 대해 주치의를 통해 알고 있었다.

환자가 세상을 떠난 후 딸아이가 병원을 찾아왔다. 그동안 감사했다는 인사말과 엄마가 아프면서도 가꿔 수확한 야생 사과를 한 바구니 가지고 왔다. 앞으로 어떻게 지낼지 계획을 물어보니 엄마가 돌아가시기 전 모든 것을 마련해두었고, 또한 엄마 친구 분들과 친척 이모와 같이 살아가면서 엄마처럼 씩씩하게 살고 싶다고 했다. 죽기 전 환자는 딸아이를 위하여 자기가 할 수 있는 것을 모든 것들을 정리하여 작은 책자로 만들었다고 한다. 그리고 그것을 딸아이에게 주면서 많이 울며 힘들어 했다고 했다.

내가 도움이 될지 모르나 어디 아프면 꼭 연락하고 힘들면 엄마 생각하면서 엄마처럼 용기 있는 사람이 되었으면 좋겠다고 이야기하니 씩 웃는 모습이 기억난다. 그 아이는 엄마를 떠나 보내면서 성숙한 어른처럼 의젓해 보였다.

많은 암 환자 중에서 이 환자를 기억하는 이유는 그분은 죽을 때까지 가장 열심히 살아가는 것을 보여준 환자였고 자기가 몹쓸 암에 걸렸지만 자신을 포기하지 않고 최선을 다하여 딸아이에게 강한 엄마의 마음을 심어준 환자였기 때문이다.

· 새로운 항암치료방법

지금까지 많은 연구자들은 예방접종으로 감염질환을 막는 방법에 착안해 암 백신에 대한 많은 연구들을 진행하였으나 암세포들에서 나타내는 특정 암 항원이 다양하여서 적절한 항체를 만들지 못해 치료약재로 성공하지 못하고 있다.

그러나 최근에는 새로운 여러 항암치료제들이 개발되고 있다. 그 중 하나는 유전자 항암치료제로 암세포들의 성장을 억제시키는 항암 표적치료제들이다. 암세포들도 정상 세포들에서 유래된 세포들이기에 정상 세포들이 가지고 있는 특정 수용체들을 가지고 있다. 정상 세포들이 성장하고 생존하기 위해서는 세포 자체에서 성장 단백 형성과 혈관을 통해 영양 공급이 필요하다. 또한 암세포들도 생존하기 위해서는 정상 세포들처럼 특정 수용체들을 이용하여 성장에 필요한 단백을 만들게 된다. 최근 세포분자학과 유전자 분야의 눈부신 발전으로 많은 것들이 밝혀지면서 핵산 DNA 게놈 지도도 만들어지게 되었다.

이처럼 유전학적, 생물분자학의 발전으로 성장인자들을 수용하는 수용체의 분자학적 구조들이 알려지게 되었다. 이런 지식들을 이용하여 수용체에 반응하는 특정 단백을 유전적 조작을 통해 만들어지게 되었고 이런 악재들을 암 환자에게 투여하며 암세포들에서 성장과 생존에 필요한 성장인자들의 수용을 억제시키게 되어 암의 성장을 저지할 수 있게 되었다. 이렇게 만들어진 유전자치료제로 대표적인 것이 단클론 항체 치료재재들이다. 이런 치료제들은 암세포들을 직접 공격하여 죽이는 기능이 없기에 암세포들을 직접 공격하여 죽이는 항암 면역세포치료제들도 동시에 개발되었다.

항암 면역세포치료제는 주로 수지상세포, T림프구, 자연살해세포들을 체외 배양을 통해 세포 수를 증폭시켜 항암 면역세포치료제로 만든다. 이런 치료제들에 대해서는 면역치료 편에서 자세히 살펴 볼 생각이다.

1) 항암 면역세포치료제

앞서의 사례를 들어 항암치료방법으로 시행한 항암 면역세포치료제에 대하여 자세히 알아보자.

이 치료방법은 체외 배양을 통해 암세포들을 직접 공격하는 면역세포들을 이용하여 만든 항암치료방법이다. 이 항암 면역세포치료제인 경우 항암치료 목적으로 단독으로 사용할 시 그 효과는 매우 떨어져 다른 항암치료방법과 같이 시행하는 경우가 많다. 면역체계에서 체내에 병원체들, 또는 비자기 항원을 표지하는 세포들이 있을 경우 세포성 면역체계가 활성화되면서 이들 면역세포들에 의해 비자기 세포들은 제거된다. 암세포들도 비정상 세포들이기 때문에 암세포들은 특정 비자기 항원인 암 항원을 그들 세포벽에 발현하고 있다. 그래서 세포성 면역체계에서는 이런 비자기 암 항원을 표출하는 암세포들을 공격하게 된다.

· 간단하게 살펴본 면역체계

항암 면역세포치료제를 이해하기 위해서는 우선 우리 몸에 형성된 면역체계에 대하여 알아야 한다. 면역체계를 완전히 이해하기는 매우 어려우나 간략하게 살펴보자.

혈액 내에는 백혈구, 적혈구, 혈소판 같은 세포군과 항체, 보체 같은 특정 단백들이 많이 내포한 혈장으로 만들어져 있다. 이들에 의해 면역체계가 만들어진다.

면역세포들은 흔히 알고 있는 백혈구들로 백혈구는 여러 종류가 있으나 면역체계에서 주된 역할을 하는 백혈구들은 다핵을 가진 호중구, 큰 핵을 가진 대식세포, 작은 핵 형태를 가진 림프구들 그리고 자연살해세포와 δγT림프구들과 같은 다양한 림프구들로 나누어지며 이들에 의해 세포성 면역체계가 만들어진다. 반면 혈액 내 혈장에는 여러 단백들이 존재하고 있으며 그 중 항체, 보체 같은 특정 단백들에 의해 체액성 면역체계가 만들어지게 된다.

체액성 면역체계를 간략하게 설명하면 B림프구들에서 만들어지는 특정 항체와 보체단백에 의해 만들어지는 면역체계이다. 이 면역체계는 세포성 면역체계와 상호 시너지 효과를 높이는 기능을 보이게 된다. 체액성 면역체계가 활성화되면 특정 항체들이 만들어지고 또한 보체 단백들도 활성화 된다. 이런 과정을 통해 만들어진 항체와 보체 단백들은 침입원 세포벽에 발현되는 특정 항원에 반응하여 항원-항체-보체 단백 복합체가 만들어져 침입원 벽에 형성된다.

이런 형태의 복합체가 세포벽에 만들어지게 되면 면역세포들의 집중 공격을 받게 되어 특정 항원을 제시하던 침입원들이 제거되는 것이다. (옵소니 현상)

반면 **세포성 면역체계**는 체내 비자기 항원을 가진 세포들이 나타나면 즉시 면역세포들이 활성화되어 비자기 항원을 제시하는 세포들을 제거한다. 이런 점을 이용하여 항암치료로 면역세포치료제들이 개발되었다.

우리 몸의 면역체계는 세포성 면역체계와 체액성 면역체계에 의해 면역체계가 만들어져 있어 체내로 들어온 모든 병균이나 침입 원(암세포)들을 제거할 수 있다.

또한 면역체계는 내재면역체계와 적응면역체계로도 나눌 수 있다.

체내 침입 원(병원체, 암세포)이 나타나면 면역체계에서는 내재면역체계가 먼저 활성화되어 이들을 퇴치하게 되고 잔존된 침입 원들은 나중에 활성화되는 적응면역체계에 의해 완전히 제거할 수 있다. 제거가 실패될 시 폐혈증상으로 생명이 위험해지게 된다. 자세히 살펴보면 **내재면역체계**는 우리 몸에 침입 원이 있거나 비자기 세포들(암세포)이 체내에 존재하면 제일 먼저 활성화되는 면역체계로 주로 림프구들을 제외한 모든 백혈구들이 동원되고 활성화되어 이들을 제거하여 항상 건강한 상태를 유지하게 한다. 반면 **적응면역체계**는 내재면역 이후에 나타나는 면역체계로 주로 림프구들에 의해 만들어진다. 적응면역체계는 내재면역체계에서 침입 원들을 완전히 제거하지 못할 경우를 대비하여 만들어진 면역체계로 하등 동물에서 만들어지지 못하고 척추동물부터 형성된 면역체계로 진화 과정에서 형성된 면역체계이며 내재면역보다 진보된 면역체계이다.

적응면역체계를 살펴보면 내재면역세포인 수지상세포(대식세포 일종)가 내재면역체계와 적응면역체계의 가교 역할을 하면서 만들어진다.

수지상세포는 불가사리 형태로 넓은 제시 면적을 가진 세포로 많은 특정 항원들을 제시할 수 있는 세포이기에 일명 항원제시 전문세포라 칭한다.

혈액 내 면역체계를 구성하는 면역세포들과 특정 단백들

<table>
<tr><td rowspan="12">혈액</td><td rowspan="2">혈장
(체액성 면역)</td><td>항체</td><td>내재면역체계
(IgM)</td><td>적응면역체계
(IgG, IgE gA)</td></tr>
<tr><td colspan="3">보체 단백</td></tr>
<tr><td rowspan="10">혈구
(세포성면역)</td><td colspan="3">a) 내재면역세포</td></tr>
<tr><td colspan="3">① 다핵세포(백혈구)–호중구 세포</td></tr>
<tr><td colspan="3">② 단핵세포–대식세포, 수지상세포</td></tr>
<tr><td colspan="3">③ 자연살해세포–자연살해세포</td></tr>
<tr><td colspan="3">④ δγT세포 그 외 다수</td></tr>
<tr><td colspan="3">b)적응면역세포</td></tr>
<tr><td colspan="3">림프구–T림프구 ① 도움 T림프구(CD4 T림프구)</td></tr>
<tr><td colspan="3">② 세포독성 T림프구(CD8 T림프구)</td></tr>
<tr><td colspan="3">③ 조절 T림프구(Treg세포)</td></tr>
<tr><td colspan="3">림프구–B세포–특정 항체형성(IgG, IgE gA)</td></tr>
</table>

반면 적응면역체계는 내재면역세포이면서 항원지시전문세포들인 수지상세포들이 침입 원들을 잡아먹은 후 그 침입 원들의 특징을 나타내는 특정 항원을 만들어 세포벽에 제시하게 된다. 이 수지상세포들은 림프절로 이동하여 48시간 동안 있으면서 무수히 많은 T림프구들과 접촉을 하면서 제시하는 특정 항원을 받아들일 수 있는 항원 수용체를 가진 무경험 T림프구들을 찾는다. 이런 과정을 거쳐 특정 항원을 받아들인 무경험 림프구들은 활성화되면서 무장효과 림프구들이 된다.

이렇게 만들어진 무장효과 림프구들은 잔존하는 침입 원들에서 나타내는 특정 비자기 항원들을 인식할 수 있는 능력을 가지게 되어 체내에 잔존하고 있는 침입 원들만 선택적으로 공격하여 박멸하게 된다.

이는 진정한 면역세포가 되는 것을 의미하여 이들이 내재면역에서 제거하지 못한 잔존하는 침입 원들을 공격하여 제거한다. 수지상세포는 내재면역과 적응면역의 가교 역할을 하므로 항암 면역세포 치료에서 중요한 면역세포가 되며 현재까지도 암 퇴치 목적으로 이 세포에 대한 많은 연구가 진행되고 있으며 면역세포치료제에서도 중요한 재료가 되는 면역세포들이다.

염증이 없는 상태에서 혈액 내에 있는 많은 림프구들은 무경험 림프구들이며 이런 무경험 T림프구들은 침입 원이 체내에 들어오면 수지상세포에 의해 한 과정을 거쳐야 진정한 면역세포가 되어 싸울 수 있는 면역세포로 된다. 이렇게 만들어진 무장효과 림프구들이 잔존하는 모든 침입 원들을 제거하게 되면 급속히 자멸 과정을 통해 죽어버리나 일부는 기억 림프구들로 전환되어 혈액 내에 평생 생존하게 된다.

이런 기억 림프구들이 우리 몸에 생존하기에 과거 한 번 걸린 감염 질환에 쉽게 병원체들을 제거할 수 있어 자연계에서 인간이 높은 생존율을 유지할 수 있게 된다.

적응면역체계의 활성화 과정은 매우 복잡하므로 면역세포 치료 편에서 보다 자세히 살펴볼 생각이다. 또한 무경험 림프구와 무장효과 림프구들은 전혀 다른 면역세포들이므로 그들의 차이점도 같이 살펴볼 생각이다.

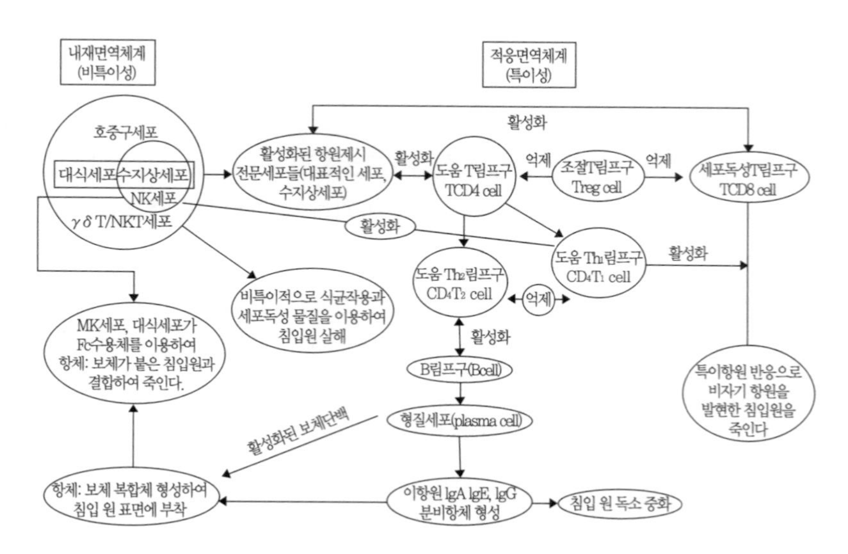

이런 면역세포들 중 암세포들을 공격하는 내재 면역세포들의 특성에 대하여 부록으로 자세히 설명하였고 암세포들은 공격하는 림프구(적응면역체계)에 대해서는 Lak면역세포 편에서 설명하였다.

부록 : 내재면역세포들

1. 대식세포

내재면역세포들 중 대식세포(큰 포식세포)들을 살펴보면 마치 아메바처럼 행동하고 아메바가 미생물을 잡아먹은 것처럼 침입 원들을 잡아먹어 세포 내에 가지고 있는 세포 독성 물질을 이용하여 죽여 버리고, 또한 세포 내에서 그들을 분석하여 침입 원들에게서 나타나는 특정 항원들을 만들어 적응면역세포인 림프구들에게 제시하는 항원 제시 전문세포의 기능을 가지고 있어 다음 면역체계인 적응면역체계를 활성화하는 기틀을 만든다.

대식세포는 단구세포들이 전환되어 만들어지는 세포들로 단구세포들은 전체 백혈구 중 약 10~15%를 차지하고 있으며 형태는 림프구와 비슷하나 크기는 훨씬 큰 모양을 가지고 있고 이들 세포들은 혈액에서 결합조직으로 빠져나가 여러 형태의 큰 포식세포로 전환된다. 그래서 위치 장소와 형태에 따라 다시 여러 종류의 큰 포식세포들로 나누어지나 그들의 기능은 똑같다. 이들이 자유 큰 포식세포로 전환되게 되면 호중구보다 잡아먹는 능력이 탁월하고 여러 가지 기능들을 가지게 된다.

큰 포식세포들이 만들어지는 기원을 보면 우선 혈구들을 만드는 혈구 형성 기간세포들(hematopoietic stem cell)에서 만들어져 단구세포들이 만들어진 뒤 분화되어 자유 큰 포식세포들로 만들어진다. 이 자유 큰 포식세포들이 혈액 내에 존재하며 지금까지 이야기한 대식세포이면서 항원 제시세포들이다.

반면 조직 내에서 고정적으로 있는 고정 큰 포식세포들의 만들어지는 기원은 고유 결합조직을 만드는 중간엽 세포들(mesenchymal cell)에서 만들어지고 이 고정 큰 포식세포들이 다시 자유 큰 포식세포로 변하기도 한다. 그러나 이런 대식세포들은 앞서 언급한 자유 큰 포식세포들과 동일한 기능을 가지고 있으며 조직 내에 산재되어 있고 침입하는 병원체들을 발견하면 즉시 공격한다.

큰 포식세포들은 단구세포에서도 만들어지기도 하고 또한 고유 결합 조직세포들에서도 만들어질 수 있다. 그래서 몸 전체에 널리 퍼져 있는 포식 기능을 가진 모든 세포들을 하나의 생리학적 계통으로 묶어 이런 모든 세포들을 큰 포식세포 계통의 세포라 한다. 예를 들어 항원 제시 능력이 제일 높은 수지상세포, 조직 내에 있으면서 수지상세포 같은 기능을 보이는 랑게르한스 세포, 간 조직 내에 있는 kupper 세포, 림프절에 있는 항원 제시 세포나 청소세포들, 관절막을 형성하는 활막세포(synovial cell), 뼈 조직 내에 있는 뼈 파괴 세포(osteoclast)들 그리고 중추신경계에 있는 미세 아교세포들(microglia cell)은 모두 큰 포식세포 계통의 세포들이다.

이런 대식세포들은 그들 세포벽에 여러 수용체들(mannose 수용체, LPS 수용체, 청소 수용체, Toll-like수용체)을 가지고 있다. 박테리아가 조직 내로 침투할 경우 병원체인 박테리아에서 나타나는 비자기 항원인 특정 표지 분자들은 이런 수용체들을 이용하여 병원체들을 붙잡아 잡아먹는다. 이는 마치 아메바가 미생물을 잡아먹은 것 같은 형태를 취하므로 진화과정으로 볼 때 대식세포들은 아메바 같은 하등 생물체에서 진화한 것으로 생각된다.

또한 이들 세포들은 항체 수용체(Fc-수용체)와 보체 수용체(C3b-수용체)들을 가지고 있다. 체액성 면역체계 활성화 과정을 통해 항체들이 만들어지고 그 후 항체에 의해 병원체 세포벽에 항원-항체-보체 복합체들이 만들어지게 되면 잡아먹기 쉬운 옵소닌화된 상태가 된다.

이때 대식세포들이 가지고 있는 보체 수용체와 항체 수용체들을 이용하여 쉽게 병원체들을 잡을 수 있어 체액성 면역체계의 도움으로 병원체들을 퇴치하는 과정에서 대식세포들은 시너지 효과를 얻을 수 있다.

수지상세포는 대식세포의 일종이며 이들 세포들은 림프구에게 특정 항원을 제시할 수 있는 능력이 있어 항원 제시 전문세포라 칭한다. 이들 세포들에 의해 내재면역체계에서 적응면역체계로 이어질 수 있다.

2. 호중구세포

반면 백혈구 중 가장 많은 세포 수를 차지하는 호중구세포는 대식세포처럼 혈액 내 이물질이나 비자기 항원을 나타내는 병원체들을 잡아먹는다. 이들도 대식세포처럼 조직이 손상 받으면 혈액에서 조직 내로 아메바처럼 이동하고 포식 기능이 탁월하며 세포 안에는 면역세포들 중에서 가장 강력한 세포 독성 물질들이 가득 찬 소립체들을 많이 가지고 있다. 또한 침입한 병원체들에 감염된 세포들과 직접 붙잡아 세포벽에 구멍을 만든 후 감염된 세포 내로 세포 독성 물질을 주입하여 수분 내로 죽일 수 있는 능력이 있기에 혈액 내에 수많은 호중구세포들이 완전 무장한 상태에서 순찰을 하다 침입 원들을 발견하면 즉시 공격하여 빠른 시간 내에 퇴치시킨다. 그래서 백혈구 중 호중구세포들이 가장 많이 만들어져 정상 상태에서도 전 백혈구 중 60~70% 이상을 호중구세포들이 차지하고 있다.

3. 자연살해세포(NK세포)

그 다음으로 생각해야 할 세포는 자연살해세포인 자연살해(natural killer cell)세포들이다. 형태는 T림프구와 비슷하고 림프구처럼 림프 줄기세포(lymphatic stem cell)에서 분화된 세포로 크기는 T림프구보다 다소 큰 세포 모양을 보인다.

최근 암 환자들이 늘어나면서 많은 사람들은 면역체계에 많은 관심을 가지게 되었다. 그 중 자연살해세포는 암세포들을 죽일 수 있기 때문에 면역세포들 중 특히 자연살해세포에 더 많은 관심을 보인다. 자연살해세포는 대식세포나 호중구세포처럼 내재면역세포로 병원체가 우리 몸에 들어오면 면역체계 초반부에 활성화되는 세포이다. 그러나 이 자연살해세포는 다른 내재 면역세포들과 달리 몇 가지 기능을 더 가지고 있다.

우선 첫째로 이 세포들은 호중구처럼 병원체에 감염된 세포들을 잡아먹지 않고 밀착하여 세포 독성 물질을 감염된 세포에게 주입하여 죽인다.

두 번째로 이 세포는 자기 자신의 세포임을 나타내는 자기 항원단백(주조직접합 항원단백, MHC단백)을 표지하지 않는 세포들을 공격하여 죽인다. 암세포들 중 활성화된 림프구들의 공격을 회피할 목적으로 암세포임을 나타내는 특정 암 항원을 실은 자기항원단백을 세포벽에 표지하지 않거나 자기항원단백을 미약한 상태로 나타나게 하는 경우가 많이 있는데 이 경우 활성화된 T림프구들은 인지하지 못해 이런 암세포들을 공격할 수 없다. 그러나 자연살해세포들만이 이런 암세포들을 공격하여 죽인다.

세 번째로 스트레스를 받은 세포나 손상 받은 세포들 그리고 돌연변이가 일어나는 세포들에게서는 자기 자신이 손상을 받았다는 표시로 자신의 세포벽에 특이한 비자기 항원단백(MIC단백)을 보이게 되는데 이 같은 세포들도 자연살해세포들이 가지고 있는 수용체를 이용하여 자기항원단백(MIC단백)을 알아보고 손상되거나 변이된 세포들을 잡아 죽인다.

다시 말해 자연살해세포들은 변이가 진행되어 암세포로 전환될 수 있는 세포들을 미리 죽여 암세포로 되는 것을 차단시키는 역할을 하고 또한 이미 암세포로 만들어진 암세포들도 죽인다. 이 같은 이유로 자연살해세포들이 면역세포치료제의 좋은 재료가 되어 환자의 혈액을 이용하여 체외에서 배양을 통해 자연살해세포들을 증폭시킨 후 다시 암 환자들에게 투여하는 방법으로 항암치료 목적으로 사용하고 있다.

네 번째로 바이러스 감염 시 민감하게 반응하고 활성화되어 바이러스에 감염된 세포들을 제거한다. 바이러스에 감염된 정상 세포들은 자기 자신이 바이러스에 감염되었다는 것을 알리기 위해 세포 자신이 사이토카인

IFN-β을 분비하여 주위에 있는 세포들에게 알린다. 또한 사이토카인 IFN-β을 바이러스에 감염된 세포들이 다시 받아들여 세포 내에서 다른 사이토카인 IFN-α을 만들어 분비하도록 한다. 이 같은 목적은 바이러스가 지속적으로 다른 정상 세포들을 감염시켜 파괴하는 것을 막기 위해 면역세포들에게 알리는 표시를 위한 것이다.

이런 반응에 가장 민감하게 반응하는 면역세포가 자연살해세포들이다. 자연살해세포들은 바이러스에 감염된 세포들에서 분비하는 사이토카인 IFNα/β에 더욱 활성화되어 자연살해세포 내 세포 독성 물질 형성을 약 20~100배 증폭시켜 바이러스에 감염된 세포들을 죽이는 능력이 탁월해진다.

이 같은 기전을 이용하여 바이러스 감염이 심각할 때 사이토카인 IFN-α을 환자에게 투여하여 환자 체내에 있는 자연살해세포의 세포독성을 증가시켜 바이러스에 감염된 세포들을 죽여 바이러스 증식 차단 목적으로 사용하기도 한다.

마지막으로 자연살해세포는 대식세포처럼 체액성 면역체계에서 만들어진 항원-항체-보체 단백들의 복합체들을 붙잡을 수 있는 항체 수용체(Fc-수용체)를 가지고 있다.

우리 몸에 침입한 병원체 세포벽에 나타난 비자기 항원단백에 체내를 떠돌아다니는 항체가 결합하게 된다. 이때 혈액 내에 있던 보체단백들이 항원-항체가 결합한 곳에 다시 달라붙어 병원체 표면에 항원-항체-보체 복합체가 달라붙은 모양이 된다. 이런 형태로 만들어지게 되면 대식세포나 자연살해세포들은 그들이 가지고 있는 항체 수용체들을 이용하여 이런 형태의 병원체들을 쉽게 잡을 수 있게 된다. 이 같은 방법은 대식세포들에서 나타났듯이 체액성 면역체계의 도움으로 침입한 병원체들을 쉽게 잡아 죽이는 방법이 되므로 시너지 효과를 얻게 된다.

자연살해세포에서 이런 수용체를 이용하여 항체-항원-보체 복합체들을 발현하는 세포들을 죽이는 방식을 항체 의존성 세포독성(antibody dependent cellular cytotoxicity, ADCC)이라 한다.

예를 들어 비호지킨스 림프종인 경우 골수에서 B림프구 형성 과정 중 B림프구들을 많이 만들게 하는 CD20 표지분자가 너무 많이 생기게 되면 B림프구들이 많이 만들어져 비호지킨스 림프종이 만들어진다. 항암치료방법으로 화학 항암제와 더불어 표적치료제인 맵테리주(rituximab)를 병행하게 된다. 이때 비호지킨스 림프종을 만든 B림프구들에 표적치료제 단 클론 항체들이 반응하게 된다. 그 결과 암세포 표면에는 항체-항원 복합체가 만들어진다. 이때 체내에 분포되어 있는 많은 대식세포와 자연살해세포들이 가지고 있는 항체 수용체를 이용하여 암세포들을 쉽게 죽일 수 있다.

자연살해세포들은 이처럼 항체 의존성 세포독성(ADCC) 능력을 가지게 되어 δγT림프구 세포처럼 내재면역체계와 적응면역체계 두 군데에서 면역세포 역할을 하며 살해 능력을 보인다.

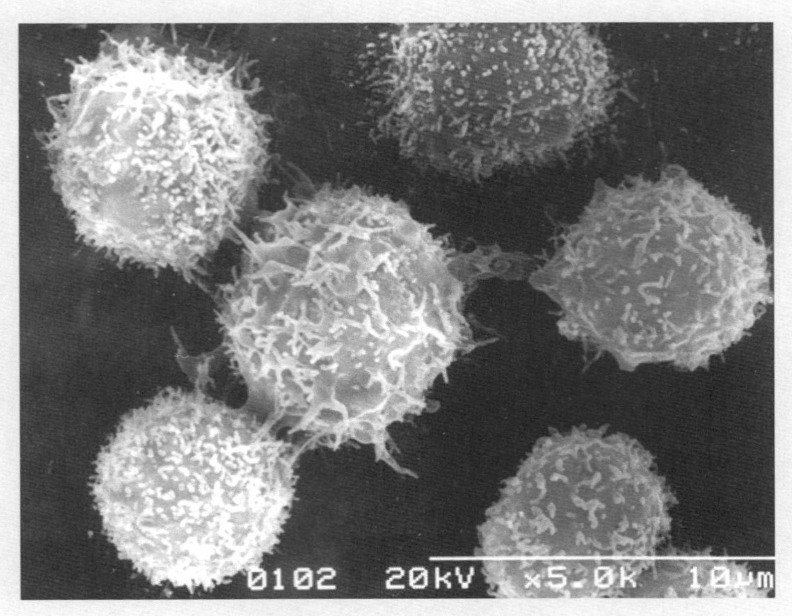

자연살해세포의 전자 현미경 사진

다시 말해 자연살해세포들은 내재면역세포들처럼 비자기 항원을 보이는 병원체들을 죽이고 적응면역체계에서 일어나는 항체 의존성 세포독성을 이용하여 병원체들도 죽일 수 있어 두 면역체계의 기능을 다 가지게 되는 것이다. 이런 자연살해세포들의 특성을 이용하여 항암 면역세포치료제로 사용할 수 있는 면역세포이며 면역세포 치료방법 편에서 체외 배양에 대하여 설명할 예정이다.

4. δγT림프구

그 다음으로 혈액 내 소량 존재하고 있는 면역세포 중 T림프구의 일종인 δγT림프구들이 있다. δγT림프구들은 전체 T림프구들에서 약 5% 전후 차지하는 세포들이다. 이 세포들은 골수에서 T림프구들의 형성 과정 중 제일 먼저 만들어지는 T림프구들이다. 반면 αβT림프구들은 δγT림프구들이 만들어진 뒤 두 번째로 만들어지는 T림프구들이다.

지금까지 설명하여 우리가 알고 있는 적응면역세포인 T림프구(αβT림프구)와 전혀 다른 기능을 가지고 있으며 적응면역세포들인 T림프구들과 달리 내재면역세포들로서 염증반응이 일어나면 즉시 활성화되어 침입 원들을 제거한다.

다시 말해 골수에서 림프구 형성과정 중 처음 만들어지는 δγT림프구들은 내재면역세포들처럼 행동하고 두 번째 과정을 통해 만들어지는 림프구인 αβT림프구들은 적응면역세포들인 것이다. δγT림프구들이 어느 면역체계에서 그들의 역할을 하는지 구별을 한다면 이들 세포들의 위치는 내재면역과 적응면역 사이 중간 정도에서 그들의 면역세포 기능을 보인다.

이 같은 현상을 볼 때 림프구들은 진화 과정에서 보면 처음에는 내재면역체계에 속한 면역세포들이었으나 점차 진화 과정을 거쳐 적응면역세포들로 전환된 것으로 생각된다.

그들의 면역 기능의 활성화 과정을 살펴보면 다른 림프구처럼 주 조직접합 항원단백(MHC분자)에 실려 제시되는 특정 항원을 인지하는 능력은 없고 다른 내재면역세포들처럼 병원체에 의해 감염되어 변형된 세포들에게서 나타나는 비자기 항원에 예민하게 반응하여 이런 세포들을 공격하여 죽인다. 이 같은 기능은 내재면역세포들과 같다. 그러나 또한 이들 세포들은 일반 림프구 세포처럼 특정 사이토카인(IFN-r)을 만들어 분비하여 세포성 면역체계를 활성화시킬 수 있다. 그래서 δγT림프구들은 자연살해세포처럼 내재면역세포 기능과 적응면역세포 기능 모두를 가지고 있다. 이렇게 만들어진 δγT림프구들도 자연살해세포들처럼 손상 받거나 스트레스를 받아 변이가 일어난 세포들(MIC 항원을 표지하는 세포들)을 선택적으로 공격하는 능력이 있어 암 치료 시 자연살해세포와 더불어 면역세포치료제 재료로 사용될 수 있는 면역세포들이다.

δγT림프구와 자연살해세포 기능의 차이점은 변이세포들을 공격하여 죽일 수 있는 능력은 같으나 암세포들이 면역관용을 이끌어내기 위해 자신이 암세포라는 것을 표지하는 자기항원단백(MHC class)을 표지 않을 시 자연살해세포들은 이런 암세포들을 죽일 수 있으나 δγT림프구는 이런 능력이 없다. 그래서 항암 면역세포치료제 재료로 면역세포를 이용할 경우 자연살해세포들이 우선적으로 선택된다.

5. 자연살해 T림프구

또한 림프구들 중 자연살해 T림프구는 자연살해세포(NK세포)처럼 특정 수용체를 가지면서 αβT림프구 수용체를 가지고 있다. 그래서 이 세포는 자연살해 1.1 수용체를 가지고 있어 자연살해세포 기능과 T림프구 기능을 모두 가지고 있다. 자연살해 T림프구들은 전체 림프구들 중 δγT림프구들처럼 소수를 차지하고 있으며 정상적으로 자연살해세포에 연관을 가지고 있으나 αβT림프구 수용체를 가고 있다. 그러나 이런 항원 수용체들을 가지고 있어도 적응면역세포인 αβT림프구처럼 주

조직적합항원 단백인 MHC class Ⅰ/Ⅱ 단백을 인지하지 못한다.

이 림프구들은 염증반응 초기 단계에서 활성화되는 T림프구들로 MHC class Ⅰ/Ⅱ 단백을 인지하지 못하지만 MHC class Ⅰ와 비슷한 구조를 가진 부착 단백 CD1d을 인지한다. 그래서 박테리아 같은 병원체에서 만들어진 당지질 항원이 부착 단백 CD1d에 실려 제시하게 되면 자연살해 T림프구들은 부착 단백 CD1d을 인지할 수 있어 침입한 박테리아를 제거할 수 있다. 그래서 염증반응 초반부터 활성화되어 내재면역세포들의 기능을 보인다. 그러나 이 림프구들이 활성화되면 δγ T림프구들처럼 특정 사이토카인(IL-4, IFN-r)을 많이 분비하는데 이 림프구들도 내재면역세포들의 기능과 적응면역세포들에서 나타내는 기능을 가지고 있기 때문이다. 또한 이 림프구들은 활성화될 시 분비하는 사이토카인이 체액성 면역체계(IL-4)와 세포성 면역체계(IFN-r) 모두를 활성화시킬 수 있는 사이토카인을 분비하는 세포로서 면역 조절자 기능을 하고 있는 림프구들이다.

만약 자연살해 T림프구들이 형성되지 못하면 선천성 당뇨 같은 자가 면역질환의 발병률이 증가하게 된다. 그래서 자가 면역질환에서 자연살해 T림프구들을 체외 배양을 통해 증폭시킨 뒤 재 투여하는 방법으로 치료 목적으로 사용될 수 있는 면역세포들이다.

2) 항암 면역세포치료제로 사용할 수 있는 면역세포들

여러 종류의 면역세포들 중 암세포들을 직접 공격하는 면역세포들로 면역세포치료제로 사용이 가능한 면역세포들은 대식세포, 자연살해세포, 수지상세포, 자연살해 T림프구, 그리고 δγT림프구와 무장효과살해 T림프구들이다.

예를 들어 대식세포인 경우 암세포에서 나타내는 열 충격 표지단백(HSP)을 수용할 수 있는 수용체(TLR 수용체)들을 가지고 있어 이들을 이용하여 열 충격 표지단백을 표지하는 암세포들을 붙잡아 잡아먹은 후 세포질 내에서 리소좀(lysosome)을 이용하여 죽여버린다.

열 충격 단백 (HSP)

예를 들어 피부에 쑥뜸같이 열을 가할 시 피부 조직에서는 열 충격 단백들이 만들어지고 이들 단백들은 변형된 단백이나 손상된 단백들을 정상상태로 복원시키는 능력이 있으며 엔돌핀 분비를 촉진시켜 통증 완화기능을 보인다. 그래서 쑥뜸을 하면 통증이 완화되고 손상된 조직의 복원이 촉진된다.

암 환자가 온열치료를 시행하게 되면 암 조직에서 많은 열 충격 단백들이 만들어져서 통증이 많이 완화되며 또한 치토크롬c 효소의 분비가 촉진되어 세포자멸사 과정이 촉진된다. 그래서 항암치료방법 중 온열치료가 들어간다.

또한 수지상세포를 이용하여 암세포에서 나타나는 암의 특정 항원을 수지상세포에 감작시킨 후 체외 배양을 통해 증폭시켜 재차 환자에 투여하면 환자 몸속에 있는 수많은 미경험 T림프구들이 암세포들만을 인지하고 죽일 수 있는 활성화된 특정 무장효과살해 T림프구들로 만들어지게 되고 이들 림프구들은 특정 암세포들을 인식할 수 있는 능력을 가지게 되어서 암세포들만 공격하게 된다.

그리고 다른 방법으로 수지상세포들을 이용하지 않고 암 환자 자신의 혈액에서 미경험 T림프구들을 분리하여 체외 배양을 통해 직접 활성화시켜 무장효과 T림프구들을 만든 후 항암치료 효과를 보일 수 있을 정도로 활성화된 림프구들을 증폭시켜 암 환자에게 다시 투여하는 방법도 있다.

그러나 수지상세포들을 이용하여 만들어진 활성화 무장효과 림프구들은 특정 암세포들만 공격하나 직접 미경험 T림프구들을 활성화시켜 무장효과 림프구들을 만들 경우 이런 림프구들은 암세포뿐만 아니라 비자기 세포들 모두를 공격하므로 항암치료 목적으로 사용 시 치료효과 면에서는 다소 떨어지는 것이 흠이 된다.

이처럼 현재 세포성 면역세포치료제로 개발된 제품들은 환자의 면역세포들을 체외에서 원하는 세포 수만큼 체외 배양을 통해 증폭시키고 암을 죽일 수 있는 살해 능력을 극대화시킨 후 환자에게 재 투여하는 방법들을 사용하고 있다. 이 같은 치료방법은 식약청에서 정식 허가를 받아 암 환자에게 적용하고 있다.

현재 항암 면역세포 치료제품에 이용되는 면역세포들이 많이 있으나 저자 자신이 연구소에서 개발하여 체외 배양을 통해 직접 경험하였던 면역세포들을 중심으로 살펴보고자 한다.

그 중 수지상세포, 자연살해세포들 그리고 무장효과살해 T림프구와 δγT림프구들(CD-LAK세포)에 대하여 알아보자.

· 항암 면역세포치료제의 개발 과정

항암 면역세포치료제 발전 과정을 보면 1980년대 미국에서 특정 사이토카인을 이용하여 환자 체내에서 면역세포들을 활성화시키는 방법으로 면역세포 치료를 시행하였으나 심각한 부작용을 보여 중단되었다. 이 당시에 시행하였던 치료방법은 면역세포요법과 사이토카인요법을 같이 병용하는 치료방법이었기에 환자에게 대량의 사이토카인 IL-2 투여가 필요하였고 이로 인해 환자들에서 많은 부작용이 만들어졌다.

그 후 2000년 전후 일본에서 체내 사이토카인 투여 방법 대신 체내 미경험 T림프구들을 고농도 사이토카인 IL-2와 항CD3 항체를 이용하여 체외 배양을 통해 활성화된 무장효과살해 T림프구들(CD-Lak 세포들)을 증폭시킨 후 암 환자에게 다시 투여하는 방법이 만들어졌다. 또한 같은 시기에 미국에서는 수지상세포들을 이용하여 전립선암 대상으로 면역세포치료제 개발을 시행하게 되었다.

이처럼 면역세포 치료방법이 암 환자 대상으로 시행하게 되면서 상업화에 성공하였고 그 후 여러 종류의 항암 면역세포치료제들이 여러 나라에서 개발되었다.

우리나라에서도 많은 사람들이 항암 면역세포치료제 개발에 참여하였고 개발된 제품들은 식약청의 엄정한 심사 과정을 통과하면서 항암치료제로 인정받게 되어 현재 많은 암 환자들에게 다른 치료제와 더불어 항암치료제로 투여하게 되었다.

우리나라의 경우 항암 면역세포 치료 제품으로는 저자가 이노메디시스 연구소에서 최초로 임상 2상을 끝낸 후 식약청에서 정식으로 임상 3상을 시작하면서 가 허가 상태로 암 환자에게 활성화된 무장효과살해 T림프구 면역세포 치료 제품(CD-Lak 제품)을 시행해도 좋다고 허가 받은 날이 2006년 7월이었다.

일본과 공동 연구하고 같이 개발하면서 우리나라에서의 항암 면역세포치료제 사용이 늦어진 이유는 일본은 식약청 허가사항이 아닌 의사가 행하는 의술 행위로 분류되어 의사 판단으로 병원에서 직접 만들어 환자에게 투여가 허용되어 일본 식약청 허가가 필요 없지만 우리나라에서는 신 의약제품으로 분류되어 신약 개발과 똑같은 절차를 거치는 과정이 필요했다.

이 같은 과정에서 허가를 담당하는 식약청에서 많은 자료와 실험 결과들을 요구하게 되어 많은 시간과 노력이 필요하였다. 우리나라의 면역세포 치료 제품들은 신약 개발 과정을 거친 제품이면서 식약청 관리와 감시 속에 항암 면역세포 치료 제품들이 만들어지므로 공정성과 우수성이 뛰어난 제품들이다.

항암 면역세포치료제는 살아 있는 면역세포들을 이용하여 만들어지는 의약 제품이므로 제품마다 많은 차이를 보일 수 있다. 그러나 우리나라에서 만들어지는 모든 면역세포 치료 제품들은 식약청에서 요구하는 규범에 맞춰 생산되므로 모든 완성 제품에서는 비슷한 면역세포 수와 면역세포들의 살생 능력과 치료 효과를 나타내는 역가가 높게 나타낸다. 그러므로 항암 면역세포 치료 제품의 동일성과 치료 효과 면에서는 자체 내 규범에 의해 의사가 의료 행위로 만들어진 제품보다 나은 것으로 생각된다.

항암 면역세포치료 제품은 면역세포들 중 어떤 종류의 면역세포들을 체외에서 배양하여 원하는 세포들의 수만큼을 얻고 또한 활성화된 면역세포들의 역가, 다시 말해 암세포들을 죽일 수 있는 능력이 어느 정도인가에 따라 항암 면역세포 치료 제품의 명칭이 달라지고 치료 효과에도 많은 차이를 보이게 된다.

· 수지상세포를 이용한 면역세포치료제

첫 번째로 항암 면역세포치료제로 처음 시도되고 개발되었던 면역세포들은 수지상세포들이다. 여러 나라에서 이 면역세포들을 이용하여 항암 면역세포치료제로 만들었으며 미국에서는 전립선암 대상으로 항암 면역세포치료제로 미국 식약청의 인가를 받았다. 우리나라의 경우 암 환자 치료 대상군이 신장암이었다.

이 제품은 환자의 혈액을 채취 후 수지상세포들을 체외 배양 과정에서 여러 사이토카인(IL-4, GM-CSF)첨가로 성숙 수지상세포들을 만든 후 증폭시킨다. 그 후 특정 암세포들에서 나타내는 특정 암 항원들을 찾아 그들을 증폭한 수지상세포들에 감작시켜 다시 환자 몸에 투여하는 방법이다.

이 과정에서 종양 항원들을 수지상세포들에서 효과적으로 많이 발현시키는 어려움이 있을 수 있고 또한 체외 배양 과정에서 매 공정마다 일정하게 치료 효과를 보일 수 있을 정도의 수지상세포들의 수를 증폭시킬 수 있는 것에 따라 항암 면역세포치료제로서 암 치료에서 성공 여부가 결정된다.

이 방법을 통해 증폭되고 활성화된 수지상세포들을 환자 몸에 재투입을 하게 되면 이 면역세포들에 의해 암세포에서 나타나는 암 특정 항원을 인지하고 공격하는 활성화된 무장효과 림프구들을 암 환자 체내에서 많이 만들어지게 하여 오직 선택된 암세포들을 공격하게 한다.

다시 말해 수지상세포들을 이용하여 면역세포치료제를 만들기 위해서는 암세포들을 대신할 수 있는 암 특정 항원들을 찾아서 배양 과정에서 수지상세포들에게 감작시켜야 암 환자 체내에서 특정 암 항원에 반응하는 활성화된 효과 무장 림프구들을 많이 만들 수 있다.

이런 과정을 통해 체내에서 만들어진 활성화된 무장효과 림프구들은 특정 암세포들만 공격하는 면역세포들로 만들어진다.

수지상세포가 림프절에서 미경험 T림프구들을 만나 림프구들을 활성화시키는 과정을 살펴보면 림프절에서 우선 수지상세포들에서 제시하는 특정 항원을 수용할 수 있는 항원 수용체를 가진 림프구들을 만나야 한다. 그 뒤 두 세포들 사이에서 공동자극인자들의 활성화 과정이 일어나 미경험 T림프구들이 수지상세포들이 제시하는 특정 항원을 인지할 수 있는 활성화된 무장효과 림프구들로 만들어지게 된다.

이때 수지상세포에서 제시하는 특정 항원이라 함은 대상군인 암세포들을 의미하므로 수지상세포에 의해 활성화된 무장효과 림프구들은 특정 암세포들만 공격하는 림프구들로 변신하게 되어 오직 자신이 인지하고 있는 암세포들을 공격하여 죽이게 된다. 이처럼 림프절에서 수지상세포들과 미경험 T림프구들 사이에서 활성화 과정이 만들어지면 정상적 적응면역체계가 활성화된다.

이런 기전을 이용하여 수지상세포들을 암세포들에서 나타내는 특정 암 항원을 체외에서 감작시켜 환자에게 재투여시킬 경우 환자 체내 림프절에서 미경험 T림프구들이 특정 암세포들만 공격하는 무장효과 림프구들을 많이 만들어지게 한다. 이런 기전을 기초로 면역세포치료제 재료로 수지상세포들을 이용한다. 항암 수지상세포치료제를 만들기 위해서는 사전에 치료 받을 암 환자의 암세포에서 암 항원을 수지상세포에게 감지시키거나 암 항원의 종양 연합항원의 분석이 되어 있어야 한다.

암세포들의 암 항원에서 나타내는 유전자 배열을 살펴보면 같은 장기에서 만들어진 암세포들에서도 상호 다르게 나타나는 경우가 흔하다. 이 같은 이유는 암세포들은 매번 일어나는 세포 분열 과정에서 수시로 변이를 일으키는 세포이므로 사람에 따라 같은 장기에 만들어진 암 조직일지라도 암세포들의 유전자 배열에서 많은 차이를 보일 수 있다.

이 같은 현상은 독감 바이러스나 HIV 바이러스에서도 똑같은 현상을 보이며 HIV 같은 질환에서는 감염을 유발하는 바이러스에서 심한 변이가 일어나기 때문에 적절한 항체를 만들지 못해 예방백신을 만들지 못하는 이유가 된다.

또한 치료 과정에서 암 환자들을 살펴보면 동일한 장기에 동일한 세포 형태로 만들어진 암인 경우에서도 민족에 따라 그리고 사람에 따라 암세포들에서 만들어지는 유전자 배열에 다소 변화를 보일 수 있다. 그 결과 암세포들에서 나타나는 암 항원들에서 유전자 배열에 차이를 보일 수 있다. 그리고 동일한 사람의 암세포들에서도 암의 형성 시기에 따라 암의 유전자 배열에서도 차이를 보이므로 암세포에서 추출한 핵산 DNA 유전자 배열이 이미 형성하고 있는 모든 암세포들의 유전자 배열과 동일하지 않다. 그래서 암 조직을 채취하여 검사해보면 채취할 때마다 암 항원들의 구조가 다소 차이를 보인다.

a) 암세포를 의미하는 암 특정 항원들

항암 면역세포 치료에 이용되는 특정 항원들에 대하여 알아보자.

암세포에서는 비정상 세포들이므로 정상 세포들과 달리 비자기 암 항원들이 있는데 여기에 두 종류의 암 항원들이 있다.

예를 들어 전립선 암세포에서는 전립선암에 걸린 모든 환자에서 공통적으로 발현하는 전립선 암세포 특정 항원들이 있다. 이런 항원을 첫 번째 암 항원인 '종양 연합항원(tumor assosiated antigen)' 이라 한다. 반면 앞서 언급하였지만 같은 암에 걸린 암 환자에서도 암세포에 나타나는 암 항원들이 사람에 따라 약간씩 다르게 나타나는 항원들도 존재한다. 이런 항원을 두 번째 암 항원인 '종양 특이항원(tumor specific antigen)' 이라 말한다. 이런 종양 특이항원을 이용하여 매번 면역세포치료제를 만들면 암 환자의 맞춤 면역세포치료제가 되어 매우 좋은 치료 효과를 기대할 수 있다.

그러나 암의 특이 항원은 암세포들의 세포 분열 과정에서 변이를 많이 일으키므로 매번 바꾸어지게 되어 이런 항원을 얻기 위해서는 세포를 배양할 때마다 매번 암 조직을 떼어내어 그곳에서 환자마다 다르게 나타나는 암 특별 항원을 찾아야 한다.

이 같은 과정은 환자 치료 과정에서 매우 복잡하고 힘들기 때문에 암 조직을 제거하기 위한 수술시 한 번은 가능하나 반복적 암 조직 채취가 불가능하기 때문에 수지상세포를 면역세포치료제로 이용할 경우에는 이미 잘 알려진 암 항원인 종양 연합항원(Tumor associated antigen)을 인위적으로 만들어 배양된 수지상세포들에게 감작시켜 환자에게 투여하는 방법을 주로 쓰고 있다.

이렇게 만들어진 수지상세포들이 환자 몸에 들어가면 림프절에서 미경험 T림프구들에게 암세포에서 나타내는 특정 암 항원을 인지시켜 특정 암세포들만 공격하는 활성화된 무장효과 T림프구들로 만들어져서 이들 면역세포들이 암세포들을 공격하게 한다.

림프절에서 수지상세포들에 의해 미경험 T림프구들이 특정 활성화된 무장효과 T림프구들로 전환되는 과정은 CD-Lak요법에서 자세히 살펴볼 생각이다. 이 같은 치료방법은 암 환자 선정 대상군은 다르지만 현재 일본과 우리나라에서도 사용하는 면역세포 치료방법이다.

수지상세포들에 암세포에서 나타나는 특정 암 연합 항원을 이용하여 이들 세포들을 활성화시키고 증폭시킨 면역세포치료제의 만들기는 우리나라 실정에 다소 어려움이 있다. 그 이유는 우리나라에서도 일부 암 항원에 대해서는 연구가 진행되고 있으나 아직까지 각종 암세포들에서 나타나는 특정 연합 항원들이 정확히 확립되어 있지 않기 때문이다. 일본이나 미국에서는 오랜 기간 동안 자국 내에 cancer cell bank 시설을 가지고 있어 특정 암세포들에서 나타나는 암 항원들에 대한 많은 연구와 분석들이 어느 정도 확립되어 이런 치료방법이 가능하다.

암세포들의 유전적 배열을 보면 같은 종류의 암일지라도 민족성에 따라 암세포 유전자 배열에 약간씩 차이가 있을 수 있기 때문이다. 한 예로 비소세포성 폐암 환자에게 단 클론 항체치료제인 일레자를 투여할 시 미국에서는 약 10%에서만 치료 효과를 기대하나 우리나라에서는 약 20% 전후의 치료 효과가 기대된다.

이처럼 암세포들은 지역, 민족에 따라서도 유전적 변이가 나타나므로 면역세포치료제를 위한 특정 연합 항원들의 기본적 연구가 반드시 필요하다.

· 자연살해세포를 이용한 면역세포치료제

두 번째로 항암 면역세포치료제로 사용되는 면역세포들은 NK세포인 자연살해세포들이다. 자연살해세포들이 암세포들을 공격하는 기전은 앞서 자연살해세포들의 공격 능력에 대하여 알아보았지만 간단히 설명하면 암세포가 되기 전 단계인 변이가 일어난 세포들은 스트레스를 받은 세포들이기에 변이세포들에서는 자기 자신의 세포벽에 특정 표지분자(MIC-A/B리간드)를 나타나게 하여 손상 받은 세포임을 표시한다. 이때 자연살해세포들은 변이세포들에서 나타나는 이런 특정 표지분자들을 수용할 수 있는 수용체(자연살해G2D)를 가지고 있어 선택적으로 암세포 전 단계 세포인 변이세포들을 붙잡아 공격하여 죽인다.

또한 암세포들은 특정 암 항원을 표지할 경우 면역세포인 활성화된 림프구들의 공격을 받기 때문에 이를 피하기 위해 일부 암세포들에서는 특정 암 항원을 실어 세포벽에 나타나게 하는 주 조직적합항원(MHC) 단백들을 암세포벽에 나타내지 않는다. 이런 경우 활성화된 T림프구들은 특정 암 항원을 표지하지 않는 이런 암세포들을 인지하지 못해 공격이 일어나지 않으나 자연살해세포들은 이런 암세포들도 선택적으로 공격하여 죽여 버린다.

다시 말해 자연살해세포들은 암세포 전 단계 세포인 변이세포들과 활성화된 암세포들을 공격하여 죽이는 면역세포들이다. 또한 자연살해세포들은 항체 수용체들을 가지고 있어 항암 표적치료제를 쓰고 있는 환자에게는 자연살해세포 면역세포치료제를 같이 사용할 시 시너지 효과로 보다 좋은 항암치료 효과가 나타나게 된다.

예를 들어 정상적인 면역체계에서 비 호지킨 림프종(non-Hogkin's lymphoma)이 있는 환자에게 화학 항암제와 단 클론 항체치료제인 맵테라 주(rituximab)를 같이 쓰게 되면 림프종 암세포들에서 단 클론 항체가 림프종 암세포벽에 발현된 표지분자(CD20)에 달라붙게 된다.

그 결과 림프종 암세포 벽에 암 항원-단 클론 항체-보체 복합체가 만들어지게 된다. 이런 복합체가 만들어지면 활성화된 보체단백들에 의해 염증반응이 활성화되면서 주변에 있던 대식세포들과 자연살해세포들이 활성화되면서 그들 면역세포들이 가지고 있는 항체 수용체들을 이용하여 이런 형태로 만들어진 림프종 암세포들을 보다 쉽게 붙잡아 암세포들을 죽이게 된다.

다시 말해 암세포 벽에 암 항원-단 클론 항체-보체 복합체가 만들어졌다는 것은 면역세포들(자연살해세포들)에 의해 잡아먹히기 좋은 옵소닌화 상태가 되었다는 것을 의미한다. 이런 기전을 이용하여 비 호지킨 림프종(non-Hogkin's lymphoma) 환자에게 항암치료방법으로 자연살해세포치료제와 표적치료제를 병행하여 사용하게 되면 자연살해세포들이 수많은 암세포들인 B림프구들을 쉽게 붙잡아 죽일 수 있게 된다. 이런 특성을 이용하여 항암 표적치료제를 쓰고 있는 환자에게 환자의 혈액에서 자연살해세포만 체외 배양을 통해 약 200~300배 증폭하여 재차 환자에게 투여하는 항암 면역세포 치료방법이다. 이런 치료방법을 이용할 시 항암 표적치료제에 의해 림프종 성장이 저하된 상태에서 외부에서 배양된 자연살해세포들을 투입하면 앞서 언급한 기전에 의해 보다 높은 항암치료 효과를 나타내었다.

NKBio 연구소에서 연구소장으로 일을 하면서 항암 면역세포치료제로 자연살해세포를 이용하여 많은 암 환자들, 특히 비 호지킨 림프종군을 치료 대상군으로 선정하여 대학병원과 공동으로 연구를 진행하였다.

· 활성화된 T림프구들을 이용한 면역세포치료제

세 번째는 면역세포치료제로 이용되는 면역세포들은 활성화된 무장효과 T림프구(CD-LAK세포)들이다. 인위적으로 체외 배양을 통해 만들어진 활성화된 무장효과 림프구들은 암세포들을 공격하는 진정한 면역세포들이다. 그러나 정상적 체내에 많이 분포되어 있는 수많은 활성화되지 않은 상태인 미경험 T림프구들이 있어도 암세포들을 공격할 수 없는 면역세포들이라, 활성화되지 않은 상태인 미경험 T림프구들과 활성화된 무장효과 림프구들과의 차이점을 먼저 이해하여야 CD-LAK 세포로 만든 면역세포 치료를 이해할 수 있다. 왜냐하면 항암 면역세포 치료(CD-LAK)는 이런 무장효과 T림프구들이 주축되어 만들어지기 때문이다.

우리 몸에는 활성화되지 않은 림프구(미경험 T림프구)가 골수에서 만들어진 뒤 흉선을 거쳐 혈액 내로 보내진다. 이런 림프구들은 다른 면역세포들과 달리 진정한 면역세포들이 아니며 이들 세포들은 림프절에서 항원제시세포들(수지상세포, 대식세포, B림프구)의 도움을 받아야 특정 대상들을 공격할 수 있는 면역세포들이 된다.

다시 말해 활성화되지 않은 상태인 미경험 T림프구들은 무장효과 림프구 전 단계인 림프구들이며 아직 활성화 단계가 만들어지지 않은 면역세포들이다. 이런 림프구를 미경험 T림프구들이라 하며 이들은 자신의 세포들(자아세포)을 알아볼 수 있는 성숙단계를 통과하였지만 특정 병원체들이나 암세포들을 인지하고 공격할 수 있는 능력이 아직 만들어져 있지 않기에 면역체계에서 전쟁터에 나가 직접 병원체들이나 암세포들과 싸울 수 있는 면역세포의 능력은 전혀 없다.

이처럼 체내에 많이 분포되어 있는 이런 미경험 T림프구들은 병원체들과 직접 싸울 수 없는 적응면역세포들로 한 단계를 더 거쳐야 진정한 면역세포 역할을 할 수 있다. 그래서 이들 미경험 T림프구들이 림프절로 들어가 항원제시세포들의 도움을 받아 활성화 과정을 거친 후 진정한 면역세포들인 무장효과 림프구들로 다시 태어난다.

《미경험 T림프구와 무장효과 T림프구 차이》

정상적으로 체내에 많이 분포되어 있는 미경험 T림프구들과 활성화 과정을 통해 만들어진 무장효과 T림프구들의 역할은 많은 차이를 보인다.

두 세포들의 차이점들을 간단히 설명하면 활성화된 **무장효과 T림프구들**은 미경험 T림프구들과 달리 병원체들이나 비자기 항원을 나타내는 세포들에서 자신의 특정 항원을 실어 세포벽에 발현되는 주 조직적합단백이 적게 발현되는 환경에서도 즉시 활성화되고 대상 세포들을 공격할 수 있다. 정상적으로 비정상 세포들에서 그들 세포벽에 비자기 항원을 실어 표현하는 주 조직적합단백의 발현 현상이 적게 되면 미경험 T림프구들 같은 경우 면역관용이 일어나 비정상세포들에서 면역세포들의 공격이 일어나지 않는다. 이는 적은 수의 특정 비자기항원을 가진 세포들이 있는 상태에서도 무장효과 T림프구들은 공격하는 능력이 있다는 것을 의미한다.

암세포들이나 병원체들은 혈액 내보다 조직 깊숙한 곳으로 침투하게 되므로 이들을 제거하기 위해서는 면역세포들이 조직 내로 들어가야만 한다. 이때 활성화된 무장효과 T림프구들은 혈액 내뿐만 아니라 조직 깊숙이 침투할 수 있으며 조절 T림프구들의 면역 억제 능력을 벗어나 강한 공격기능을 보이며 이들을 제거할 수 있다.

그러나 미경험 T림프구들은 혈액 내에서만 상존하고 있으며 조직 내까지는 들어가지 못한다. 미경험 T림프구들인 경우 림프절에서 수지상세포가 제시하는 항원과 정확하게 받아들일 수 있는 항원 수용체를 가진 미경험 T림프구만 선별적으로 선택받아 만난 뒤 두 세포 사이에서 활성화 과정이 일어난다.

다시 말해 미경험 T림프구들에서는 제시되는 특정 항원이 정확하게 맞아 받아들일 수 있는 항원 수용체를 가진 T림프구들이 있어야 제시되는 특정 항원을 받아들일 수 있지만, 활성화된 무장효과 T림프구들은 병원체나 암세포들에서 나타내는 특정 항원들을 수용하는 T림프구의 항원 수용체의 정확도가 무뎌져 있어 유사한 형태의 특정 항원들을 잘 수용하여서 특정 세포들에게 강력한 공격력을 보인다.

활성화된 무장효과 T세포들과 활성화가 되지 않은
미경험 T세포들의 능력차이

	활성화된 무장효과 T림프구	미경험 T림프구
조절 T림프구의 억제능력	염증반응으로 순차적 세포성 면역체계의 활성화과정이 일어나게 되면 조절 T림프구의 억제능력을 능가하여 조절 T림프구의 억제능력을 벗어나 공격 능력이 강하게 나타난다.	조절 T림프구의 억제 능력을 받아들여 공격 능력이 소실된다.
항원 수용체의 항원을 받아드리는 정확도	rheumatoid fever에서처럼 정확도가 무너져서 비슷한 형태의 항원들을 받아들인다.	제시되는 항원들을 정확하게 수용하여 비슷한 형태의 항원들은 받아들이지 않는다.
분포된 위치	혈액뿐만 아니라 조직 깊숙한 곳까지 침투하여 산재되어 있다.	혈액과 림프 조직 내에 제한적으로 존재한다.
활성화 과정에서 MHC 단백 수의 의존도	적은 수의 MHC 단백들만 있어도 쉽게 활성화 과정이 일어난다.	활성화 과정이 일어나기 위해서는 많은 MHC 단백 발현이 있어야 활성화 과정이 일어난다.
면역과민 반응의 빈도	쉽게 알레르기반응이나 자가 면역질환들을 유발할 수 있다.	조절 T림프구들의 억제 능력에 의해 면역 과민 반응이 일어나지 못한다.

그래서 활성화된 T림프구들은 비슷한 항원을 제시하는 비자기 세포(예를 들어 암세포)들에게서도 강하게 공격하는 능력을 가지고 있다. 이런 여러 이유들로 미경험 T림프구들과 달리 무장효과 T림프구들의 막강한 공격력을 가지게 되어 내재면역체계에서 제거하지 못한 특정 병원체들이나 암세포들을 제거하게 된다. 이런 이유로 암세포들을 공격할 수 있는 T림프구들은 모두 활성화된 무장효과 T림프구들이다.

또한 우리 몸은 외부에서 침입하는 많은 병원체들을 인지하고 막강한 방어 능력을 가지면서 면역체계에서 제일 중요한 역할을 하는 기억

T림프구들이 이런 과정을 통해 만들어진 활성화된 무장효과 T림프구들에 의해 만들어진다.

앞서 언급하였듯이 암 환자는 혈액 내 T림프구들이 많이 존재하고 있으나 일부 T림프구들만 암세포들을 공격하는 수지상세포들에 의해 활성화되어 무장효과 T림프구들이 만들어지나 대부분 T림프구들은 무경험 T림프구들이기에 암세포들을 공격할 수 없는 T림프구들이다.

수지상세포가 미경험 T림프구들을 림프절에서 활성화 시키는 과정을 보면 수지상세포들은 T림프구들과 접촉을 통해 암 특이 항원을 받아들일 수 있는 항원 수용체를 가진 T림프구를 만나게 된다. 그 후 두 세포들이 결합하여 서로 활성화 과정이 일어나면서 무경험 T림프구들은 무장효과 T림프구들로 만들어진다.

무장효과 T림프구들은 활성화된 세포이므로 특정 사이토카인(IL-2)을 분비하고 또한 자기 스스로 다시 흡수하여(autocrine) 더욱 활성화되면서 자신과 똑같은 기능과 구조를 가진 무장효과 T림프구들은 무수히 복제가 일어난다. (단클론 확장) T림프구들과 수지상세포들 사이에서 일어나는 활성화 과정은 별첨 부록에서 보다 자세히 설명하였다.

이 같은 과정은 매우 짧은 시간 내에 일어나며 비자기 항원을 가진 암세포들을 공격하는 면역세포들로 변신하게 되며 또한 무장효과 T림프구들은 활성화된 면역세포들이므로 특정 사이토카인 IFN-r분비를 많이 분비하게 된다. 이 사이토카인에 의해 모든 세포성 면역체계가 활성화를 유도하게 된다. 그 결과 무수히 많은 면역세포들이 비자기 항원을 표지하는 암세포들을 공격하게 된다.

이런 기전을 이용하여 체외에서 미경험 T림프구들을 항CD3 항체를 이용하여 초기 활성 과정을 유도한 뒤 고농도 사이토카인 IL-2를 첨가하는 방법으로 체외에서 미경험 T림프구들의 배양을 통해 활성화된 효과 무장 T림프구들을 만들 수 있다.

미경험 T림프구의 활성화 과정

미경험 T림프구들에서 활성화된 무장 T림프구들로 만들어지는 과정을 먼저 살펴보자. 그 과정은 매우 복잡하나 그 과정을 간단히 살펴보면 첫째로 림프절 안에서 수지상세포가 제시하는 항원 조각을 정확하게 수용하는 항원 수용체를 가진 미경험 T림프구와 만나려면 림프절에서 두 세포들이 가지고 있는 부착단백들(주 조직적합항원 단백(MHC)/CD4, CD8 부착단백)의 교차 결합이 먼저 일어나야 한다. 이런 과정이 먼저 일어나야 림프절에서 수지상세포에서 항원을 제시할 시 그 항원 단백을 수용할 수 있는 항원 수용체를 가진 미경험 T림프구를 찾을 수 있다.

두 번째, 두 세포가 부착단백들을 이용하여 서로 밀착되어 교차 결합이 일어나면 수지상세포가 제시하는 특정 항원 단백을 미경험 T림프구 항원 수용체가 받아들여 딱 맞게 결합이 만들어져야 한다. 이런 과정을 만들기 위해서는 림프절에서 수지상세포들은 미경험 T림프구들과 만 번의 접촉을 통해 제시하는 특정 항원을 수용할 수 있는 항원 수용체를 가진 한 개의 미경험 T림프구를 만날 수 있다. 다시 말해 림프절에 모여 있는 많은 미경험 림프구들 중 제시되는 항원을 받아들일 수 있는 미경험 림프구를 만날 수 있는 확률은 만분의 일이다. 이것은 림프구들이 가지고 있는 항원 수용체들이 다양한 항원들을 수용할 수 있다는 것을 뜻한다. 또한 수지상세포들이 제시하는 항원을 수용하는 림프구들은 오로지 그 항원을 제시하는 세포들을 공격할 수 있는 능력을 가진 림프구를 의미한다. 예를 들어 암 항원을 수용하는 T림프구들은 오직 자신이 인지하는 암세포들만 공격한다.

그 다음으로 미경험 T림프구 항원 수용체가 제시하는 특정 항원 단백을 수용하면 즉시 나머지 세 번째 단계인 두 세포에서 공동자극인자들이 만들어져 두 세포 사이에서 활성화 과정이 동시에 일어나게 된다. 이런 과정을 통해 T림프구 주변에 고농도 사이토카인 IL-2 농도를 유지할 수 있다. 고농도 사이토카인 IL-2을 유지한다는 의미는 T

림프구들이 활성화되고 또한 똑같은 기능을 가진 무장효과 T림프구들이 클론 확장이 일어나는 것을 의미한다. 이런 과정을 통해 미경험 T림프구들이 특정 항원(암 항원 포함)에 반응하는 특정 활성화된 T림프구들이 만들어지고 또한 클론 확장을 통해 동일한 능력을 가진 수많은 무장효과 T림프구들이 만들어진다.

T림프구 활성화 과정

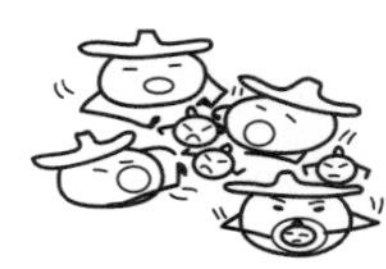

① 내재면역세포인 수지상세포는 비자기 항원을 표지하는 병원체 또는 병원체에 감염된 세포들을 잡아먹는다.

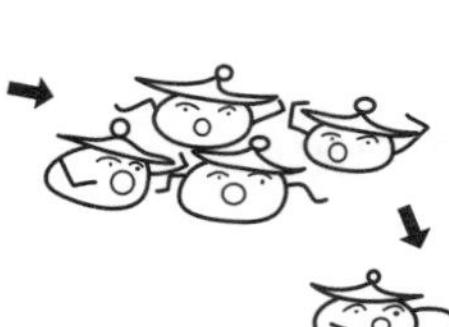

② 수지상세포 내에서 잡아먹은 후 침입한 병원체의 특징을 추려 특정 항원을 만든 후 MHC단백에 실어 수지상세포벽에 표현한다.

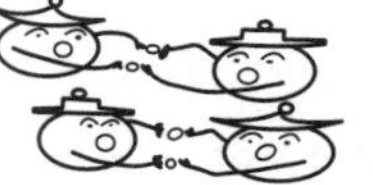

③ 림프절로 들어간 수지상세포들은 제시하는 특정 항원을 수용할 수 있는 항원수용체를 가진 세포들을 만난다. 두 세포들이 서로 결합하면 공동자극인자들이 활성화되면서 두 세포 내에서 재차 활성화가 일어난다.

활성화된 T림프구

④ 이 같은 과정으로 활성화된 T림프구들은 IL-2을 분비하고 또한 자기 자신이 다시 흡수한다.(autocrine방식) IL-2을 재흡수하면서 T림프구들의 세포 분열이 일어나서 클론 확장이 만들어진다.

⑤ 단시간 내에 같은 기능을 가진 활성화된 많은 무장 T림프구들이 만들어져 적응면역체계가 형성된다.

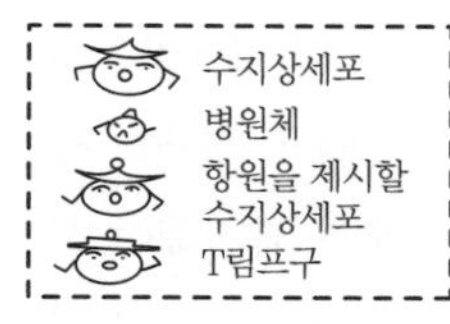

이런 방법으로 만들어진 활성화된 무장효과 T림프구들이 면역세포 치료제인 CD-LAK세포들이다. 이렇게 체외 배양을 통해 만들어진 림프구들은 암세포들을 공격하여 죽일 수 있는 진정한 면역세포들이며 배양을 통해 원하는 수만큼 활성화된 림프구들을 만들 수 있다.

또한 면역세포들의 공격력을 증대시킬 수 있는 사이토카인 IFN-r 형성을 촉진시켜 항암치료제 평가 기준점에서 제일 중요한 암세포들을 공격하여 죽일 수 있는 능력인 역가를 최대한 높일 수 있는 이점을 이 면역세포치료제에서 볼 수 있다.

예를 들어 암 항원을 수용한 T림프구들이 활성화되면 무장효과 림프구들이 되면서 그들의 수를 증폭시키고 암세포들만 공격하게 된다.

a) TIL을 이용한 면역세포치료제

CD-LAK 세포치료제를 만들기 위해 초기에는 암 조직 표본에서 얻은 림프구들을 이용해서 사이토카인 IL-2를 고농도 첨가하여 체외 배양을 통해 치료제를 만들려고 시도하였다.

그 이유는 수술 후 환자에게 얻은 암 조직 표본을 관찰해보면 암세포 주위에 암세포들을 인지할 수 있는 능력과 암세포들을 공격할 수 있는 수많은 T림프구들이 산재되어 둘러싸여 있다. 이런 T림프구들이 TIL(tumor infiltrated lymphocyte) 림프구들이다.

이런 T림프구를 체외에서 배양 시 암세포들을 죽일 수 있는 가장 좋은 항암 면역세포치료제가 될 수 있어 초기에는 TIL요법 목적으로 암 주위 T림프구들을 이용하여 배양하였으나 그 수가 매우 제한적이며 암 조직에서 채취해야 하므로 사용할 수 있는 기회가 제한되어 있다.

이처럼 TI요법의 T림프구들을 면역세포치료제의 원료로 쓰기에는 많은 제약을 받게 되므로 현재 체외 배양에 사용하는 T림프구들은 TIL림프구들 대신 암 환자의 혈액 내에 있는 미경험 T림프구들을 사용하며 이런 림프구들을 체외 배양을 통해 약 500~700배까지 쉽게 증폭시켜 많은 활성화된 무장효과 T림프구들을 만들 수 있다. 이렇게 만들어진 활성화된 수많은 림프구들을 다시 암 환자에게 투여하게 되면 체내에 있는 다른 면역세포들도 활성화되도록 유도되어 암세포들을 공격하게 한다.

b) 무장효과 T림프구 면역세포치료제

(lymphokine activated killer cell--CD-LAK cell요법)

이 방법은 일본에서 2000년 초반 상업화하여 현재 일본의 많은 병원에서 항암 면역세포 치료로 사용되고 있다. CD-LAK요법의 면역세포 배양 방법은 항 CD3 항체를 이용하여 초기 단계부터 림프구 T 림프구의 활성화를 유도시킨 후 외부에서 IL-2 공급을 통해 T림프구 클론 확장을 유도시키는 방법이다.

이 방법은 한 번에 많은 활성화된 무장효과 T림프구들을 환자에게 투여하여 암세포들에게 공격이 일어나게 해 짧은 시간 내 암 환자 체내에 있는 모든 세포성 면역체계를 활성화시키는 이점이 있다. 이때 암 환자에게 투여되는 활성화된 무장효과 T림프구들은 체외 배양을 통해 원하는 세포 수만큼을 만들 수 있고 또한 앞서 언급하였듯이 암세포들을 죽일 수 있는 면역세포들의 역가(IFN-r)도 높게 만들 수 있다. 그러나 수지상세포들을 이용하여 만들어진 면역세포치료제 투여 후 체내에서 형성된 활성화된 무장효과 T림프구들은 선택적으로 암세포들을 공격하는 능력이 월등하나 LAK cell요법으로 만들어진 활성화된 무장효과 T림프구들은 그런 능력이 다소 떨어지는 단점을 가지고 있다. 또한 TIL림프구들을 이용하여 체외 배양을 통해 클론 확장시킨 무장효과 T림프구들은 암세포들을 공격하는 능력이 이런 방법으로 만들어진 LAK cell 보다 훨씬 크다.

LAK cell요법으로 만들어진 활성화된 무장효과 림프구들의 분포도를 살펴보면 60% 이상이 세포독성 T림프구들(CD8 T림프구)이므로 이들 림프구들이 직접 암세포들을 공격하여 그들이 가지고 있는 세포독성 물질들을 이용하여 암세포들을 죽인다. 그러나 이렇게 만들어진 활성화된 림프구들은 모든 비자기세포들을 공격하므로 DC-Lak(수지상세포들을 이용하여 암세포들만 공격하는 무장효과 림프구들)에 의해 활성화된 림프구들보다 선택적으로 암세포들을 공격하는 능력은 떨어지게 된다. 그리고 30%는 도움 T_1림프구들(CD4 T_1림프구)로서 이들 세포들에 의해 세포독성 T림프구들(CD8 T림프구)을 더욱 활성화시키고 이들 세포에서 분비되는 사이토카인 INF-r에 의해 다른 면역세포들은 순차적으로 활성화과정이 촉진된다. 나머지 10%는 앞서 언급한 자연살해세포들로서 암세포들을 공격하여 죽인다.

다시 말해 LAK cell요법에 이용되는 모든 T림프구들은 암세포들을 직접 죽이거나 다른 면역세포들의 활성화 과정을 촉진시켜 세포성 면역체계를 강하게 유지하여 암세포들을 공격하게 하는 세포들로 만들어진 면역세포치료제이다.

내 자신이 이노메디시스 연구소에서 책임자로 근무하면서 면역세포 치료방법으로 LAK cell요법을 처음 시행하면서 식약청에서 정식으로 항암치료방법으로 가(假) 허가를 받았다. 그때 치료 대상군은 말기 비세포성 폐암 환자군이었고 많은 암 환자들을 대상으로 표적치료제와 더불어 활성화된 무장효과 림프구들을 체외 배양을 통해 증폭시킨 후 다시 환자에게 재 투여하는 방법으로 암 환자들을 돌보았다.

폐암에 대하여

폐암에 대하여 간단히 소개하면 소세포성 폐암과 비소세포성 폐암으로 나누어지고, 소세포성 암인 경우가 15%이고 나머지 85% 정도가 비소세포성 암이다. 그래서 대부분 폐암은 비소세포성 암인 경우가 많다. 소세포성 암인 경우 암의 성장 속도가 매우 빠르게 진행되므로 진단 시 이미 근치 수술이 불가능한 경우가 많으며 주로 화학항암치료나 방사선 치료를 병행하는 경우가 많다. 반면 비소세포성 암인 경우 조기 발견 시 수술을 시행하면서 필요에 따라 화학항암치료나 방사선 치료를 병행한다. 그러나 비소세포성 폐암인 경우 조기 발견되는 경우는 20% 전후로 낮으며 대부분 80% 이상이 진단 시 제3기 이상으로 암의 세력이 커진 상태로 발견되는 경우가 많다. 이같이 폐암이 늦게 발견되는 이유로는 폐암이 진행되어도 특별한 증상이 없기 때문이다. 증상이 있어도 가래, 기침, 흉통 같은 일반적인 폐질환의 증상만 나타나기 때문에 대부분의 사람들이 큰 신경을 쓰지 않는 사이 늦게 발견되는 경우가 많다.

또한 일반적인 폐질환에서 나타나는 증상만으로 폐암 진단 목적으로 정밀 검사하는 경우는 드물며, 단순 흉부 X-ray상에서 폐암으로 진단이 가능한 암의 크기가 1㎝ 이상인 경우이므로 흉부 X-ray상 폐암으로 진단이 가능할 때는 이미 암세포들이 다른 부위에 파급되고 세력이 왕성하게 일어나고 있는 시기이므로 항암치료 시 많은 어려움을 가지게 된다. 이런 여러 이유들로 대부분 폐암 환자로 진단될 때는 이미 암이 많이 커져 있는 경우가 대부분이다.

특히 고령일수록 발병률이 증가하여 70세 이상 남성의 경우 10만 명당 450명 정도의 매우 높은 발병률을 보이는 암이다. 폐암은 전체 암 발생 중 남성의 경우 세 번째로 흔한 암이고 여성에게는 다섯 번째로 흔한 암이나 사망률에서는 전체 암 중 1위를 차지하는 예후가 나쁜 암으로 분류된다. 이와 같이 폐암의 사망률이 높은 이유는 늦게 발견되고 잘 재발하며 치료가 어렵기 때문이다.

폐암의 주된 원인으로는 흡연이 70% 이상 차지하므로 금연이 치료 방법이며, 30년 이상 흡연을 한 노인층에서는 적어도 15년 이상 매년 저선량 흉부 CT(low dose chest CT) 검사를 하여 추적 확인이 필요하며 이 방법을 통해 조기 폐암을 발견하는 것이 폐암 치료의 지름길이다.

앞에 언급하였지만 폐암 환자인 경우 초기 암 발견 시에는 근치 방법으로 수술과 항암치료를 병행하여 암을 완전히 없애는 방법을 선택할 수 있으나 제3기를 넘긴 상태, 암이 이미 다른 장기로 전이되어 4기 말기 상태에서 암 진단을 받은 경우는 근치치료방법보다 완화 치료 방법을 선택하는 경우가 많다.

현재 일본에서도 LAK cell요법으로 항암 면역세포 치료제품으로 처음 시작하였기에 아직까지도 많이 사용되는 치료제품이며 개선된 방법을 통해 보다 강력한 면역세포치료제들이 개발되고 있다.

이노메디시스 연구소와 NKBio 연구소 두 곳에서 10여 년 이상 연구소장으로 일을 하면서 여러 방법을 통해 직접 면역세포들을 배양하면서 얻은 성과물에 기쁨도 많았고 식약청에서 정식 가 허가를 받는 과정에서는 힘든 경우도 많았다.

이때 얻은 결론은 CD-Lak 세포 배양 시 많은 활성화된 무장효과 T림프구들을 쉽게 얻을 수 있으나 자연살해세포를 체외 배양을 해보면 생각한 것만큼 많은 수의 자연살해세포들이 증폭되지 않는 경우가 종종 있었다. 만약 체외 배양을 통해 얻은 세포 수가 적을 경우 암세포를 죽이는 능력이 생각보다 낮게 나타날 수 있다.

그래서 보다 발전된 배양기술을 통해 항암치료에 적합할 정도의 적정한 자연살해세포 수가 만들어지도록 노력하였고 또한 암세포들을 죽일 수 있는 능력이 있다는 것을 보여주는 역가도 식약청에서 요구하는 조건에 통과되는 제품들만 만들어 항암 면역세포 치료제품으로 출고할 수 있게 하였다. 이런 항암 면역세포치료제 전 공정과 제품을 관리하는 곳은 모든 신약 의약품을 관리하는 식약청이다.

· 항암 면역세포치료제를 이용하여 치료하는 방법

나는 두 회사에서 연구소장으로 일하면서 암 환자들의 혈액을 이용하여 CD-LAK 세포들과 자연살해세포들을 여러 방법을 통해 이들 면역세포들을 체외 배양을 하여 클론 확장을 통해 항암치료에 필요한 만큼의 면역세포들을 증폭시켰다. 이렇게 만들어진 면역세포들을 병원에서 직접 많은 암 환자들에게 다른 항암치료와 더불어 항암 면역세포치료제로 암 환자들을 치료하였다.

항암 면역세포 치료방법은 매우 간단하다.

암 환자에게 면역세포치료를 시행할 시 화학 항암치료나 방사선 치료로 암 주위 미세 환경을 먼저 파괴 시킨 후 면역세포 치료를 시행하는 것이 보다 좋은 항암치료 효과 기대치를 가질 수 있기 때문에 우선적으로 종양 내과 선생들의 항암치료 스케줄에 따라 화학항암치료나 방사선치료 후 항암 면역세포 치료 스케줄을 설정하게 된다.

치료방법은 다른 항암 화학 치료방법과 유사하며 5~6회 항암 면역세포치료제를 투여 후 치료 효과를 평가한 뒤 치료방법을 다시 결정하게 된다. 투여 방법은 체외 세포 배양 기간이 2주 정도 걸리므로 환자가 2~3주 간격으로 외래로 병원에 와서 배양할 혈액을 채취하고 배양되어 활성화된 면역세포들을 주사로 맞고 돌아가는 것이다. 이때 치료 시간은 약 한 시간 정도 걸린다.

항암 면역세포치료제를 5~6회 투여 후 한 주기가 끝나면 그 기간은 약 3개월 정도 걸리고 다른 항암치료처럼 이 주기가 끝나는 즈음 MRI 또는 CT 촬영 영상을 통해 암의 크기를 비교 확인한 후 다음 치료방법을 정하게 된다. 현재 암 환자들에게 다른 항암치료방법과 더불어 이 같은 항암 면역세포 치료방법으로 치료를 하고 있다.

현재 일본에서는 환자로부터 채혈을 한 뒤 여러 종류의 면역세포들을 각각 다른 방법으로 배양한 뒤 이들 세포들을 다시 서로 섞어 환자에게 투여하는 방법(칵테일 방법)을 몇 군데 병원에서 시도하고 있다. 이런 시도에서 얻게 될 결과는 향후 4~5년 더 지나야 나오게 되므로 이 방법이 더 좋은지는 그때 알 수 있다.

3) 유전자 항암치료방법 (표적치료제)

그 다음으로 항암치료방법 중 유전자 치료방법으로 암세포들에서 특이하게 많이 반응하는 특정 단백들을 유전자 조작으로 만든 약재들로 대부분 암세포들의 성장을 억제시키는 항암 약재들인 항암 표적치료제를 살펴보자.

최근 분자 유전학의 발전으로 암세포들에서만 많이 발현하는 특정 단백이나 특정 유전자 변화들이 많이 규명되면서 여러 연구소와 제약회사들에서 암세포들의 형성과정과 성장에 관여하는 특정 단백 분자들을 대상으로 연구 개발되어 만들어진 새로운 약재들이 항암 표적치료제이다.

정상적으로 모든 세포들은 성장하고 생존하기 위해서 성장인자들을 받아들일 수 있는 수용체들을 많이 가지고 있다. 정상 세포들이 세포 주위에 있는 성장인자들을 세포벽에 있는 수용체들을 이용하여 받아들이게 되면 신호전달 매개단백들을 활성화시키는 특정 효소단백(tyrosine kinase)이 인산화되면서 신호체계 활성화과정이 즉시 일어나게 된다. 그 후 순차적으로 세포질 내에서 연속적으로 활성화 과정이 일어나게 되면서 전달 사항이 핵산으로 전달된다. 이런 전달체계에 의해 세포들이 성장에 필요한 특정 단백을 세포질 내에서 만들도록 핵

내에서 지시를 내린다. 그 결과 세포 내에서 성장에 필요한 특정 단백들이 만들어져 세포들의 성장을 촉진하게 한다.(13page: 단백 형성과정 참조)

이런 과정이 정상적으로 일어나는 현상이다.

· 암세포 벽에 발현하는 상피세포 성장인자에 반응하는 표적치료제

모든 세포들이 가지고 있는 상피세포 성장인자 수용체는 상피세포 성장인자와 결합하면 성장에 필요한 단백을 형성하도록 신호전달체계가 활성화된다.

이런 신호전달체계의 초기 활성화는 티로신 키나제(tyrosin kinase)에 의해 만들어진다. 생물 분자학 발전으로 암세포들의 성장에 대한 많은 연구들을 통해 알려지면서 상피세포 성장인자 수용체의 활성화로 티로신 키나제 효소가 활성화되는 것들이 규명되었다. 이 효소의 활성화는 정상적인 상태에서 세포 주변에 상피세포 성장인자가 있어야만 수용체 결합에 의해 효소의 활성화 과정이 만들어진다. 그러나 일부 암세포들에서는 특이한 현상이 만들어진다. 정상 세포들에서 볼 수 없는 현상으로 상피세포 성장인자의 수용체가 성장인자가 없는 상태에서도 스스로 활성화가 이루어진다.

이런 현상은 정상적 세포에서는 절대로 만들어지지 않으나 일부 암세포들이 변이 과정을 통해 만들어지므로 그 과정에서 수용체 변이가 동반될 경우 이런 현상이 만들어질 수 있다. 그래서 암세포들 일부는 성장인자가 없는 상태에서 생존과 성장에 필요한 단백을 암세포 자체에서 만들어 성장하고 세력을 키울 수 있게 된다.

만약 티로신 키나제 효소의 활성화를 억제시키면 그 세포들은 생존과 성장에 필요한 단백 형성의 차단으로 성장이 멈추게 된다. 이런 기전을 기초로 하여 만들어진 항암치료제가 항암 표적치료제이다. 단 클론 항체 또는 저분자 화합물을 이용하여 상피세포 성장인자 수용체와 반응을 일으키게 하면 수용체의 활성화가 차단되어서 단백 형성에 절대적으로 필요한 타로신 키나제의 활성화가 차단된다. 그 결과 암세포에서는 성장에 필요한 단백이 형성되지 못한다. 이런 표적체료제를 만들기 위해서는 암세포들에서 표지되는 상피세포 성장인자 수용체의 정확한 구조와 유전자적 배열을 알아야 가능하므로 현재도 많은 연구들이 진행되고 있다. 이런 약재들은 암세포들에서만 표지되는 특이 표적을 선택적으로 공격하므로 부작용을 최소한으로 줄이면서 항암치료 효과를 높일 수 있다.

가장 좋은 사례로 유방암세포들에서는 상피세포 성장인자 수용체인 HER-2단백들이 많이 발현하는데 그 수용체와 반응하는 단 클론 항체치료제인 허셉틴을 투여하면 암세포들에서 성장인자 수용체인 HER-2단백과 반응하여 성장 단백 형성 억제에 의해 암세포들의 성장을 못하게 하여 암의 세력을 약화시킨다.

또한 이 약재들은 위암세포들 중 성장인자 수용체 HER-2단백을 발현하는 암세포들의 성장을 멈추게 할 수 있으므로 위암 환자들 중 암세포에서 이런 특정 상피성장인자 수용체를 나타낼 경우 선택적으로 사용이 가능한 항암 표적치료제이다. 그러나 표적치료제들이 모든 암세포들에 치료 효과를 보이는 것은 아니다.

그 이유는 암세포들의 수용체 유전자 배열에는 많은 변이가 일어나 있기에 선별적으로 표적치료제에 반응을 보이는 특정 암세포들에서만 항암치료 효과를 보이게 된다.

이런 항암 표적치료제에는 여러 종류가 있다.

그 중 주사제인 단 클론 항체치료제인 경우 암세포들에서 과발현된 특정 단백들(예를 들어 특정 수용체들)을 찾아 공격하는 약재들로서 마치 정밀하게 공격이 가능한 미사일 공격과 동일하다. 그리고 경구 투여 약재인 저분자 화합물인 타이로신 카이나제 억제재와 소분자치료제들인 경우 암세포들의 성장에 관여하는 신호전달체계의 초기 단계에서 티로신 키나제(tyrosine kinase)의 활성화 과정을 차단시킬 수 있는 약재로 암세포들이 성장에 필요한 단백 형성을 차단시켜 암의 성장을 못하게 한다.

앞서 언급하였지만 이런 표적치료제는 사용하기 전에 암 환자의 종양 유전자 변화를 꼭 확인해야 한다. 그 이유는 이 치료제들은 맞춤 치료제이므로 이런 약재들이 반응할 수 있는 특정 표적들이 암세포들에서 발현되어야 항암치료 효과를 보이기 때문이다. 그래서 대부분의 항암 표적치료제들은 제한된 암 환자들에게만 사용이 가능한 약재이다.

또한 이 약재들도 장기간 사용할 시 암세포들에서 내성이 잘 생기는데 예를 들어 성장인자 수용체에 반응하는 단 클론 항체치료제의 경우 장기간 사용하면 암세포들에 변이 과정이 생기고 다른 경로를 통해 성장에 필요한 단백들을 만들도록 유도하는 다른 신호전달체계들이 만들어진다. 결국 약의 내성이 생겨 약재 치료 효과가 떨어지게 된다.

이런 이유로 생산되는 항암 표적치료제들에서 폭 넓게 유전자 변이들을 수용할 수 있는 보다 향상된 제품들을 만들려고 연구되고 있으며 매년 새로운 제품들이 만들어지고 있다.

그 중 성장인자들을 수용하는 수용체에 반응하는 항암 표적치료제에 대하여 알아보자.

지금까지 개발된 표적치료제들은 단순 표적치료제들로 암세포들에서 성장인자 대신 특정 단백이 성장인자 수용체와 결합함으로서 신호전달체계가 형성되지 못하게 하거나 또는 신호전달체계의 활성화를 억제시키는 방법을 통해 암의 성장을 억제시키는 약재이나 암세포들을 직접 죽이는 능력은 없었다. 그러나 최근 개발되는 다중 표적치료제들은 암세포들에서 나타나는 특정 수용체와 반응하면서 암세포들의 성장을 못하게 만드는 역할을 하는 동시에 암세포들을 직접 공격하는

항암 표적치료제 Mo-Ab

예를 들어 단 클론 항체치료제를 살펴보면 특정 수용체들과 반응할 수 있는 기능을 똑같이 가진 항체들을 체외에서 대량으로 만들어 암 환자에게 투여하는 주사약 형태인 면역 항체치료제이다. 성분에 따라 분류하면 주사제인 단 클론 항체치료제, 먹는 알약 형태인 타이로신 카이나제 억제재와 소분자로 나누어진다. 주사제인 단 클론 항체 치료제인 경우 암세포들에서 과발현된 단백(예를 들어 성장인자 수용체)을 찾아 공격하는 약재들로서 마치 미사일 공격과 동일하다.

반면 먹는 알약 형태인 타이로신 카이나제 억제재와 소분자 치료제들인 경우 암세포들의 성장에 관여하는 신호전달체계를 억제시켜 세포 분열이 일어나지 못하게 하여 암세포들의 세력을 약화시키는 약재들이다. 이런 약재들은 많이 개발되어 다양한 종류의 암 환자를 대상으로 사용되고 있다.

약재들도 서서히 개발되고 있다.

1990년대부터 개발되어 지금까지 새로운 항암 표적치료제(Mo-Ab)들이 많이 만들어져서 많은 암 환자들에게 현재도 사용되고 있으며 새로운 항암 약재의 개발이 지속적으로 이루어지면서 과거보다 많은 암 환자들에게 암의 성장을 저하시켜 보다 오래 살 수 있는 기회를 주게 되었다.

예를 들어 만성 골수성 백혈병에 가장 많이 사용 중인 글리백(Geevec), 유방암에서 사용 중인 허셉틴(Herceptin), 간에 전이를 일으킨 대장암에 사용 중인 얼비툭스(Erbitux), 비소세포성 폐암 환자에게 쓰고 있는 이레사(Iressa)와 타세바, 알리탐 등이 있다. 이런 약재들은 화학 항암제처럼 부작용이 심하진 않지만 여러 부작용을 보일 수 있으므로 투여 시 세심한 관찰이 필요하다.

· 새로운 혈관 형성에 필요한 VEGF에 반응하는 표적치료제

혈관 형성에 관여하는 성장인자(VEGF) 수용체에 반응하는 표적치료제들도 많이 개발되고 있다. 이 약재들은 암세포에서 혈관 형성에 장애를 주어 암 조직의 성장을 차단시킬 수 있기에 특정 암 환자들에게 현재 많이 사용되고 있다.

암세포들의 세력을 확장하기 위해서는 절대적으로 필요한 것이 자신의 혈관을 가지는 것이다. 새로운 혈관을 만들기 위해서는 창상치유 과정에서 보듯이 혈관 내피세포 성장인자(VEGF)가 절대적으로 필요하다. 그래서 암세포들 벽에서는 혈관 내피세포 성장인자를 받아들이는 혈관 내피세포 성장인자 수용체(VEGFR)들이 많이 발현되어 있다.

일반적으로 암의 크기가 3mm 정도 커지게 되면 암 조직 스스로 자신의 혈관을 가지게 된다. 그 과정은 암의 일생 편에서 자세히 설명하였지만 암세포들이 자신의 혈관을 가지기 위해서는 그들 세포벽에 많은 혈관 내피세포 성장인자의 수용체들을 발현하게 되고 성장인자들과 반응이 일어나면 성장을 유도시키는 신호전달체계가 활성화되면서 새로운 혈관들이 만들어지게 된다. 이때 이런 신호전달체계를 차단시키게 되면 암세포들은 자신의 혈관을 가지지 못하게 된다. 그러나 특이하게 암세포들에서는 성장인자들이 없는 상태에서도 성장인자 수용체들을 암세포 스스로 활성화시켜 자신의 혈관을 만들려고 한다.

그런 과정에서 수용체가 활성화되어 신호전달체계가 활성화되는 기전 초반부터 차단시킬 경우 암 덩어리에서 새로운 혈관이 만들어지지 못하면 암세포들은 성장하지 못하고 작은 크기 그대로 있게 된다. 이런 점을 착안하여 개발된 표적치료제들은 암세포들이 가지고 있는 혈관 내피세포 성장인자 수용체에 반응하여 암 조직에서 새로운 혈관을 못 만들게 하는 것이다. 그래서 이런 약재들은 암세포들의 전이과정을 차단시키는 약재로 개발되었고 특정 암 환자들에게 사용하고 있다. 여기에 속한 표적치료제들도 많이 개발되어 있다.

예를 들어 대장암이나 비소세포성 폐암에 사용하고 있는 아바스탄(Avastine), 다중 표적치료제로 암세포에서 나타나는 여러 수용체에 반응하는 개선된 표적치료제로서 최근 개발되어 신장세포암에 쓰고 있는 수텐(Sutent), 넥사바가 있다. 이런 치료제들은 암세포의 성장을 방해하면서 암세포를 공격하는 약재이나 약값이 비싼 것이 흠이고 환자에 따라 역시 부작용이 나타날 수 있다.

· 기타 표적치료제

특정 수용체에 반응하여 암세포들의 성장을 억제시키는 표적치료제 외 현재 개발되어 많이 사용 중인 표적치료제들도 있다. 예를 들어 리툭산(rituxan)은 비 호지킨 림프종(non-Hogkin' s lymphoma)에 널리 사용하고 있다.

B 림프구가 골수에서 만들어지는 과정에서 비정상적으로 B 림프구 표면에 특정 표지분자(CD20)들이 많이 만들어지게 되면 골수에서 B 림프구들 형성이 증가하게 되어 B 림프구 종양이 만들어지게 된다. 이 단 클론 항체(리툭산)는 B 림프구벽에 나타내는 특정 표지 분자(CD20)에 달라붙어 골수에서 B 림프구 형성을 못하게 하는 기능을 보인다. 그 결과 골수에서 림프구 형성 과정 중 B 림프구의 형성이 차단된다. 이 약재를 사용하는 비 호지킨 림프종 환자 군에서 50% 이상 재발이 지연된다.

그러나 리툭산 역시 림프종의 성장을 억제시키지만, 골수에서의 정상적 B림프구의 형성 또한 막아 장기간 사용 시 심각한 부작용을 만들 수 있다. 그래서 6개월 이상 환자에게 투여 시 B림프구 형성에 장애를 줄 수 있고 호흡 곤란, 저혈압, 부종, 폐윤 침전 같은 부작용을 보일 수 있어 치료 시 세심한 관찰이 필요하다.

· **현재 사용 중인 표적치료제들**

현재 식약청에서 표적치료제로 허가된 제품들을 정리하면 골수 섬유화증에 사용되는 자가비정(ruxolitinib), 신장암 · 위장관암 그리고 신경내분비암에 상용되는 수턴정(sunitinib), 신장암에 사용되는 토리셀주(temsirolimus), 다발 골수종에 쓰는 벨케이드주(bortezomib), 대장암과 두경부암에 사용되는 엘비툭스주(cetuximab), 급성 림프 모구 백혈병에 사용되는 글린벡필림코팅정(imatinib)과 스프라이셀정(dasatinib), 피부암에 사용되는 글리백필름코팅정(imatinib), 신장암과 연조직 육종에 사용되는 보트리엔트정(pazopanib), 만성 림프구성 백혈병에 사용 중인 맙테라주(nituximab), 대장암에 사용되는 아바스틴주(bevacizumab), 중추 신경계암, 신장암, 유방암에 사용되는 아피니토정(everolimus), 신장암, 간세포암, 갑상선암에 사용되는 넥사바 정(sorafenib), 만성 골수성 백혈병에 사용되는 타시그나캡슐(nilotinib), 스프라이셀정(dasatinib)와 슈펙트캡슐(radotinib) 그리고 글린벡필림 코팅정(imatinib), 비호지킨 림프종에 사용되는 맙테라주(rituximab), 비소세포성 폐암에 사용 중인 타쎄바정(erlotinib)와 지오트립정(afatinb) 이레사정(gefitinib), 유방암에 사용 중인 타이커브정(lapatinib)와 허셉틴주(trastuzumab) 그리고 위암에서도 허셉틴주(trastuzumab)을 사용하고 있다.

이같이 다양한 표적치료제가 암 환자들을 위해 사용되고 있으며 현재도 새로운 표적치료제들이 꾸준히 개발되면서 항암치료에서 좋은 치료효과를 보이고 있다.

암 환자들을 치료하면서 느낀 점은 화학 항암제를 처방하여 눈에 보일 정도로 암의 크기가 줄어드는 등의 좋은 치료 효과를 보이던 환자들도 대부분 길어야 일 년 반 정도 지나면 암의 특성(매 세포 분열 과정에서 변이 과정이 만들어져 암세포들에서 발현되는 특정 부위에서도 유전적 변이가 오게 된다)으로 약에 대한 내성이 생겨 그 후 전혀 치료 효과를 보지 못하는 경우를 많이 경험하였다. 물론 내성이 덜 생겨 장기간 투여하여 좋은 반응이 이어지는 경우도 종종 있다. 그래서 표적치료제는 모든 암 환자에게 사용 가능한 약재가 아니다.

예를 들어 비소세포성 폐암에서 단독으로 항암 표적치료제인 일레사만 사용할 시 환자 중 20%에서만 효과를 보이고 나머지 환자에게는 전혀 치료 효과가 없었다.

이 같은 이유는 암세포들의 유전적 변이가 사람에 따라 많은 차이를 보이는 경우와 암세포 자체의 유전적 변이가 암세포마다 다르게 나타나므로 표적치료제 치료 효과 반응에 많은 차이를 보이는 것이다. 그래서 표적치료제 사용 시 암세포의 유전적 변이를 먼저 확인하는 것이 중요하며 이런 암세포들에서 나타나는 유전적 변이에 따라 적절한 약재를 선정하여 항암치료 기대치를 높일 수 있다.

· 암 백신

항암 유전자 치료방법으로 암 백신에 대하여 알아보자. 많은 연구자들은 예방 접종으로 감염질환을 막을 수 있는 것처럼 암세포에서 나타나는 특정 암 항원을 이용하여 암의 발생을 막을 수 있는 예방 암 백신 연구를 많이 하였다.

백신 연구 과정에서 암 항원에 반응하는 동물을 이용하여 항체를 만들 수 있으나 그 항체를 사람에게 투여 시 동물의 이종 혈장이 같이 들어가 혈청 병 같은 증상을 보일 수 있다. 그래서 암 항체 부위 중 암 항원과 반응하는 가변 부위는 동물에서 만들고 불변 부위는 사람의 항체에서 만들어 변종 암 항체를 만들게 되면 이런 부작용을 최소화시킬 수 있다.(항체의 구조를 보면 특정 항원과 결합이 일어나는 가변 부위와 가변 부위를 유지하는 불변 부위로 만들어져 있다.)

그러나 암세포들은 세포 분열 과정에서 매번 변이 과정이 만들어지므로 암 항원들이 매번 변하게 되어 지속적으로 암세포에게 반응을 일으킬 수 있는 암 항체들을 만들기가 힘들다. 이는 마치 후천성면역결핍증을 일으키는 HIV 백신 만드는 것 자체가 힘든 이유와 비슷하다. 그래서 암 백신 개발과 치료에는 한계가 있다.

최근 연구에서는 이런 방법으로 암 항체를 만들고 이런 항체에 레신(recin), 디프테리아 독소, 방사선 물질들을 삽입하여 제한적으로 암 환자에게 투여하여 암세포와 반응 시 이런 독성 물질에 의해 암세포들을 죽이는 방법들도 강구되고 있다.

· 그동안 내가 시도하였던 새로운 항암 면역세포치료제

면역세포들을 체외 배양을 통해 대량으로 만드는 방법을 두 연구소에서 10여 년 이상 일을 하면서 타 연구소 사람들과 공동 연구를 통해 새로운 기술들을 많이 접하게 되었다.

활성화된 림프구들이 직접 암세포를 찾아 공격할 수 있도록 유전자 조작을 통해 만든 후 원하는 면역세포 수만큼 클론 확장을 통해 얻는 방법들을 강구하거나 또는 줄기세포들을 이용하여 직접 자연살해세포들을 만들어 암 환자에게 투여하는 방법 같은 새로운 기술들이 개발되어 연구되고 있으며 현재 좋은 결과들을 보여서 몇 년 후에는 실용화가 가능할 것으로 생각된다.

또한 현재 세포 급냉기술 발전으로 체외세포 배양 방법에서도 많은 변화가 일어나고 있다.

지금까지는 항암 면역세포치료제를 만들기 위해서는 환자가 매번 병원에 가서 채혈을 해야 체외 배양이 가능하였으나 세포 냉동기술 발달로 중간 배양 상태로 어느 정도 세포들을 증폭 후 -180도 급냉시켜 보관할 수 있게 되었다. 그 후 필요할 때마다 원하는 세포 수만큼 채취하여 체외 배양을 하면 원하는 만큼의 면역세포 수를 얻을 수 있다. 그래서 필요한 시기에 적절한 항암 면역세포 치료가 가능해졌다.

예를 들어 항암치료 과정에서 방사선 조사 또는 화학 항암제 투여

시 심한 골수 기능 저하로 면역세포들의 형성에 장애를 일으켜 체외 면역세포 배양 시 어려움이 있었으나 이런 경우 건강한 상태에서 면역세포들을 추출한 후 급냉 상태로 보관 후 필요한 상태에서 건강한 면역세포들을 이용할 수 있다. 이는 탯줄 내 줄기세포를 보관하는 방법과 같은 이치이다.

이런 방법들이 가능해지면 TIL요법도 가능해지고 환자는 한 번의 채혈로 모든 항암 면역세포치료제들을 만들 수 있는 재료들이 확보되는 것이므로 매번 병원에 갈 필요가 없다. 앞으로는 정식으로 식약청에 인정받아 제품으로 만들어질 것이다.

4.
말기 암 환자들

· 햇빛 찾아 모여 있는 사람들

내가 면역세포들을 체외에서 배양하여 다시 증폭된 면역세포들을 환자에게 투여하는 면역세포치료제 개발을 우리나라에서 처음 동참하여 시행하면서 그에 따른 많은 시행착오와 힘든 과정들이 꽤 많았다. 몇 년 동안 이 같은 힘든 과정을 마친 후 식약청에서 정식으로 환자에게 치료제로 사용해도 좋다는 조건부 허가를 받은 후 많은 암 환자들과 같이 생활하면서 나는 그들의 고통과 그들이 원하는 것이 무엇인지 어렴풋이 알 것 같았다.

한 번은 저녁 시간에 암 환자들을 위한 강연을 부탁받았다. 깊은 산속에 암 환자들만 모여 치료를 하고 있는 200여 병상의 중소 병원이었다. 입원한 환자들은 다양한 종류의 암으로 고생하고 있었는데, 수술을 마치고 회복하기 위해 입원한 환자들도 있지만 대부분은 말기 환자들이었고 가족들과 같이 지내는 환자들도 있었다.

강의 내용은 암 치료에서 최근에 대두되는 면역세포치료제들의 소개와 현재 시행하고 있는 항암치료 과정에서 면역세포치료제들의 병행 치료방법에 대하여 경험담을 섞어 환자들과 보호자들에게 소개하는 강의였다. 그쪽 병원에서 사전 공고를 했기 때문인지 혹은 보다 나은 치료방법을 알기 위해서인지 넓은 강당은 많은 사람들로 꽉 차 있었다. 그렇게 강의가 끝난 후 2~3시간에 걸쳐 많은 질문을 받았다. 그 중 "왜 내가 암에 걸리는가?"에 대한 질문부터 같은 장기에 동일한 암이 걸렸는데 어떤 사람은 좋아지고 어떤 사람은 급속히 나빠져 죽게 되는 이유 등 다양한 질문들이 쏟아졌다. 대부분 말기 환자들이기에 삶의 애착이 묻어나는 질문들 속에서 다른 암 환자들의 눈물을 흘리게 하는 경험담들도 많이 들을 수 있었다.

말기 암 환자들이 많이 모이는 장소는 공기가 좋고 기후 변동이 심하지 않으며 햇볕이 하루 종일 비치는 곳에 자리를 잡고 있다. 이 병원도 그런 곳에 지어진 병원으로 종교 단체에 의해 운영되고 근무하는 의사들도 같은 종교 단체에서 파견 나온 의사들이 많았다.

내가 근무하고 있는 연구소와 병원에 와서 항암 면역세포치료를 받은 많은 환자들 중 이런 병원을 선택하지 않고 깊은 산골짜기에서 암 환자들끼리 모여 생활하는 환자들도 많이 보았다. 그들이 거주하는 곳은 황토방 같은 자연친화적인 형태로 만든 환경에서 생활하고 항암치료를 받을 경우에만 도시에 있는 병원에 가서 2~3일 정도 입원하여 치료를 마친 후 다시 돌아와 전원생활을 하는 방식이었다. 식사는 텃밭에서 자기 스스로 키운 야채들을 주로 먹고 붉은 고기류는 먹지 않으며 견과류와 과일 섭취를 많이 하는 것 같았다. 하지만 대부분 환자들이 섭취하는 음식물들이 너무 제한적이었고 영양 공급의 불균형이 올 것 같은 생각이 들어 적절한 영양 공급이 필요할 것으로 생각 되었다.

많은 암 환자들은 특히 붉은 고기 섭취를 하지 않는 경우가 많다. 그 이유는 붉은 고기를 요리할 때 나오는 발암물질인 아로마틱 아민(Aromatic amine)에 의해 암이 더 커진다고 생각하여 먹지 않게 되는 것인데 이 물질들은 정상 세포들을 돌연변이세포로 만드는 것은 맞으나 암 조직을 왕성하게 키우는 것은 아니다. 그러므로 붉은 고기를 피할 이유가 없으며 붉은 고기가 싫으면 단백질 공급을 위해 생선류와 닭고기를 섭취하여도 무관하다는 생각이 든다. 지금까지 나온 자료들에서 각종 암 환자에 따라 유용한 음식들을 많이 추천하고 있다.

예를 들어 전립선암 환자들에게는 토마토를 추천하고 토마토를 장기 복용한 사람들에게서 현저히 전립선암의 발생 빈도가 떨어진다고 보고되고 있다.

암의 종류에 따라 필요한 음식들이 있기에 획일적으로 모든 암 환자들에게 같은 종류의 음식물을 강요하고 많은 음식들을 제한시키는 것은 오히려 환자의 영양 상태를 나쁘게 만들 수 있다. 앞서 언급하였듯이 암을 일으키는 원인 중 30% 정도가 식생활에서 온다고 생각해 모든 암 환자에게 항산화기능이 많은 음식들만 추천하고 편중되어 환자에게 획일적으로 공급하게 되면 영양 공급의 불균형이 올 수 있다.

경험상 도시를 벗어나 좋은 환경에서 혼자 생활하며, 특히 스스로 결정하여 음식물을 만들어 먹는 많은 말기 암 환자들에게 이런 현상이 두드러지게 나타난다.

그 병원의 환자들 역시 자연친화적 주거 환경에서 항산화 기능을 가진 음식들을 섭취하고 규칙적인 생활을 하면서 긍정적 사고와 산책, 그리고 적절한 운동으로 신체를 보강하며 하루에 햇빛을 2시간 이상 쬐려고 노력하고 있었다.

우리가 섭취한 음식물 중에 비타민D는 햇빛을 받으면 비타민D3로 바뀌어져 암의 전이 과정을 차단하는 효과가 있기에 암 환자들이 양지바른 곳에서 햇빛을 받는 것이다.

그 병원에서 요양하는 대부분의 사람들은 암에 걸린 후 몇 번에 걸친 항암치료 경력을 가지고 있는 환자들이기에 암에 대한 지식이 어느 의사보다 높은 수준이었다. 그러나 암에 대한 광범위한 지식들은 많이 알고 있지만 그 깊이가 낮고 피상적 지식이면서 암에 대해 전부 아는 것 같은 착각을 환자 스스로 갖게 되어 치료 과정에서의 많은 오류를 범하는 것 같았다.

많은 암 환자들에게는 자신의 생명이 걸린 문제이기에 무척 예민해지고 귀가 얇아지게 된다. 이 때문에 암 치료에 좋다는 이야기만 들어도 아무 생각 없이 무조건 받아들이게 되는 것이다.

항암치료 시 경우에 따라서는 매우 강한 화학 항암요법을 시행한 뒤 선택적 방사선 치료가 필요할 수 있다. 이 같은 시기에 남의 말에 현혹되어 민간요법으로 면역체계를 증강시켜 암세포들을 다 죽일 수 있다는 허황된 이야기에 넘어가 치료 시기를 놓쳐 암 말기 상태가 된 환자들도 치료 과정에서 간혹 본다.

앞서 언급하였듯이 후천성면역결핍증인 에이즈 질환처럼 면역결핍 사항이 아닌 사람들에게 암이 발생하였다고 순간적으로 면역체계를 증강시킨다한들 암세포를 죽이는 능력이 높아지는 것도 아니고 왕성한 면역세포들이 암세포들을 다 죽이는 것이 아니기 때문이다.

그 이유인 즉 암세포들의 세력이 왕성하게 형성되어 있을 경우 암세포 주위 미세 환경이 이미 암세포들에게 유리하게 전개되어 있는 상태이므로 면역체계가 증강되고 활성화되었다고 하여도 면역세포들이 암세포에 대한 공격을 성공하기는 쉽지 않기 때문이다.

그러므로 암 치료 시 우선 유리하게 만들어진 암세포 주위에 생긴 미세 환경을 깨뜨릴 수 있는 항암치료를 먼저 시행한 뒤에야 면역세포들의 활약을 기대할 수 있다.

싸움터인 미세 환경을 깨뜨릴 수 있는 방법이 항암치료인 화학 항암요법과 방사선치료이므로 이런 항암치료가 어느 정도 이루어진 뒤 인위적으로 면역체계의 활성화가 만들어지면 암세포들을 퇴치시킬 수 있는 기회를 가질 수 있다. 이 같은 과정을 무시하고 무조건 면역체계를 증강시켜 암을 치료할 수 있다는 허황된 이야기에 넘어간 암 환자들이 생각보다 많았다. 이 같은 현상은 암세포들의 특성을 충분히 이해하지 못한 결과로 오는 것이다.

· 말기 암 환자의 항암치료법

말기 암 환자에게 중요한 것은 환자의 삶의 질을 최대한 끌어 올려 정상적 생활을 영위하면서 적절한 항암치료를 병행하는 것이 중요하다고 생각된다.

전신에 파급된 환자들에겐 암세포들을 죽이기 위해 강력한 화학 항암제 투여를 시행하여 골수기능 저하와 더불어 여러 부작용으로 전신 쇄약 상태에 빠져 삶의 질은 최하위로 떨어지게 된다. 그 결과 환자는 침상에 하루 종일 누워 있어야 하고 일상생활이 불가능할 수도 있다. 물론 암 환자 치료 과정에서는 강력한 항암치료가 필요한 경우가 대부분이나 말기 환자인 경우, 특히 고령자인 경우 환자 입장에서 한 번 생각해 볼 필요가 있다.

고령인 암 환자가 암 치료방법을 스스로 결정하여 죽을 때까지 자신의 삶의 질을 유지하는 것과 가족에 의해 암 치료방법이 결정되어 집중 암 치료를 받은 결과를 비교해보면 환자의 삶의 질에서는 환자 스스로 선택하는 것이 더 나은 것 같다는 생각을 가지게 된다.

가족들은 암 치료에만 모든 정성을 다하게 되고 치료 과정에서 황폐해지는 환자 삶의 질의 중요성을 등한시한 결과, 많은 암 말기 환자들은 대부분 침상에 누워 보호자의 도움을 받으면서 생명을 연장하여 사는 경우를 너무 자주 접하기 때문이다.

말기 환자들 중 우리가 기대하는 시기보다 훨씬 오래 살면서, 비록 불편한 생활이지만 자기가 살아가는 과정에서 얻은 불행한 일이라고 생각하고 자기 일을 하면서 중간 중간에 병원에 와서 항암치료를 하고 긍정적 사고로 자신의 모든 일을 스스로 처리하는 환자들을 간혹 본다. 그런 환자들은 마치 신부전증에 빠져 일주일에 세 번 정도 인공신

장실에 가서 혈액 투석을 시행하는 만성신부전 환자처럼 암을 마치 만성질환으로 생각하면서 살아간다.

병이 악화되어도 그때마다 너무 강하지 않은 암 치료방법을 선택하여 적절한 항암치료를 병행하면서 본인 삶의 질을 최대한 높은 상태로 유지하며 자기 삶을 영위하는 것이 보다 오래 사는 길인 것 같다.

최근 서울대병원 암 통합 케어센터 팀 보고 내용을 보면 국립암센터와 삼성서울병원에서 치료받은 폐암 환자 809명을 5년 동안 추적 조사한 결과 항암치료 후 삶의 질이 떨어진 환자군은 그렇지 않은 환자군보다 사망 위험이 2배 이상 증가한다고 보고하였다.

다시 말해 항암치료가 끝난 상태에서도 높은 삶의 질을 유지할수록 오래 살 기회가 많다는 것이다. 이런 보고서를 볼 때 말기 암 환자에게서 환자의 삶의 질을 먼저 생각하는 것이 보다 암 환자를 위하는 길이 된다고 생각된다.

저자에게 강한 인상을 주어 아직도 기억되고 있는 환자가 있다.

폐암 말기 남자 환자로 화학 항암치료제에 반응이 없어 항암 표적 치료제인 탈세바 약재로만 항암치료를 하면서 뇌에 전이된 모래 알맹이 같은 작은 전이암들은 선택적 방사선 치료방법인 사이버 나이프 방사선 치료(Cyberknife radiotherapy)를 받은 환자였다.

환자는 고향인 시골에 내려가서 자연친화적인 생활공간을 만들고 그곳에서 전원생활을 하였다. 일과는 아침에 일어나 뒷동산으로 올라가서 산보 및 운동을 한 뒤 자기가 만든 황토방에서 건습 사우나를 하며 땀을 흘린 후 마을 앞으로 흐르는 냇가에 나가 목욕을 하는 것이 아침 일과였다. 그 후 다시 황토방에서 자신이 관여하는 회사 식구들과 그날 할 일에 대하여 인터넷으로 의견을 나누고, 필요하면 지시도 하면서 화상 통화로 대화를 나눈다.

이런 과정을 통해 자신의 일을 하면서 성취감도 있고 열심히 할 어떤 목표가 있어 내일을 기다리는 마음을 가질 수 있어 잠시나마 자신의 병마로부터 벗어날 수 있어 좋다고 했다.

저녁에는 텃밭에 나가 작물을 보살피고 잡초도 뽑으면서 아이들 때문에 두 집 살림살이를 하는 아내가 저녁 늦게 오는 경우 부인과 같이 늦은 저녁밥을 먹고 일찍 잔다. 그리고 주말이면 아빠 찾아 오는 아이들을 위해 야채와 토마토, 딸기 등을 따서 서늘한 곳에 준비해둔다고 하였다.

항암치료를 받기 위해 병원을 찾아온 그 환자와 많은 대화를 나누면서 내가 가진 느낌은 확실히 다른 암 환자와는 달랐다. 환자 자신이 긍정적인 생각을 가지면서 보다 오래 살 수 있다는 자신감이 생겨 그런지 치료 받으러 올 때마다 부인보다 더 명랑하고 활기가 넘쳐 있었다. 그 환자가 다른 폐암 말기 환자보다 2~3년 더 사는 것은 아니지만 그래도 마지막 남은 삶을 자기중심적으로 살면서 남에게 기대지 않고 살아가다 마지막 한 달은 병원에서 지내다 운명하였지만 그동안의 삶은 어느 누구보다 활기차고 희망적으로 살고 간 것 같다는 생각이 든다.

환자를 돌보면서 내가 이 환자였다면 나는 어떤 결정을 하였을까 하고 가끔 자문해 본다. 내가 조기 암으로 진단받을 경우가 온다면 나는 아무리 암 치료가 힘들다 해도 근치치료를 선택할 것 같고 만약 나이가 70살이 넘어 이미 전신에 암세포들이 파급된 암 말기 상태로 진단받을 경우는 암세포들이 너무 빨리 자라지 않게 치료 목표를 정한 뒤 부작용이 심하게 일어나지 않을 정도의 항암치료를 시행하며 내 삶의 질을 유지할 수 있는 방법을 택할 것 같다. 그래서 적절한 화학 항암치료, 선택적 방사선치료 그리고 면역치료방법들을 병행하면서 자신의 생활을 영위하면서 삶의 질을 높여 암과 더불어 같이 사는 것도 좋을 것 같다.

많은 말기 암 환자들은 죽을 때까지 남의 손에 기대어 살고 싶은 생각을 하지 않는다. 하지만 투병 과정에서 환자는 이미 자기 자신이란 개념이 없어지고 단지 환자라는 개념으로 주위 사람들에게 인식되어 대부분 환자들의 남은 삶은 주위 가족들에 의해 결정되는 경우를 많이 본다. 그래서 말기 암 환자의 치료 과정을 환자 입장에서 보면 죽지 못해 살아가고 있는 상태가 많이 있다.

이런 수많은 경험을 통해 말기 암 환자들에게 암은 죽을 때까지 같이 가지고 가는 지병이니 이 병을 없앨 생각을 하지 말고 죽을 때까지 동행하는 친구처럼 생각하라고 말해 주고 싶다. 만약 암이란 친구가 너무 빨리 진행되어 생명에 위협을 주면 자신의 삶을 영위할 정도의 항암제나 다른 방법을 사용해 암의 진행이 천천히 일어나도록 유도시키는 것이 좋은 방법이고, 환자 자신은 마치 신부전증처럼 지금 만성질환을 앓고 있어 단지 힘들 뿐이며 일주일에 두세 번 병원에 가서 치료받고 있다고 생각하라고 이야기해 주고 싶다.

내가 지금 말기 암 판정을 받았다 가정하여도 이렇게 생각하며 죽을 때까지 나의 삶을 영위하면서 지금처럼 하던 일을 하며 살고 싶다.

5.
암세포들의 형성과 세력을 약화시키는 음식들

· 왜 나에게 암이 생길까?

암세포 발생 기전 중 음식과 생활 습성에 기인되는 요인들에 의해 암세포 전 단계인 변이세포들이 많이 만들어진다. 변이세포들에 의해 암세포들이 만들어지므로 변이세포 형성을 차단시키는 것이 암 예방이 되는 것이다. 이런 변이세포 형성을 차단시키는 항산화물이 많이 내포한 식품들(여러 종류의 비타민들이 내포된 식품)과 암세포들의 성장과 전이 과정을 억제시키는 식품들에 대하여 알아보자.

정상 세포에서 반복되는 세포 분열 과정에서 유전자 배열에 순차적으로 돌연변이가 지속적으로 일어나게 되면 변이세포들로 된 뒤 암세포로 전환된다. 그 후 면역세포들의 공격을 견디어내면서 오랜 세월 동안 암세포들이 점점 그 수를 증폭시켜 암 덩어리로 만들어진다.

암은 조기 발견될 시 완치될 수 있는 질환이나 암 덩어리가 커져 그 세력이 확장시기가 되면 다른 장기에 전이가 일어나게 되고 경우에 따라서는 완치가 불가능한 질환으로 전환된다. 그러므로 주기적 건강검진을 통해 조기 암 발견이 암을 정복하는 지름길이다. 그러나 이것보다 중요한 것은 예방적 차원에서 우리 몸에서 암의 발생을 차단시키는 것이다. 그러기 위해 무엇보다 생활 습관과 주위 환경의 개선이 중요하다.

많은 암 환자들이 저자에게 질문하는 내용 중 "왜 내가 암에 걸리는지 그 이유를 모르겠다"라는 것이었고 그 이유를 물어오는 환자들도 많았다.

폐암으로 고생하던 어떤 환자 한 분은 줄담배 피우는 남편은 건강하게 잘 지내는 반면 매일 집에서 애들만 키우며 담배도 안 피우고 고생한 내가 왜 폐암에 걸려 언제 죽을지 모르는 상태가 된 이유가 도대체 무엇인지 물었다.

실질적으로 폐암 환자 중 30% 정도가 여성이며 대부분 비흡연자인 경우가 많지만, 아직까지 뚜렷한 원인은 정확히 모르나 여성 호르몬, 식생활, 주위 환경의 특성, 유전적 특성 등 여러 원인들에서 오지 않을까 추측할 수 있다.

앞서 언급하였듯이 암의 원인은 무척 많다. 그 중 암 발병의 가장 큰 원인이 되는 것은 환경적 요인들과 매일 먹는 음식물들 그리고 기호식품들에 의해 변이세포들의 형성이 촉진되어 암의 발병률이 증가되는 것으로 생각된다. 이런 변이세포가 만들어지는 주된 원인은 세포들의 세포 분열 과정에서 해로운 유해산소인 자유 산소 라디칼에 의해 만들어진다. 또한 다른 원인으로는 해로운 독성 물질들이 우리 몸속에 많이 축적되어 있으면 세포 분열 과정에서 만들어지는 단백들과 반응하여 새로운 형태의 단백이 만들어질 수 있다. 이렇게 만들어진 새로운 형태의 단백들에 의해 세포 분열 과정에서 영향을 주어 변이세포들이 많이 만들어질 수 있다.

이런 물질들은 우리가 살고 있는 주위 환경과 가공된 음식물에 너무 많이 내포되어 있다. 그래서 자연친화적 생활을 하면서 자연에서 얻은 음식물을 섭취하면 암의 발병률을 다소 줄일 수 있을 것 같은 생각을 가지게 된다.

최근 20~30년 사이 우리 사회는 많은 격변기를 거친 후 사회가 다변화되고 그에 따른 식생활의 변화로 우리나라에서도 자주 발생되는 암의 종류에도 커다란 변화가 생겼다.

과거 여성들은 주로 자궁암, 남자들은 위암 같은 생식기암과 소화기암의 발생 빈도가 높았으나 최근에는 과거 적게 발생하였던 폐암이나 갑상선암, 유방암, 전립선암이 증가하면서 발생 빈도가 높은 암으로 인식 되었다.

이 같은 이유는 사회가 복잡해지고 생존 경쟁이 심화되면서 정신적 스트레스와 반복적 흡연, 알코올 섭취, 불규칙적인 생활 패턴 그리고 비만과 운동 부족 같은 여러 요인들이 복합적으로 작용하여 과거와 달리 다른 형태의 암 발병률이 증가하는 것으로 생각된다.

예를 들어 정신적 스트레스가 심해지면 갑상선암의 발병률이 증가되고 장기간의 흡연은 폐암의 주된 원인이며, 알코올 섭취가 많으면 소화기암인 식도암이나 간암의 발병 원인이 된다. 과거에는 지금처럼 암으로 사망하는 사람들이 생각보다 적었고 잘 먹지 못해 건강 상태가 악화되어 오는 결핵 같은 만성 질환으로 죽는 사람들이 많았다고 생각된다. 그러나 요사이 못 먹어 영양실조로 병에 걸리는 사람들은 그 수가 매우 적고 오히려 비만, 운동부족, 정신적인 스트레스에 의한 고혈압, 당뇨 같은 성인병과 더불어 내분비 계열의 암으로 죽음을 맞이하는 사람들의 수가 늘어나고 있다.

이처럼 주위 환경에 의해 암의 발병률이 증가하는 것을 모든 사람들은 이미 알고 있지만 이런 환경을 벗어나 생활을 영위할 수 없기 때문에 많은 사람들은 항상 암이 발병할 수 있는 환경에 노출된 상태에서 살아가게 되었다. 이런 환경 속에 살면서, 암의 발생을 최소화시키는 방법들을 먼저 생각해보게 된다. 암의 발생을 막는 것이 암 치료방법에서 최선의 치료방법이기 때문이다.

암의 발생을 막는 생활 패턴은 주위 환경을 자연친화적 환경으로 만들고 먹는 음식들도 자연에서 얻은 살아 있는 상태로 먹으면서 스트레스를 덜 받는 환경을 만드는 것이 가장 중요하다. 또한 규칙적인 운동을 하고 생활하는 과정에서 남의 손을 빌리지 말고 본인 스스로의 육체적 움직임을 통해 노동의 고마움을 느끼고 긍정적 사고를 지니면 지금보다 암의 발병률은 현저히 떨어질 수 있다. 이런 생활은 현대사회에서 생활하는 많은 사람들에게 매우 힘든 요구일지 모르나 이런 생활을 하려는 마음이 꼭 필요하다.

암의 발생을 줄이는 생활 방식 중 먹는 음식물에 대해 생각해보자.

이유인즉 암의 원인 중 30% 이상이 우리가 매일 먹는 음식물 혹은 기호 식품에서 그 원인을 찾을 수 있기 때문이다. 앞서 언급한 유해 산소 자유 라디칼은 우리가 살고 있는 주위 환경에 의해 우리 몸에 축적되고 그 영향으로 세포 분열 과정에서 변이세포들이 만들어질 수 있다. 이런 유독 물질들은 우리가 먹는 음식물 등을 통해 중화시켜 제거할 수 있는데 예를 들어 그런 음식물들은 항산화 물질들을 많이 내포한 과일이나 야채 등이다.

옛 이야기 중 하루에 사과 한 개를 먹으면 많은 병을 막을 수 있다는 말이 있다. 이 말은 사과에 들어 있는 비타민C에 강한 항산화기능이 있기 때문에 믿음이 가는 말이 된다. 항산화물질의 기능은 체내에 축적된 활성 유해 산소 라디칼에 의해 세포 분열 시 유전자 손상을 막는 역할이다.

암 환자나 암 발병 위험군에 속한 사람들에게 종합 비타민 약재들을 추천하는 경우가 있다. 여러 종류의 비타민들 성분에서는 항산화 기능을 가지고 있으면서 변이세포처럼 손상된 세포 내에서 핵산 DNA 구조를 복원할 때 꼭 필요한 물질들이 있기 때문이다.

우선 비타민군들에 대하여 알아보자.

1) 비타민

· 비타민A

비타민A군은 체내 지질의 산화 과정을 억제시켜 유독성 유해 산소 라디칼 형성을 막고 세포분화 과정을 촉진시킨다. 암세포들은 성숙된 분화 과정이 일어나지 않은 미성숙 분화 과정에서 만들어진 세포들이므로 비타민A를 투여하면 암세포들의 세포분화가 촉진되어 분화가 잘된 세포들로 전환되어 항암치료 시 보다 좋은 치료 결과를 기대할 수 있다.

예후가 나쁜 암세포들은 분화 과정이 덜되고 빠른 속도로 증식되는 세포들로 만들어진 암 조직인 경우가 대부분이기 때문이다.

a) 장기를 형성하는 과정에서 세포들의 분화 과정과 성장 과정

세포가 성숙된 세포들로 만들어지는 형성 과정에서 분화 과정과 성장 과정 사이에서 일어나는 상호 관계를 살펴보자. 자궁 내에서 태아 형성 과정이 좋은 사례가 될 수 있다. 태아의 발생학적 관점으로 볼 때 장기를 만드는 형성 과정을 살펴보면 세포들의 분화 과정과 성장 과정은 상반된 상태에서 만들어진다. 다시 말해 장기 내에 있는 세포들이 분화 과정에 돌입하면 성장을 멈추고 분화 과정에 집중하게 된다.

그 후 분화 과정이 완성되면 그때부터 세포들의 수와 크기를 키우게 되어 성장을 유도하게 된다. 이 같은 과정은 엄마 뱃속에서 태아가 만들어지는 과정에서 볼 수 있다.

임신 처음 3개월 동안 태아의 씨눈(embryo)에 있는 세포들은 여러 종류의 세포들로 분화가 일어나 태아의 모든 장기를 만드는 세포들로 분화 과정이 이루어지는 시기이다.

이 시기에 아기의 코도 생기고 뇌도 만들어지고 사지(四肢)도 만들어진다. 이처럼 신체의 장기들이 만들어지는 과정에서 장기를 만드는 세포들의 분화가 먼저 일어난다. 이 과정에서 세포의 분화가 잘 일어나기 위해 세포들의 성장은 무척 더디고 세포 분화 과정만 집중된다. 이런 이유로 기형아를 가지지 않기 위해 임신 초반에는 몸가짐을 조심하고 음식도 가려 먹으라는 옛 사람들의 조언이 있는 것이다. 이는 신생아의 기형이 임신 첫 3개월 동안 만들어지기 때문이다.

임신 초기에는 세포 분화 과정에 집중하게 되어 임신 후 6주가 되면 태아의 크기는 1cm 정도로 매우 작은 상태이며 10gm 정도로 작지만 이미 이 시기에는 뇌와 신경관도 생기고 모든 기관들이 활발하게 만들어지는 시기이기 때문에 발달 과정 중 외적 충격에 제일 약한 시기이다. 그리고 이 시기 이후 세포 분열이 지속적으로 일어나서 임신 3개월이 되면 태아의 크기는 7~9cm, 무게는 20gm 정도이나 손가락 발가락까지 다 만들어지고 남녀 성별의 구별이 가능한 시기가 된다.

그리고 19주쯤 되면 태아의 크기는 14~15cm, 무게는 250~300gm 정도이지만 모든 장기들은 다 만들어져 있는 상태로 팔과 다리의 비율도 맞추어져 있고 다른 신체 부위들도 균형이 맞아 사람의 형태를 갖추게 되는 시기가 된다. 이처럼 임신 초기에는 세포 분열을 통해 신체의 모든 장기들이 만들어지는 시기이고 세포들의 분화시기에서는 모든 세포들의 성장은 더디게 일어난다. 그러다 임신 6~7개월이 지나면 세포들의 분화가 다 끝난 상태이므로 장기 내에 있는 모든 세포들이 성장에만 집중되어 이 시기부터 태아의 크기와 무게가 증가하게 된다.

다시 말해 임신 초기 태아처럼 세포의 분화가 잘되는 과정에서는 세포들의 성장이 일어나지 않으나 세포의 분화가 완전히 형성된 뒤, 그때 비로소 세포들의 성장이 일어나는 것이다.

b) 악성종양의 특징

분화가 잘된 세포군에서의 세포의 성장은 정상적으로 일어나지만 분화가 덜 된 세포군에서는 세포의 성장 과정에 더 치중하게 되어 그 크기와 세포 수가 증가하게 된다.

그 결과 세포 분화가 덜 된 상태에서 멈춘 암세포들과 분화 과정이 잘 된 암세포, 두 군들에서 같은 시간 내 암세포들의 성장과 증폭 과정을 살펴보면 분화가 덜 된 암세포군에서 더 많은 암세포 수를 증폭하여 더 빠르게 성장하기 때문에 커다란 암 덩어리를 만드는 것을 볼 수 있다. 그래서 수술 후 환자의 예후를 가늠하는 지침 중 수술 후 얻은 조직검사 시 암세포들의 분화 상태를 참고로 한다. 세포 분화가 덜 일어난 암세포들은 빠른 속도로 암세포 수를 증폭하여 빠르게 자라는 암세포임을 의미하므로 예후가 매우 나쁜 암으로 분류하게 된다.

이런 예후가 나쁜, 분화가 덜 된 암세포들에 비타민A를 투여하게 되면 분화가 잘되는 세포로 유도시켜 암세포들을 더디게 자라게 하고 서서히 증폭되게 유도한다.

비타민A의 전구 화합물을 많이 내포한 카로틴 화합물은 2중, 3중 결합이 많은 불포화가 높은 탄화수소체로 되어있어, 체내 지질의 과산화반응을 억제시키고 또한 세포의 분화를 촉진시킨다. 그 결과 세포들의 분화 과정을 촉진시키므로 분화가 덜 된 암세포들에서 분화를 촉진시키고 피부, 점막에서 유해 산소 자유 라디칼 유해요소를 제거하여 상피세포들의 손상을 막아준다. 비타민A를 만들 수 있는 전구물질들에서 대표적인 물질인 카로틴 화학물들을 많이 내포한 배추, 당근, 살구, 고구마, 토마토, 붉은 고추, 망고 같은 신선한 야채와 구근 식품들이 여기에 속한다. 이런 식품들은 암 환자에게도 좋고 암 예방에도 좋은 식품들이다.

· 비타민B

비타민B군에서 엽산인 비타민B9은 세포 분열 과정에 절대적으로 필요한 물질이다.

이 물질이 부족하면 세포 분열이 일어나지 못해 세포 분열 과정에 있는 세포들이 죽게 되거나 변이세포들이 만들어질 확률이 높아진다. 그래서 화학 항암치료제 중 엽산형성을 차단시키는 약재를 사용하여 암세포들을 죽이는 목적으로 쓰고 있다. 그러므로 모든 세포에서 세포 분열이 일어나는 준비단계에서는 엽산의 공급이 꼭 필요하다.

비타민B군은 여러 종류의 소 비타민B군으로 나누어 비타민B1, B2, B3, B6, B9, B12로 나눌 수 있는데 그 중 항산화 기능을 많이 가진 리보플라빈(비타민B2)을 주축으로 만들어진 비타민B2와 세포 분열 과정에서 절대적으로 필요한 엽산인 비타민B9과 악성 빈혈과 세포 내 핵산을 만드는 과정에 관여하는 비타민B12에 대해 알아보자.

항산화 기능을 가진 비타민B2는 적혈구 형성에도 관여하여 부족 시 빈혈을 유발할 수 있다. 또한 체내에 축적된 활성 유해 산소 라디칼을 제거하는 역할을 하여 세포 분열 과정에서 변이세포 형성을 막는 역할을 한다.

비타민B군 중 세포 분열 과정에 직접 관여하는 비타민은 B9인 엽산으로 이 물질이 부족하면 세포의 분열 과정에서 세포핵 내 핵산(DNA, RNA) 형성 과정에 치명적인 오류가 일어나 변이세포들이 되거나 죽게 된다.

어린 시절 뽀빠이 만화 영화를 보면 뽀빠이가 힘을 쓸 때는 꼭 시금치를 먹는다. 그 시금치 잎에는 엽산이 많이 들어있어 시금치를 먹으면 힘이 강해진다는 의미로 만든 영화일 것 같다. 그 밖에 엽산의 기능들은 많으나 생략한다.

비타민B12도 엽산처럼 핵산 형성에 관여하는데 주로 적혈구를 만든 곳에 관여하며 부족 시 심한 빈혈을 일으킨다. 여러 비타민B군들이 많

리보플라빈(비타민B_2)

적혈구를 만들고 단백으로부터 효소를 만들어내고 지방산 대사에 관여한다.

엽산(비타민B_9)

핵산 DNA 합성에 필요한 타이미딜레이트(thymidylate)을 만들기 위해 비타민B_9인 엽산이 꼭 있어야 한다.

이 들어 있는 음식물들은 곡물류나 동물의 간, 씨앗의 배아, 콩 종류, 짙은 녹색 채소류, 우유 등에 많이 들어 있기 때문에 정상적 식사를 한다면 이런 비타민B군의 부족을 느끼지 못한다. 그러나 편식이나 불규칙적인 식사를 자주하는 사람들, 술을 즐겨 찾는 애주가 같은 경우 이런 비타민들이 부족할 수 있으므로 필요에 따라 의사의 처방을 받아 규칙적인 복용이 필요할 수도 있다.

· 비타민C

비타민C는 수용성 비타민으로 공기나 열에 노출되면 파괴되는 성질이 있으며 물에 녹는 강력한 항산화 물질이어서 암과 각종 만성질환 예방과 성인병이나 노화 방지 목적으로 많이 사용되는 비타민이다.

포도당, 콜레스테롤, 아미노산 같은 모든 영양소들의 대사에 관여하고 신경전달 물질인 세로토닌(serotonin)의 대사에도 관여한다. 그 결과 콜레스테롤의 혈중 농도를 떨어뜨려 성인병을 예방할 수 있게 한다.

비타민C의 가장 중요한 역할은 강력한 수용성 항산화제로 모든 세포의 산화과정을 환원시켜 정상 상태로 만들 수 있고 축적된 활성 유해 산소 라디칼을 제거하여 세포 분열 과정에서 변이세포 형성을 막는 것이다. 또한 세포 분열 과정에서 변이세포처럼 손상된 핵산 DNA 복구 능력을 향상시키고 체내에 있는 지질대사에서 만들어지는 유해 활성 산소를 차단시키는 역할도 한다.

세포들을 급냉시키는 과정에서 비타민C를 첨부한 상태에서 급냉시킬 경우 첨부하지 않은 세포군들보다 생존율이 증가되는 것을 저자 연구소의 실험에서 알 수 있었다. 급냉 과정에서 세포들이 심한 충격과 유해산소 발생으로 인해 많은 손상을 입게 되고 또한 이런 세포들이 배양을 통해 세포 분열이 유도될 경우 많은 세포들이 죽는 것을 알 수 있었으나 비타민C를 첨부한 세포군에서는 손상을 덜 주게 되어 배양을 통한 세포 분열 과정에서 훨씬 세포들의 손상이 덜 나타나는 것을 알 수 있었다.

비타민C는 우리가 즐겨 먹는 음식 재료에 풍부하게 내포되어 있으나 요리하는 과정에서 파괴가 쉽게 일어나기 때문에 하루에도 서너 번의 공급이 필요하다는 사실을 잘 모르고 있다. 그래서 매 식사마다 많은 야채를 준비하고 식사 후 후식으로는 과일을 추천하게 되는 이유가 된다.

비타민C가 많이 내포한 식품들은 신선한 야채와 과일들이다. 딸기, 오렌지, 레몬, 고추, 귤, 키위, 브로콜리, 토마토, 감자, 시금치 같은 야채와 과일에 많이 있다.

· 비타민D

비타민D는 D_2와 D_3 두 종류가 있다. 비타민D_3는 피부 밑에 있는 콜레스테롤 전구체인 7-디하이드로콜레스테롤 호르몬에서 합성된다. 비타민D가 풍부한 식품들은 기름진 생선이나 버터, 간 등에도 있으나 많은 양을 먹어야만 한다. 그러나 햇볕을 쬐면 피부 밑에 있는 이 전구체에서 비타민D_3를 만들 수 있다.

노인이 되면 키가 작아진다고 한다. 특히 여성에게 이런 현상을 자주 본다. 그 이유는 비타민D_3의 결핍으로 골다공증이 심화되어 척추

7-디하이드로콜레스테롤 (7-dehydrocholesterol)

그러나 이 호르몬은 나이를 먹으면 감소되어 있어 햇빛을 받아도 체내에서 비타민D 형성이 충분하게 만들어지지 못하므로 나이 먹은 암 환자들 또는 골다공증 증상이 심한 노인 환자들에게는 꼭 비타민 보충제를 먹도록 권장한다.

뼈가 주저앉아 키가 작아진 것처럼 느끼게 된다. 또한 비타민D3 결핍이 있으면 면역체계의 이상을 초래하여 천식 같은 호흡기 질환에 잘 걸리는 환자에게는 다른 사람들보다 골다공증이 더 심하게 나타난다.

그래서 노인이 될수록 건강을 유지하기 위해 많은 햇빛을 받는 것이 중요하며 최소한 1시간 이상 햇빛 속에서의 산책을 추천하며, 암세포 전이를 차단시키는 역할을 하므로 많은 암 환자들에게 일광욕을 추천하는 이유가 된다.

하루에 1~2시간만 태양 빛을 쬐고 있어도 몸에 필요한 비타민D3를 충분히 만들 수 있다. 그래서 많은 암 요양센터에서는 암 환자들에게 나른한 오후 햇빛을 받으며 산책하기를 추천하고 있다.

· 비타민E

비타민E는 기름에 녹는 강력한 항산화 물질로서 유해 활성 산소 자유 라디칼을 무력화시킨다. 이 물질은 세포막에 있는 콜레스테롤과 반응하여 항산화 기능을 하며 면역세포 T림프구의 기능 정상화에 큰 역할을 한다. 그래서 정상적인 면역체계의 활성화는 잘 일어나게 유도하고 자가면역질환처럼 비정상적 면역체계가 일어나면 억제시켜 자가 면역질환의 발병률을 감소시킨다는 보고가 있다. 또한 체내 지방산이 분해되면서 나오는 유해 산소 자유 라디칼을 무력화시키고 유해 산소 라디칼에 의한 세포들의 손상을 차단시켜 여러 질환의 진행을 막아 예방 효과를 볼 수 있다. 예를 들어 유해 자유 산소 라디칼에 의해 지속적으로 뇌신경 세포들에 손상이 있으면 치매에 걸릴 확률이 증가하게 되나 장기간 비타민E를 투여하면 예방될 수 있다고 보고되어 있다.

비타민E 가 풍부하게 들어간 음식들은 해바라기 씨앗 같은 씨앗류, 참기름, 식물성 유지로 만든 마가린, 불포화지방이 있는 생선류, 그리고 잣, 아몬드 같은 견과류에 많이 들어있다. 이런 지용성 비타민(비타민A, D, K, E)들을 많이 섭취하게 되면 비타민 중독 증상을 보일 수 있으므로 알약으로 된 비타민을 먹을 경우 의사의 처방에 따라 먹어야 한다.

비타민E와 A는 지용성이고 비타민C와 B는 수용성이므로 이들 비타민들에 의해 우리 몸에 생긴 많은 유해 활성화 산소 라디칼을 무력화시킬 수 있게 된다.

2) 항산화 기능을 가진 다른 식재료들

비타민이 풍부하게 함유된 식품 이외에 다른 건강식품으로는 발효식품들이 있다. 가장 대표적으로는 김치, 된장 같은 발효식품들이 있고, 양념으로 많이 사용하는 카레나 마늘도 발암 물질을 차단하고 체외로 배출하는 능력이 있어 추천하는 식품들이다. 그래서 앞서 언급한 식단에서 우리나라 전통음식들과 사찰음식 그리고 발효식품들을 추천하는 이유가 된다.

반면 햄버거, 치킨, 튀김 등의 패스트푸드(fast food)에서는 여러 유해 산소 라디칼을 만들 수 있는 성분들이 많이 내재되어 있기에 발효식품처럼 slow food를 추천하며 바쁘게 살아가는 현대 생활 패턴에서도 이런 발효식품처럼 생각과 행동에서도 가끔씩 여유를 가지면서

slow action을 가지는 것이 마음과 신체의 건강을 유지하는 데 많은 도움을 줄 것으로 생각된다.

또한 음식을 만드는 과정에서 첨가하는 재료 중 향신료들도 많은 항산화 물질들을 가지고 있다. 예를 들어 향신료 중 강한 향을 내는 로즈메리(rosemary), 라벤더 같은 식물에는 터핀(terpenes)이라는 화합물들이 많이 들어있어 발암물질에 의한 돌연변이세포 형성을 차단시키고 암세포의 증식을 억제하는 능력이 있어 추천되는 식물들이다.

그리고 건강식품으로 많은 사람들이 차 종류를 추천한다. 다양한 차 종류들은 대부분 항암 물질들을 많이 내포하고 있어 꾸준히 장복할 시 건강에 많은 도움을 준다. 우리가 주로 마시는 녹차나 귤껍질로 만든 진피차, 감잎차 같은 차 등에도 항암 물질들이 많이 내포되어 있어 건강을 지키는 기호식품으로 추천한다.

그래서 장수하는 사람들이 사는 지역을 살펴보면 일생 동안 살아있는 식재료를 이용한 식품들을 많이 섭취하면서 식사와 더불어 차를 마시는 습관으로 차 문화가 발달되어 있다.

최근 발생빈도가 증가 추세인 대장암이나 습관성 변비를 막기 위해 식이섬유가 많이 들어있는 야채, 곡물류, 밀겨, 그리고 탄닌산(tannic acid)이 많이 들어있는 덜 익어 떫은 과일(예를 들어 설익은 땡감 같은 과

터핀(terpenes)류

넓은 범위의 천연 화합물로 식물의 성장과 발달에 중요한 역할을 하는 물질로 알려져있다. 이들 화합물들은 향을 만들어 후각을 자극하고 항암기능과 항 말라리아, 위궤양 방지, 미생물 억제, 이뇨작용 등의 기능이 있다. 예를 들어 오이의 쓴맛은 큐커비타신, 고추의 매운 맛인 폴리고디알 모두 터민류에 속하는 화합물이며 이들은 해충을 막기 위해 사용되기도 한다.

일)과 요구르트 같은 유산균을 추천한다.

탄닌산

식물에 들어 있는 떫은맛의 주성분인 유기 화합물로 매염 제, 가죽을 부드럽게 할 때 사용하고 잉크 재료로 사용한다. 또한 대장 내에서 대변을 뭉치게 하는 nidus 역할을 하여 대장암 예방으로 사용된다.

식이섬유가 많이 내포된 음식을 먹게 되면 숙변을 유도하고 발암물질을 체외로 배출시키게 되므로 대장암의 발병률을 감소시킬 수 있다. 최근 우리나라에서도 식생활의 변화로 많은 사람들이 대장암으로 고생하고 있는데 배변 습관을 고치고 식생활에서 채소를 많이 먹으며 가끔씩은 먹기 거북한 음식들을 찾아 먹는 것도 대장암 예방에 큰 도움을 줄 것으로 생각한다.

그 외 면역체계를 활성화시키는 미네랄로 가장 대표적인 것은 셀레늄, 마그네슘, 아연이 있고 이들을 많이 내포하고 있는 버섯 종류, 마늘 ,파, 해초류, 건조 맥주효소, 해바라기 씨앗 같은 견과류도 건강을 지키는데 도움을 주는 식품들이라 암 환자들에게 추천하게 된다. 특히 마늘, 파에는 알리신이라는 유황화합물이 많이 들어있는데, 이 성분은 살균작용뿐만 아니라 간의 해독작용을 촉진시킨다. 또한 독성 물질들을 체외로 배출시키는 기능이 매우 높아 암 유발물질에 노출되는 빈도를 감소시키고 항산화기능도 가지고 있어 발암을 억제시킨다.

3) 면역기능을 증강시키는 물질들

우리나라에서는 예전부터 인삼다당체로 홍삼제품들이 널리 보급되어 있다. 이 식품들은 사포닌을 많이 내포하고 있어 암의 성장을 억제시키고 전이 과정을 억제시키고 또한 면역기능을 증강시킨다고 알려져 있다.

면역 기능을 증강시키는 건강식품이나 건강 보조 약재들이 많이 있다. 그 중 β-글루칸 화합물이나 렉틴 화합물들을 많이 내포된 식품들을 추천하게 된다. 이런 화합물들에는 부착 단백들이 많이 내포하고 있어 면역세포들이 비자기 세포들을 공격할 때 비자기 세포들을 붙잡기 위해서는 이런 부착 단백들이 꼭 필요한 단백이므로 체내에 이런 화합물이 많이 있으면 면역세포들의 공격 능력을 증강시킬 수 있다.

예를 들어 면역세포들이 암세포들을 공격하기 위해서는 선제적으로 두 세포들이 부착되어야 한다. 이때 필요한 물질이 면역세포들이 가지고 있는 부착분자들이다. β-글루칸, 렉틴 단백은 가장 잘 알려진 부착분자들로 이런 화합물들을 이용하여 만든 면역 증강제들이 많이 있다. β-글루칸 화합물이 많이 함유된 식품들은 버섯 종류이다.

그리고 이들 식품들은 세포성 면역체계를 활성화시키는 기능도 가지고 있다. 그래서 영지버섯, 상황버섯, 아가리쿠스버섯, 표고버섯, 동충하초 같은 식품들은 면역 증강을 유도시킨다.

렉틴 화합물들은 부착단백이면서 암세포들에 직접 반응하여 암세포들을 죽이는 기능을 가지고 있는 것으로 알려져 있다. 현재 이 화합물을 이용하여 만든 미슬토라는 주사제는 항암치료에 사용되고 있다. 이 렉틴 화합물들은 겨우살이류에 많이 내포되어 있고, 특히 물푸레나무에 기생하는 겨우살이에서 채취한 렉틴 화합물들이 암세포들에게 강한 반응을 하는 것으로 알려져 있다. 이 같은 약재들은 유럽에서

100여 년 전부터 연구되고 그 효력이 확립되었으며 많은 암 환자들에게 치료제로 사용되고 있다.

겨우살이를 차로 끓여 마시면 이런 항암 기능이 저하되므로 주로 주사제로 만들어 암 환자들에게 투여하는 방법을 택하고 있다.

왜 내가 암에 걸렸을까? 하고 질문하는 환자들에게 그동안 어떻게 살아 왔는지 물어보고 싶다. 아마 자기 스스로 생각하면 그 안에서 답을 찾을 수 있을 것으로 생각되기 때문이다. 보통 평범하게 생활하면서 살아오던 사람이 암이 생기는 경우 유전적 소인들도 있지만 그동안 자기가 살아온 생활의 발자국이며 그 결과에 의해 만들어지는 것으로 생각된다.

유전적 소인, 방사선 피폭이나 특정 환경에 노출되어 오는 암인 경우를 제외하고 대부분의 암의 원인들은 자기가 그동안 살아오면서 만든 결과물이므로 남을 탓해서는 안 되며 그런 위험군에 속한 사람들은 다른 사람들보다 더욱 자신의 건강에 신경을 쓰고 식생활의 개선에 더 많은 노력이 필요하다. 또한 본인 스스로 이런 위험군에 속한다고 생각되면 주기적인 정기 검진을 통해서도 암의 예방과 조기 발견에 힘을 써야 한다.

제3장

건강을 유지하는 방법

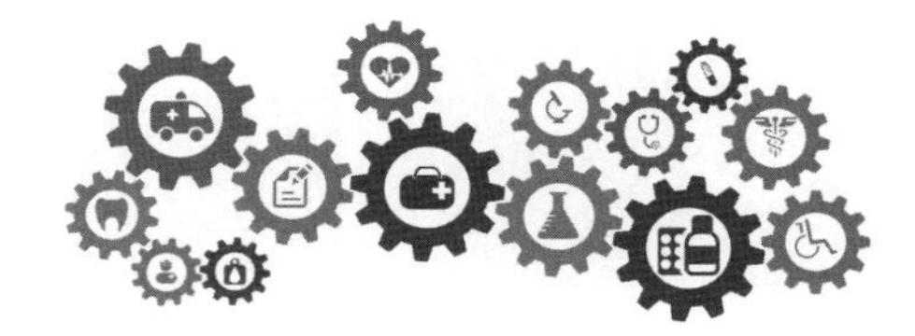

좋은 생활 습관과 식생활이
건강한 면역체계를 유지하고 성인병을 막은
만병통치약!

현대 사회를 사는 많은 사람들은 대개 한두 가지의 지병을 안고 살아간다. 그 중 육체적 질환과 더불어 정신적 질환으로 고생하는 사람들을 주위에서 많이 볼 수 있다. 또한 많은 사람들은 스트레스를 받으며 살고 있기 때문에 신경성으로 오는 위염이나 기능성 장운동 이상으로 오는 질환들과 만성피로증후군 그리고 우울증 같은 신경질환까지 매우 다양한 질환들에 시달리고 있다.

게다가 점차 오염되는 주위 환경과 식자재의 다양화로 식생활에서도 많은 변화가 일어나면서 최근, 과거에는 보기 힘든 질환들이 증가하는 추세이다. 이런 환경 속에서 질환들의 종류들도 옛날보다 다양해졌고 성인병으로 고생하는 사람들도 증가하고 있다. 자가 면역질환들과 알레르기 질환들도 과거보다 더 많아지고, 어린 나이부터 이런 질환으로 고생하는 아이들도 역시 흔하게 접할 수 있게 됐다.

또, 과거보다 암으로 죽는 사망률이 증가하여 사망원인의 첫 번째로 꼽히는 흔한 질환이 되었으며 집안에서 한 사람 정도는 암으로 고생하거나 암으로 죽어가는 경우를 흔히 볼 수 있다. 과거에는 영양공급이 제대로 되지 못해 전신 쇠약으로 결핵 같은 만성 감염질환으로 많은 사람들이 고생하였지만 현대사회에서는 이런 경우는 점점 보기 힘들어졌다. 그러나 아직도 우리나라에서는 매년 3만 명 정도의 결핵 환자들이 생기고 약 2300명 정도가 결핵으로 사망하고 있는 것은 청소년들이나 군인처럼 교실이나 막사 같은 제한된 공간에서 많은 사람들이 같이 생활하는 경우가 많아지면서 일어나는 현상으로 생각된다.

옛날 어린아이들은 콧물을 훌쩍거리며 한겨울을 지내 옷소매가 반질반질해질 때까지 콧물을 닦아 초등학교 입학하는 나이의 어린애들 옷 윗주머니에 손수건을 달아주고 콧물을 닦게 할 정도였다. 이런 환경에 살던 아이들은 잔병치레를 하며 지냈지만 지금과 달리 아토피 같은 알레르기질환에 시달리는 경우는 드물었다.

또한 그 당시에도 많은 사람들이 암으로 사망하였으나 거친 음식들을 많이 섭취하여 주로 소화기 계열의 암들이 많았고 특히 여성인 경우 인유두종 바이러스(HPV 바이러스) 감염의 원인으로 자궁경부암들이 많았다. 이처럼 최근에 높은 발병률을 보이는 암의 종류가 과거의 암들과는 많이 달라졌다.

사는 환경이 좋아지면서 비만인 사람들이 증가하게 되고 그리고 복잡한 사회 환경과 식생활 변화로 성인병과 더불어 내분비 계열의 암인 유방암이나 전립선암들의 발병률이 증가하게 되었고 또한 갑상선암, 폐암, 대장암들의 발병률이 증가하는 패턴을 보인다.

이 같은 이유는 사회 환경과 생활환경이 급격하게 변화가 일어난 1990년대부터 먹고 사는 의식주 문제들이 어느 정도 해결이 되고 대가족제도에서 핵가족으로 넘어가는 과정에서 식생활과 생활 패턴에서도 많은 변화가 일어나면서 일어나는 현상으로 생각된다.

대가족 제도에서는 가장 웃어른이 중심이 되어 온 가족들끼리 뭉쳐 살면서 그 사이에서는 끈끈한 가족애가 묻어나고 주위에 살고 있는 이웃들 역시 모두 비슷한 환경이어서 정신적인 소외감이 없었다. 또한 발효 음식과 절임 음식들이 흔하였고 김장이나 장을 담구는 행사로 밑반찬을 만드는 것이 집안에서 큰 행사 중 하나였다. 된장이나 고추장 같은 장을 담구는 날이면 온 식구들이 동원되었고 한겨울에 먹을 김장 담구는 날이면 온 집안이 잔치 분위기였다. 돼지고기를 삶아 금방 만든 김장 김치에 싸먹던 기억과 김칫독을 뒷마당에 묻던 기억들도 난다. 하지만 시대의 흐름에 따라 대가족제도는 점차 부부와 아이 한 명으로 형성된 핵가족 시대로 변화가 일어났다. 이에 옛날 같은 식생활 문화는 점점 사라지게 되고 인스턴트 음식을 비롯한 간편해진 가공 식재료들이 식탁 위를 차지하게 되었다.

또한 낮에는 아이는 유치원이나 학원, 학교에 가고 두 부부는 직장생활을 하면서 늦은 저녁이 되어서야 식구들이 집에 모이는 가족들이 늘고 있다. 이런 환경 속에서 자라는 아이들은 자연스럽게 인스턴트 음식들과 정크 음식들에 많이 노출되어 편중된 영양분 섭취와 과잉된 칼로리 섭취 그리고 과다한 소금섭취로 발전하게 되어 소아비만을 야기하게 된다.

게다가 외식 문화가 자리를 잡으면서 그 맛에 길들어진 아이들은 그 맛에서 벗어나지 못해 하루라도 이런 음식을 먹지 않으면 정신적으로 불안감을 보이는 아이들도 늘어나고 있다. 심한 경우 밥에 물 대신 콜라를 부어 밥을 말아 먹는 아이들도 생겨났다. 소아비만인 아이들은 성인으로 성장하는 과정에서 비만이 지속되는 경우가 많기에 장년층이 되었을 때 비만과 더불어 성인병 발병률이 다른 사람들보다 증가하게 된다. 이런 정크 음식들은 우리 몸에서 필요한 비타민들과 탄수화물, 단백질, 지방의 적절한 영양 분포가 잘 되어있지 않고 영양의 분포가 한쪽으로 치우쳐 있어 특정 성분들만 섭취하게 되므로 비만뿐 아니라 장기간 섭취할 때엔 건강에 위험 신호들이 나타나게 된다.

또한 이런 식생활 문화가 정착되면서 많은 음식점에서 손님들을 유치하기 위해 음식 맛을 보다 자극적으로 만들게 되고 또한 많은 사람들도 그 맛에 길들여지게 되어서 더 맵고, 짜고, 달게 먹는 것에 익숙해져서 강한 음식 맛을 선호하게 되었다.

이 같은 악순환 속에서 탄산음료, 설탕, 소금량의 섭취가 증가하게 되어 순환기 계통과 신장 계열에 장애가 있는 사람들은 더욱 증상이 악화되고 장년층으로 갈수록 비만, 당뇨, 고혈압 같은 성인병 질환의 발생 빈도 또한 증가시키게 된다.

더욱이 어린 나이부터 이런 음식들에 길들어지면 소아비만과 편중된 음식섭취에 의해 건강을 해칠 수 있고 외부에서 침입하는 병원체들을 막아내는 면역체계에서도 그 기능들이 약화하게 된다. 오죽하면 나라에서 탄산음료와 설탕 덜 먹기 운동을 시행하고 있을까, 한번 되씹어 보아야 한다.

가끔 TV를 보면 모든 채널에서 연예인들이 나와서 조리사들과 더불어 맛있는 음식들을 소개하거나 음식 만드는 조리법을 소개하는 프로가 대세처럼 많아지고 서로 다투어 방영하고 있다. 사람의 쾌락 중 식도락이 매우 중요하나 이런 프로그램 방영으로 맛있는 음식들만 쫓아다니면 너무 많은 칼로리를 섭취할 경우 앞서 언급한 상황들이 만들어져 건강을 해칠 정도의 비만이 올까 걱정이 된다.

최근 이런 여러 이유들로 많은 사람들이 건강 식단을 찾게 됐고, 사찰 음식을 선호하게 되었다. 사찰 음식의 특징은 너무 자극적인 맛을 배제하여 너무 짜지도 않고 달지도 않아서 정크 음식에서 맛볼 수 없는 우리 고유의 맛을 느낄 수 있다. 사찰 음식재료들은 대부분 절임음식과 발효식품들을 식단의 기본에 두고 사찰 부근에 있는 텃밭에서 얻은 살아있는 제철 음식 재료를 이용하여 음식을 만든다.

또한 고기류를 전혀 사용하지 않으면서 단백질 공급을 위해 콩으로 만든 두부 같은 식물성 단백들로 섭취하고 동물성기름 대신 식물성기름을 이용하여 음식들을 만들게 되어 항산화기능과 불포화성 지방 섭취로 동맥경화증 같은 순환기질환을 예방할 수 있는 이점들을 가지게 된다. 이에 많은 사람들이 사찰 음식을 선호하게 되는 것이다.

많은 환자들을 돌보는 과정에서 자주 접하는 질문 중 하나는 어떤 음식이 자신의 건강에 도움이 되는지였다. 그때마다 내 대답은 항상 같았다.

제철에 나는 싱싱한 음식 재료를 이용하여 만든 음식을 먹으면 좋고, 적절한 영양분의 분포는 사람에 따라 달라질 수 있으나 보편적으로 평상시에는 대부분 비탄수화물 50~60%, 지방 20%, 단백질 20~30%, 비율로 음식들을 골고루 섭취하라 대답한다. 그리고 가끔씩 자신이 원하는 음식을 취하라고 권한다. 그 이유는 자신도 모르게 자신의 몸에서 필요해 그런 음식을 먹고 싶어질 수 있기 때문이다.

예를 들어 정신적으로 스트레스가 심할 경우 자신도 모르게 단 것을 먹고 싶어진다. 이는 스트레스를 많이 받아 신경세포들의 활동이 증가하게 되면 체내 당분의 소모가 급격히 늘어나게 돼 혈액 내 혈당 수치가 떨어지면서 허기감을 느끼고 단 것을 찾게 된다.

그래서 스트레스를 많이 받는 사람들 중 허기감을 참지 못해 많은 음식물을 섭취하여 비만이 오는 경우를 종종 본다. 이 과정은 스트레스가 심한 경우 탄수화물 소비량이 증가하게 되어 혈당 수치가 떨어지게 되고 배고픔을 느끼게 되어 배고픔이 폭식으로 이어지는 과정이 유발되기 때문이다. 이때 단 음식인 탄수화물을 많이 섭취하게 되는데 그 결과 체내 과잉으로 들어온 탄수화물이 인슐린(Insulin) 도움을 받아 글리코겐으로 변형되어 근육과 간 내에 저장되고 일부는 단백질과 지방으로 변형돼 체내에 축적되면서 비만이 되는 것이다.

그러므로 적절하게 스트레스를 해소하는 방법을 찾아야 한다. 또한 너무 많은 탄수화물 섭취를 자제하고 식사량을 조절하여야 한다. 이런 경우 음식의 선택이 중요하다. 특히 당뇨가 있는 환자에게선 직접 혈당 수치를 증가시키지 않는 정제가 덜 된 밀이나 현미로 만든 음식을 섭취하면 우리 몸에서 필요한 탄수화물을 적절히 섭취할 수 있지만 혈당 수치를 급격히 상승시키지 않을 것이다.

그래서 건강을 유지하기 위해 추천하는 식생활은 싱싱한 제철 음식들을 매일 먹는 것이다. 이런 음식들은 신선도가 그대로 유지된 파괴되지 않은 비타민들과 무기질들을 먹게 되는 것이므로 체내에서 요구되는 이런 물질들을 충분히 섭취하게 돼 일부러 항산화제 약재나 비타민들을 복용할 필요가 없다. 그리고 가능한 외식을 피하고 가족끼리 대화를 하면서 식사하기를 권한다. 또한 집안마다 오랫동안 지켜온 전통음식인 발효 음식들과 절임 음식들을 전통 방식 그대로 만들어 먹으면 아마 부족함 없이 고르게 영양섭취를 할 수 있을 것으로 생각된다. 특히 어린 자녀들에게 정크 음식들은 피하게 하고 사찰 음식처럼 너무 달거나 짠 음식들보다 덜 자극적인 음식을 추천하길 바란다.

이처럼 복잡해진 생활 속에서 많은 장년층에서는 여러 질환들로 고통을 받고 있다. 어떻게 생활하면 건강한 면역체계를 유지하면서 성인병이나 여러 종류의 암 그리고 감염질환으로부터 자유로운 삶을 얻을 수 있을까 생각해 본다.

저자가 그동안 많은 환자 속에서 살아오면서 스스로 생각해 보았던 건강유지방법들에 대하여 간략하게 정리해 보았다.

· 소식(小食)

우선 야생의 자연계를 살펴보자.

공룡시대에서 생존하는 대부분의 생명체들은 그 몸집이 매우 컸다. 이는 몸체를 키울수록 먹고 사는 것이 보다 자유로웠기 때문인데 이는 결국 생존율과 맞닿아 있는 것이다. 그렇기 때문에 그 시절 동물들은 대부분 몸집들이 컸던 것이다. 그러나 공룡시대의 멸망, 그리고 다음 세대 동물들의 소멸과정을 살펴보면 대부분 덩치가 큰 동물들의 소멸 흔적들이 발견되기 십상이다. 이를 진화 과정의 측면에서 본다면 생존을 위협하는 위험한 시기에서는 덩치가 작을수록 생존율이 매우 높다는 것을 알 수 있게 된다. 하지만 덩치가 작을수록 빠른 신진대사 과정이 요구되기 때문에 심박동수가 상상을 초월할 정도로 빠르게 뛰고 생존하기 위해 지속적인 칼로리 공급이 필요하게 되어 끊임없는 먹이 섭취가 필요하게 된다.

예를 들어 벌새인 경우 1분 동안의 심박동수가 수백 번이 넘으므로 살기 위해 하루 종일 먹어야 살 수 있다. 반면 사자는 한번 먹이를 먹으면 며칠을 굶어도 견딜 수 있는 체력을 가졌다. 사람인 경우도 갓난아이 시절 체중이 3kg 정도였을 때 정상적인 심박동의 수가 일분 당 150회 이상이지만, 성인이 되면서 덩치가 커져 70kg 이상인 경우 심박동수가 분당 80회 전후로 떨어지게 된다. 그래서 유아시절에는 자주, 그리고 체중에 비해 많은 음식섭취가 필요하게 되지만 성인이 되면 하루에 3번만 먹어도 생활할 때의 필요한 칼로리를 충분히 공급할 수 있다. 사람은 사자보다 덩치는 작으므로 생존을 위해 사자보다 덜 먹는 것이 당연하나 많은 사람들은 체력이 요구하는 칼로리보다 더 많은 음식 섭취하여 과잉된 칼로리는 체내에 쌓이게 된다.

야생 동물세계에서 비만이 된 동물은 없다. 사람과 사람이 키우는 애완동물에서만 비만을 보인다. 이런 이유는 너무 많은 음식 섭취로부터 온다. 비만은 모든 병의 원인이 된다. 암부터 성인병, 알레르기 질환, 면역력 약화 같은 모든 건강에 해로운 조건들을 모두 만들어 낸다.

특히 최근엔 살기 위해 먹는 것이 아니라 먹기 위해 사는 사람들이 늘어나는 추세이다. 이는 생활의 여유가 생기면서 식도락 같은 식생활 문화가 생겨났기 때문인데, 맛있는 음식들을 찾아다니는 사람 또한 많아졌다. 하지만 그런 사람들 중에는 음식섭취를 과다하게 하는 사람들도 있다. 이런 포식은 비만을 만들 뿐만 아니라 우리 몸에서 독소 물질을 제거하는 과정을 힘들게 하여 더욱 건강을 해치게 한다. 그래서 우리 몸에서 필요로 하는 칼로리를 보충하기 위해 체내에서 요구하는 정도의 음식물만 먹고 그 이상은 먹지 않는 것이 좋다. 다시 말해 건강을 유지하기 위해서는 소식을 추천한다.

2016년 노벨 생리의학상은 세포내 노폐물을 청소하는 오토파지(autophagy) 연구로 일본인 오스미 교수가 받았다. 세포가 스트레스를 받거나 감염되면 세포 내에 불필요한 단백찌꺼기가 싸인다. 이때 오토파지들이 이런 단백질을 잡아서 세포 내 재활용 센터 역할을 하는 리소좀으로 이동하여 이런 단백들을 분해하여 세포들에서 재사용한다. 이런 과정을 통해 세포들은 생존에 필요한 단백들을 재사용하여 건강한 세포의 대사과정을 유지한다.

그러나 이 시기에 칼로리 공급이 과잉 상태가 되면 노폐물을 재활용할 이유가 사라지므로 세포에서 자가 포식활동이 뜸해지고 세포 내에서 노폐물들은 쌓이게 되는데, 그 결과 노폐물 단백들에 의해 세포의 신진 대사 장애, 암 유전자 변이, 치매나 퇴행성 신경질환 발생, 그리고 빠른 노화 현상들이 나타난다.

예를 들어 노인들에서 흔하게 나타나는 파킨슨 질환과 치매 같은 퇴행성 뇌질환들의 주된 원인들은 뇌세포 내에 특정 단백들이 축적되어 점차적으로 뇌세포들이 파괴되어 오는 질환이므로 적절한 굶주림으로 세포 내에 있는 오토파지에 의해 이런 특정 단백들을 뇌세포 내에서 소멸시킴으로써 이상 단백들의 형성을 차단시키는 것이 이런 질환들을 막을 수 있을 것이다. 그러므로 적절한 굶주림은 세포 내 오토파지의 기능을 왕성하게 유지시키므로 세포들에서 정상적 신진대사를 유지하지 하게 되고 세포의 생존율을 높이며 또한 노인층에서 많이 발생하는 퇴행성 뇌질환인 치매 같은 질환들도 방지할 수 있고 무서운 암 발생도 감소시키며 노화 방지에도 많은 도움을 줄 수 있다고 보고되었다. 다시 말해 소식을 통해 적당한 굶주림이 있을 경우 세포들의 활동이 왕성히 일어나고 여러 퇴행성 신경 질환들과 암의 발생을 막을 수 있다.

이처럼 소식을 일상화하면 비만으로 오는 여러 성인병들과 노후에 발생하는 여러 암이나 퇴행성 질환들을 막을 수 있고 또한 세포 내에 축적된 독성 물질들도 원활하게 제거할 수 있기 때문이다. 그리고 무엇보다 소식하는 사람들은 다른 사람들보다 면역체계 기능도 왕성하게 유지할 수 있으며 몸이 가벼워 퇴행성관절염 같은 질환에서 자유스러워질 수 있다. 하지만 아이러니한 것은 비만이 건강을 해친다는 사실을 모든 사람들이 알고 있으면서 음식에 대한 애착을 가진 사람들이 더 많다는 것이다. 그래서 좋아하는 음식을 먹을 때 눈과 코로 즐기고 적은 식사량을 가지는 식사 방법을 배워두길 추천한다. 그 방법을 배워두면 자신 스스로 좋아하는 음식들을 찾아다니는 즐거움도 가질 수 있고 자신의 건강도 지킬 수 있을 것이다.

· 자연의 순리에 따라 살자

사람의 일생은 자연에서 일어나는 계절의 섭리와 비슷한 과정을 보인다. 봄이 되면 만물이 소생하여 초록색을 띠고 바람은 제멋대로 자주 불고 산나물 맛을 보면 신맛이 나고 싱싱함을 나타낸다. 사람도 청소년 시기에 풋풋해지고 싱싱하며 생각이 즉흥적이고 봄바람처럼 제멋대로 돌발적인 행동을 자주 하는 나이라 생각된다.

봄이 지나면 여름이 온다. 뜨거운 열기 속에서 모든 만물들이 빠른 성장을 보이고 작열하는 붉은 태양을 생각하게 한다. 또한 이 시기에서는 기후의 변화가 심하게 일어나 태풍, 홍수 같은 수해가 일어나는 시기이기도 하다.

사람에게서도 청소년 시기가 지나 청년기에 들어서면서 젊음의 뜨거운 가슴으로 무엇이든 다 할 수 있을 것 같은 생각을 가지고 쉽게 행동하고 화를 잘 내는 경우도 있지만 이는 불 같은 패기를 보이는 것이라 생각된다. 또한 젊음은 무서움을 모르고 뜨거운 열정을 가지는 시기이며 또한 쉽게 포기도 잘하는 시기이기도 하다.

이 시기가 지나 추수하는 시기에 들어서면 충족함과 평화로움, 달콤한 휴식을 가지는 추석 전후 시기에 들어간다. 하늘도 드높고 기후도 좋으며 마음도 평화롭고 만물이 풍족한 시기이다.

사람에게서는 장년층에 들어가는 나이가 되면 사회적으로 안정된 직업과 위치를 가지게 되고 정신적 육체적 안락함에 빠지면서 이 시기에는 생각이 많아져 하루에도 몇 번씩 만리장성을 쌓았다가 허무는 행동을 자주하며 서서히 체중도 늘고 안정적 생활을 하는 시기이다.

이 추수철이 지나면 얼마 지나지 않아 찬바람이 부는 건조한 가을이 온다. 나뭇잎들이 떨어지면 기후가 건조해지고 슬픔이 가슴 속 깊이 파고드는 계절이 찾아온다. 그 후 모든 만물들은 다가올 겨울 준비를 시작한다.

사람에게 이 시기는 장년층에서 노인층 연령으로 들어가는 오십대 전 후반 즈음이 될 것이다. 이 나이가 되면 입맛의 감각도 무뎌져서 특히 짠맛을 먹어도 잘 몰라 평상시보다 더 많은 소금을 넣어 음식을 만들게 된다. 또한 여성에서는 갱년기를 거치면서 아무것도 아닌 것에 서러움을 느끼게 되고 외로움에 대한 슬픈 감정을 가지며 정신적 외로움을 많이 느끼는 시기가 된다. 그리고 피부 건조함에 가려움으로 고생하는 노인들도 많아진다.

찬바람이 눈발로 바꾸어지면서 겨울이 오고 모든 만물들은 땅속에서 다음 봄을 기다리는 준비로 모든 영양분을 저장하고 깊은 땅속에 숨어있게 된다. 사람에서는 죽음이 얼마 남지 않은 노인층이 해당되며 무엇을 먹어도 쓴맛을 느끼고 깜깜한 어둠과 추위 그리고 죽음에 대한 공포감을 가지고 살면서 그동안 자신이 살아온 모든 경험들을 다음 세대에 가르치고 대를 잇는 밑거름 역할을 하게 된다.

옛사람들은 자연의 계절 변화를 사람 사는 인생사에 비유하여 많은 생각을 하였고 자연의 변화를 받아들여 자연에 적응하며 살아가듯, 인생의 각 시기마다 그 시기에 맞는 적절한 행동을 하도록 노력하였다. 노인은 젊은 아이들처럼 저돌적이며 마음이 앞서 행동하지 않았고 젊은이는 노인처럼 죽음을 걱정하고 두려워하지 않았다.

이처럼 주어진 환경에 순응하며 중도의 길을 택하여 환경의 순리에 따라 자신의 분수에 맞는 생활을 하는 것이 자신의 삶을 보다 윤택하고 건강하게 유지하는 방법이 될 것이다.

젊음이 있을 때는 순리대로 산다는 것 자체가 힘든 일이지만 마음을 비운다는 것이 무엇인지 어렴풋이 알게 되는 노인층에서는 모든 것들을 내려놓고 관망하는 마음들을 가지게 된다. 가장 깜깜한 밤은 새벽이 온다는 이야기고 가장 추운 날들이 지속되면 봄이 바로 앞에 있다는 것을 알기에 많은 젊은 사람들에게 자연에 동화되고 기다림의 고마움을 가지기를 기대한다.

물론 이처럼 자연에 순응하며 살아가는 과정에서도 여러 번의 위험한 시기가 있다. 이런 위험한 시기가 계절이 바뀌는 환절기 시기이며 이때엔 생체 내에서도 커다란 변화가 일어난다. 특히 가을과 겨울이 접하는 시기, 이 시기에는 자연의 급격한 변화로 많은 생물체들이 도태되거나 죽음을 맞이한다. 사람도 자연의 한 일원이기에 이런 변화가 있을 때 생체 내에서 만들어지는 스트레스가 여러 장기에 타격을 주게 된다.

그 중 순환기, 소화기, 뇌신경 계통에 많은 타격을 준다.

그래서 이 시기에 만성적으로 앓고 있던 퇴행성질환들이 악화되고 많은 노인들이 죽음을 맞이하는 경우가 많다. 실질적으로 임상 경험상 볼 때 가을에서 겨울 계절로 넘어가는 11~12월과 새봄이 찾아오는 3~4월 환절기에서는 급격한 기후 변화에 의해 생체 항상성(homostasis)에 심한 스트레스를 많이 받게 되어 면역력이 약한 사람들, 순환기 질환을 오랫동안 앓아온 사람들 그리고 위궤양 같은 소화기 질환, 중풍 같은 뇌혈관질환, 알레르기 질환들이 이 시기에 증상이 더욱 악화되고 특히 고령층에서 죽음을 맞이하게 되는 경우를 흔하게 볼 수 있다. 그러므로 이런 환절기에는 장년층은 특히 건강에 신경을 써야 한다.

《숙면》

음양설이나 오행설도 이처럼 자연의 이치를 이해하여 만들어졌고 우리의 옛 조상들은 자연의 섭리에 순화되어 오랫동안 자연과 더불어 살아왔다. 이 같은 자연의 순리 속에 가장 중요한 것이 밤과 낮으로 나누어져 있어 휴식과 수면 그리고 활동의 주기를 규칙적으로 이어 가는 것이다.

밤과 낮이 바뀌는 경우는 자연의 순리에서는 한 번도 일어나지 않는다. 자연에서 어울려 사는 많은 생명체들은 낮에는 생존을 위해 최선을 다하나 밤이면 모든 행동을 멈추고 휴식과 수면에 들어간다. 사람도 하루 평균 수면 시간을 8시간으로 산정하면 하루의 1/3을 수면으로 보내게 된다. 90살까지 사는 사람은 인생의 1/3인 30년을 잠을 자면서 지낸다. 그래서 잠을 잘 자는 것이 건강을 지키면서 오래 사는 장수 비결이다.

예를 들어 여름 더위가 심해져서 아열대 현상이 지속되면 많은 사람들이 충분한 수면을 취하지 못하게 되고 그 결과 생체 리듬이 깨져 면역세포들의 활동성이 떨어지게 되어, 많은 사람들이 한여름에 개도 걸리지 않는 여름 감기에 걸려 고생하게 된다. 이런 경우 더위를 피해 충분한 숙면을 취하게 되면 건강이 회복되므로 잠을 충분히 취하는 것이 건강을 지키는 사실을 인지하게 된다.

특히 사춘기 전후 갑자기 성장이 일어나는 시기에서는 숙면이 매우 중요하다. 이 시기 청소년들의 몸에 많은 변화가 일어난다. 새벽 시간대에 성장 호르몬과 성 호르몬의 분비가 활발하게 만들어지면 신체에 이차적 성적 특성을 보인다. 이때 키도 커지면서 여자아이들은 유방과 골반이 커져 여성다워지며 남자아이들은 골격이 커지고 근육이 붙으면서 남성스러운 성인의 체격을 가지게 된다.

이렇게 몸체가 커지고 이차적 성적 변화는 성장호르몬과 성 호르몬에 의해 만들어진다. 이런 호르몬들은 체내에 분비가 가장 많이 되는 시간대는 새벽 2~3시경이다. 그래서 밤늦게까지 공부를 하거나 게임을 하며 잠을 자지 않으면 이런 호르몬 분비에 장애가 일어나 몸의 성장이 만들어지지 않고 이차 성적 특징들도 덜 나타나고 또한 골격 발육이 부진해진다. 그러므로 이 시기엔 충분한 수면이 무엇보다 중요하며 장래의 자신의 신체와 성적 매력이 이 시기의 수면에 좌우된다. 그래서 숙면은 미인을 만든다는 말은 거짓이 아니다. 충분한 수면을 유지해야 뇌활동 중 기억형성이 촉진되고 다음날 활동하는 동안 최고의 몸 상태를 유지할 수 있고 정신적으로 안정이 되어 긍정적 사고를 가지게 되며 활기찬 행동이 이루어진다.

그러나 사회가 복잡해지면서 밤과 낮이 바꾸어져 생활하는 사람들이 많아지고 게임놀이와 밤 문화가 번성하면서 늦은 밤까지 향락과 즐거움에 빠져 건강을 해치는 행위들이 점점 많아진다. 특히 한참 자랄 나이인 청소년 연령층에서의 수면 부족은 여러 면에서 자신의 신체에 심각하게 나쁜 영향을 줄 수 있다.

우리 몸은 밤이 되어 주변이 어두워지면 송과선에서 만들어지는 멜라토닌(melatonin) 호르몬 분비가 낮보다 10배 이상 분비 촉진되어 잠을 잘 수 있게 되는데 주변이 밝으면 이 호르몬이 나오지 않아 잠을 잘 자지 못한다. 다시 말해 멜라토닌 호르몬은 태양의 활동과 밀접한 관계를 보이며 겨울처럼 태양의 활동이 떨어져 밤이 길어지면 이런 호르몬의 분비가 증가하게 된다. 그래서 정상적 잠을 청할 시 불을 끄고 자리에 눕게 된다.

송과선(pineal body)에서 만들어지는 멜라토닌 호르몬 분비가 적어 혈중 내 멜라토닌 농도가 감소되면 청소년시기에 사춘기가 빠르게 나타나고 성기의 발육 부전증을 보이며 시각 위축 같은 증상들이 나타나게 된다. 하지만 멜라토닌 호르몬 분비가 너무 많이 분비되어도 건강

송과선

눈의 전구체이며 솔방울 형태이며 크기는 약 6mm 정도의 작은 내분비 장기로 이곳이 멜라토닌을 합성하는 곳이다. 이들의 기능은 계절에 따라 동면, 생식 기능, 신진대사 등에 관여하는 작은 내분비 장기이다.

을 해칠 수 있다. 예를 들어 늦가을 지나 겨울이 되면 햇빛 양이 적어지고 낮이 짧아지며 밤이 길어진다. 이 시기엔 햇빛 양의 감소로 우리 몸에선 멜라토닌 호르몬 분비가 증가하게 돼 체온이 떨어지고 신진 대사가 느려지며 세라토닌 분비 증가에 의해 우울한 감정을 가지게 된다. 이로 인해 체온 저하가 오면 우리 몸에서는 많은 칼로리를 요구하게 되어 많은 음식들을 찾고 먹게 된다.

이는 마치 곰이 겨울잠을 자기 위해 가을에 많은 양의 먹이를 먹는 것과 같고 천고마비 계절인 가을이면 말들이 살이 찌는 이유가 된다.

그래서 대사기능이 떨어지는 노년층부터 여러 연령층까지 가을에서 겨울로 넘어가는 시기에 먹성이 좋아져 살이 찌게 되고 또한 신진대사과정이 느려지면서 감정의 굴곡이 심하게 나타나는 등 우울한 감정들을 모두 한번쯤은 겪어 알고 있을 것이다. 그러므로 적절한 수면이 자기 몸을 건강하게 만들고 건전한 정신을 갖게끔 하므로 잠을 잘 자는 것이 건강해지는 비법이다. 이처럼 자연의 순리에 맞춰 살면 마음의 평화로움을 얻을 수 있고 자신의 신체 리듬을 유지하게 되어 건강한 삶을 살 수 있게 된다.

· 인간답게 사는 것

사람도 자연의 일부이기에 다른 동물처럼 본능이 있다. 그러나 사람 사는 과정에서 자기 자신의 만족을 위해 본능만 추구할 수 없다. 본능만 추구할 경우 대인 관계가 성립할 수 없으며 또한 사람의 인본이 무너져 짐승과 다를 바 없게 된다.

그래서 사람답게 사는 것이 중요하다. 본능(Id)이란 함은 생존을 위한 기본적인 자세이며 종족을 보존하고자 하는 욕구에서 만들어지는 자연적인 현상이다. 생존하기 위해 먹고(eat) 배설(defecation)하고 그리고 종족 보존을 위한 성적욕구(sex) 3가지가 본능의 기본이 된다. 그래서 많은 사람들은 생존에 필요한 본능을 만족시키기 위해 열심히 일하고 고민하며 살아가고 있다.

대부분 사람들은 가슴 깊은 곳에 있는 본능을 추구하려는 마음들을 가지고 있어 자신도 모르게 무의식 상태에서 자기 본능에 충실히 따르면서 생활을 하고 있지만, 사람은 동물과 달리 본능뿐만 아니라 자아의식이 있고 양심이 있어 인간답게 살아가려고 본능적 요구를 깊은 곳에 숨긴 채로 사회생활을 영위한다.

사람과 사람들 사이에선 자신의 본능만을 생각해 생각대로 살 수 없기에 자신의 행동에서 본능을 나타내고자 하는 마음을 행동으로 나타날 시 1/10 정도의 소수만 나타내고 나머지 대부분은 가슴 속 깊은 곳에 숨겨 넣는다. 마치 빙하가 바닷물에 떠있을 때 전체 면적 중 1/10만 수면 위에 나타내는 것과 같다. 그만큼 하고자 하는 본인의 욕구를 숨기고 참으며 행동을 한다.

이런 본능적 욕구를 조절하는 능력은 성장하는 과정에서 얻게 된다. 또한 사람들과 더불어 살아가는 과정에서 남들과 부딪치면서 만들어진다. 그런 부딪침을 통해 사람 됨됨이 나타나게 되고 많은 사람들은 사람답게 사는 사람이 좋은 인격 또는 성격을 가졌다고 이야기하곤 한다. 이는 자신의 본능적 욕구를 잘 다스리는 사람을 많은 사람들이 존경하고 있다는 것이다.

사람의 인격(성격)은 자신이 살고 있는 주위 환경(enviroment)과 배움을 통해 얻은 자아의식(ego), 자신만이 가지고 있는 양심(가족력에 의해 만들어진 본인만의 양심, superego)에 의해 그 사람의 성격이 형성되어 사회생활 속에서의 대인 관계를 유지하게 된다.

그중에서도 가장 중요한 자아의식의 성숙은 가정과 학교 교육에 의해 만들어진다. 교육 중 인성교육이 무엇보다 중요하며 이를 등한시하여 인성교육을 제대로 받지 못할 경우 훗날 사회생활에 동화하지 못하여 많은 문제들을 만들게 되고 타인 관계에서 힘들어지게 된다. 그래서 사람의 성격의 형성 과정에서 가장 기본이 되는 것은 인성 교육이다. 그리고 사람이면 가져야 하는 일반적이며 당연한 양심과 집안 가족들과 살면서 가족력의 영향을 받아 만들어지는 개인적 양심에서는 많은 차이점을 보일 수 있다.

예를 들어 어린 시절부터 주말에 교회를 가야 하는 환경에서 자랄 경우 주말에 교회를 가지 않으면 죄의식을 가지는 사람이 있는가 하면 교회 문턱에 가지 않아도 마음 편하게 사는 사람들도 많다. 다시 말해 어릴 때부터 자란 환경과 가족력에 의해 만들어진 자기 자신만이 가지는 양심을 가지게 되는 것이다. 이를 본인의 양심(superego)라 한다. 그래서 사람들은 모든 사람들이 가지는 인간의 본질을 나타내는 양심들은 같을 수 있으나, 자기 자신만이 가지는 본인의 양심은 사람들마다 서로 다를 수 있다.

사람의 인격을 평할 때 모든 사람들이 가지고 있는 본능은 같으나 자아의식과 본인만이 가지고 있는 본인의 양심 그리고 그 사람이 처한 주위 환경의 차이에 의해 이루어진다. 객관적인 관점으로 사람의 성격을 판단할 때 학교에서의 높은 인성교육을 바탕으로 자기 전공분야를 열심히 공부하면서 좋은 집안 내력을 가지면서 현재 타인을 먼저 생각하고 사람답게 사는 환경 속에서 생활을 하는 사람은 성품 형성 과정이 좋기 때문에 성격이 좋다든가 또는 인격이 높다는 이야기를 한다. 그리고 만약 현재 사는 환경은 부족하지만 인성교육과 전공 공부를 열심히 하며 좋은 집안 내력 속에서 자란 사람인 경우 성품 형성 과정에서 세 조건을 만족하진 못하지만 좋은 성격을 가진 사람이라 말할 수 있다. 그래서 옛 사람들은 그 사람의 됨됨을 평가할 시 집안을 먼저 보았고 그 사람의 공부 정도를 살펴본 뒤 현재 환경을 살펴 사람의 인격을 평가하였다. 그러나 현 교육체계는 입시 위주이며 남들을 이기기 위한 교육에 치중하게 되면서 인성교육에 많은 문제점들을 보이고 있다. 높은 입시 교육 열기로 대학을 입학, 졸업한 젊은 사람들이 많아졌으나 진정한 배움의 참뜻을 이해하는 사람들이 얼마나 있을까 하는 궁금증이 든다.

옛 조상들은 아이들이 천자문을 끝내면 소학을 가르쳐 인간답게 사는 방법을 먼저 가르친 뒤 보다 더 어려운 학문을 배우도록 하였다. 이는 학문의 시작이 인간답게 사는 방법을 배우는 것임을 먼저 깨우쳐 성숙된 자아의식이 바탕이 된 뒤 그 위에 자신의 배움을 쌓게 하려는 의도였을 것이다.

의과 대학에서 강의하면서 머리 좋은 친구들을 가르치며 느낀 생각은 지식만 알려주는 교육에 치중하고 인성교육이 부족하게 되면 다른 사람들보다 주위 환경이 열악한 사람들 중 간혹 자아의식 형성에 문제가 있게 되어 나중에 사회에 진출한 뒤 많은 사람들과 부딪치는 과정에서 성격장애로 많은 어려움이 있을 것 같다는 생각이 들었다.

모든 사람들이 인정하는 괜찮은 사람이 된다는 의미는 성격이 좋은 사람으로 그런 사람일수록 성장 과정에서 터득한 여러 방법을 통해 본인 스스로 다스려 마음의 안정을 취하게 되고 더불어 자신의 신체에서도 건강을 유지할 수 있게 된다. 다시 말해 마음이 건강하여야 자신의 건강을 유지할 수 있는 것이기 때문에, 사람답게 사는 방법을 어릴 때부터 배워야 하며 이런 교육은 집안에서, 학교에서, 사회에서, 주위 사람들로부터 배우고 이를 통해 정신적 풍요로움을 배우게 하여야 한다.

사람들은 본능에 충실하므로 서면 앉고 싶고, 앉아 있으면 눕고 싶은 마음은 누구든지 다 가지고 있다. 그러나 많은 사람들은 자기가 하고 싶어도 주위 사람들을 위해 하지 않는다.

성숙된 자아의식과 본인의 양심에서 벗어나면 몸은 편하나 마음이 편치 못해 그런 행동을 하지 않는다. 이처럼 인간답게 사는 것이 건강하게 사는 방법이고 그 속에서 정신적으로 안정감을 가지게 되어 긍정적 사고와 자신의 건강에 자신을 가지게 된다.

다시 말하지만 정신적 건강이 육체적 건강보다 우선이기에 사람답게 살아가는 방법을 어린 시절부터 학교 교육을 통해, 철저한 인성교육을 배운 후 자신을 위한 지식을 얻는 것이 무엇보다 중요하다고 생각한다.

· 쾌락에 집착하지 말자

각자의 성격을 통해 타인들과의 관계를 유지하고 사는 동안, 개개인은 자신의 본능의 대부분을 억압하며 살아간다. 그러나 사회의 변화가 빨라지고 경쟁 속에서 사는 환경이 되면서 사람의 인격의 가치 판단이 달라지는 것 같다.

자본 시장에서 우선시 되는 것이 경제권이기에 사회생활에서 가장 먼저 생각하는 것이 금전(돈)이 되었다. 최근 교육청에서 초등학교 아이들에게 설문 조사를 시행하였는데 그 질문은 '앞으로 살면서 삶의 가치를 어느 곳에 두고 어떤 사람이 될 생각인지' 였다.

아이들 절반 이상이 돈을 많이 벌어 부자가 되는 것을 첫째로 꼽았고 특히 고학년으로 갈수록 이런 생각을 가진 아이들이 많았다. 더 나가 고등학생들 중 10억의 돈을 얻을 수 있으면 죄를 짓고 감옥에서 1년 정도 지내도 좋다고 얘기하는 학생들도 꽤 있었다.

옛날에는 아이들의 목표가 대통령이나 군인, 또는 소방관처럼 남을 배려하는 직업이 많았고, 보다 커다란 포부가 있었으나 지금은 많이 변해 돈을 중요시하는 세대로 변해가고 있다. 돈이 없으면 단지 불편할 뿐이라고 생각했던 사람들도 이제는 생각을 바꾸게 됐다.

그러나 돈이 많으면 주위 환경이 좋아져 그 사람의 평가가 다소 높아질 수 있으나 남들이 평가하는 그 사람의 됨됨이는 자아의식 부족과 자신의 양심의 부족함이 있을 경우 결국 그 사람의 인격은 낮게 평가받게 될 것이다. 하지만 요즘 많은 젊은이들은 이런 생각없이 돈이나 주위 환경만 중요시하면서 인간답지 못하게 사는 사람들이 많아지고 가치 판단에 혼돈이 와서 갈등이 커지고 소외감을 가지는 사람들이 점점 늘어가게 되었다. 그 결과 남들과 담을 쌓고 혼자서 자신의 성을 쌓고 그 안에서 안주하며 다른 사람들과 부딪치는 자체를 회피하는 사람들이 늘고 있다. 이런 사람들 중에는 사회생활을 영위할 수 없을 정도로 증상이 너무 심해져서 신경과 치료가 필요한 사람들도 많이 있다. 또한 그런 사람들 중 일부는 게임 중독이나 술 같은 중독에 빠져 헤어나지 못하는 사람들도 많다.

사람들 사는 과정에서 본능에 따라 누구든지 쾌락을 추구한다. 그 쾌락에 빠져 일상적 사회생활을 할 수 없으면 중독에 빠졌다고 할 수 있다. 여러 형태에서 쾌락을 너무 추구하다 보면 중독현상이 나타난다. 그런 유형에는 도박, 마약, 색정, 술, 게임들이 있고 그 중 가장 무서운 것은 도박이다.

중독 증상이 나타날 경우 의료진의 도움과 본인의 의지로 어느 정도 치료가 가능하나 도박은 다른 중독보다 완치하기가 매우 힘들다. 도박은 돈을 중심으로 만들어지는 게임으로 금전만능 세태에서 독버섯처럼 번지는 현상이며 많은 사람들이 이를 즐긴다. 일 년 동안 도박으로 사용되는 금전을 계산해보면 우리나라 국방예산의 두 배 이상을 사용하고 있다는 보고가 있을 정도이니 얼마나 많은 사람들이 즐기고 있는가를 보여주고 있다.

도박에 중독된 사람들 대부분은 한순간의 쾌감으로 즐기는 오락을 넘어서 자신의 전 인생을 도박에 투자하며 그곳에서 헤어나지 못하는 사람들이다. 도박의 한순간의 쾌감이 성적 쾌감보다 몇십 배 높기에 머릿속에 강하게 심어지게 되고 그 기억을 무의식 상태에서 지배 받아 본인이 의지와 상관없이 행동하는 사람들을 많이 본다.

이런 중독에 빠진 사람들의 건강은 피폐된 상태가 대부분이고 사회 적응 능력도 현저히 떨어져 있다. 복잡한 사회가 되면 될수록 이런 부류의 사람들은 당연히 증가하게 된다. 이렇게 되는 주된 이유는 사람

사는 과정에서 자신의 분수를 알고 자신이 한 행위를 정확히 인식하고 그런 행위를 남들에게 납득시킬 수 있는 통찰능력(insight)이 부족하기 때문이다. 통찰 능력이 있으면 자신의 한계를 알기에 중독증에 빠지지 않고 자신의 즐거움을 찾게 되어 놀이 문화로 승화시킬 수 있다.

· 신앙

한자로 사람 人자는 서로 기대고 서 있는 모습이다. 사람은 창조물에 의해 만들어진 후 태어나서 죽을 때까지 주위 사람들과 어울려 살아 왔고 또한 그렇게 살아갈 수밖에 없었다.

먼 옛날 인류의 조상들도 살아가는 과정에서 서로 도우며 부족한 면을 서로 보충해가면서 합심하여 험난한 환경 속에서 어려운 난관도 이겨내며 살아남았고, 살아오면서 습득한 많은 지식들을 후손에게 전달하면서 진화와 발전을 통해 현재의 자손들이 만들어졌다. 이 같은 과정을 통해 자연스럽게 만들어진 것이 신앙이다.

옛날 사람들은 자기 자신은 자연의 현상에서 볼 때 작은 미물인 것을 알게 되었고 자신의 상상력을 초월하여 만들어지는 초자연적 현상을 알게 되면서 마음으로부터 의지하고자 하는 무언가를 가지게 되었다. 그래서 먼 옛날에는 자연의 현상을 숭배하였고 점차 여러 부족들이 뭉쳐 집단 체제가 만들어지면서 그 사회 지배자 층 사람들이 자신들을 보호해 줄 수 있는 대상으로 여러 신들을 모시고 숭배하며 제사를 드리는 것이 일상생활의 일부가 되었다. 그 후 점차적으로 여러 집단체계들이 통합되면서 나라가 만들어지고 각 집단들이 가지고 있던 독특한 여러 문화들이 융합하면서 점차적으로 보다 나은 사회가 만들어졌다.

이 같은 사회 변화 속에서 신앙의 대상에서도 많은 변화가 왔다. 현재는 주로 유일신을 모시는 기독교, 불교 ,이슬람교가 주류를 이뤘으나 도교와 힌두교처럼 다신을 믿는 사람들도 아직 많이 있다.

우리가 사는 사회를 긴 시간을 통해 살펴보면 주기적으로 사회적 변화, 급격한 문화의 변화, 생활환경의 변화를 겪으면서 많은 사람들은 커다란 풍파 속에서 견디며 살아왔다. 예를 들어 중세기의 암흑시대를 거쳐 영국에서 시작된 산업 혁명을 통해 생활환경과 문화가 급격히 바꾸어졌고 사회뿐만 아니라 개인들의 생각들도 모두 바꾸어졌다. 그러나 이런 많은 변화 속에서도 변하지 않는 것이 있다. 그것은 신앙이다.

신앙만은 많은 사람들이 대대손손 변함없이 그대로 믿고 일상생활로 받아들여 지금까지 지속되고 있다. 이런 믿음은 사는 동안 기댈 수 있는 대상을 가짐으로써 마음의 평화를 갖게 되어 심적 긴장감과 두려움으로부터 자기 자신을 구제받는다는 믿음을 갖게 한다.

모든 종교는 나 자신이 아니라 남을 배려하고 사랑을 베푸는 것, 이것을 가장 큰 미덕으로 여긴다. 불경이나 성경이나 코란에서 이야기하는 신앙의 교리에 따라 살면 마음의 평화가 찾아오고 남들에게 베풀면서 살게 되며 자기가 하는 만큼 죽음 뒤에도 더 많은 것들을 받을 수 있다는 믿음이 있기에 더 열심히 살게 된다.

동양의학에서는 심신을 한 개체로 보았기에 마음의 평화는 육체의 건강을 유지할 수 있도록 도움을 준다고 믿는다. 반면 마음에 병이 들면 육체도 병이 든다고 생각한다. 건강한 마음에서 건강한 육체를 만들 수 있기 때문이다. 심신의 건강을 유지하는데 절대적으로 필요한 마음의 평화는 자신이 기댈 수 있는 대상이 있을 때 보다 쉽게 얻을 수 있기에 신앙이 필요하다.

긴박한 상황에 처할 때 또는 자기 자신이 부족함을 느낄 때 모든 사람들은 자기도 모르게 절대자인 신을 찾는 행동을 한다. 이처럼 불안하고 긴장 상태가 지속되면 많은 사람들은 기댈 수 있는 대상인 절대자인 신을 찾게 되고 그 과정에서 자신의 마음의 평화를 얻게 된다.

이런 행동을 하는 것은 아마도 많은 사람들이 태어날 때부터 부족함을 알고 있기에 기댈 수 있는 자신의 신앙을 가지는 것으로 생각하게 된다. 그러나 절대자를 모시는 곳인 교회나 절이나 사원이 자기 자신을 구원해 줄 대상이 아니기에 자신이 믿는 신앙의 대상은 자신을 구원해줄 절대자인 구세주이여야 한다.

신을 모시는 절, 사원 그리고 교회를 신앙의 대상으로 가질 경우 그곳을 운영하는 목사나 스님들에 대한 인간적 실망감으로 간혹 자신의 믿음에 회의를 가질 수 있다. 마음속 깊은 곳에서 울려나오는 진정한 믿음이 자신의 마음의 평화를 가져오기에 이것이 심신을 안정시켜 자신의 건강에 도움을 주는 것이다.

· 적절한 스트레스

그 다음으로 생각되는 것이 적절한 스트레스를 가지며 생활을 하는 것이다. 긴장감이 전혀 없을 경우 우리 몸은 쉽게 무너져 건강을 해치게 된다.

예를 들어 자신이 처한 주위 환경을 무시하고 무위도식하며 하는 일 없이 시간을 보내고 특정 목표도 없이 생활을 영위한다고 가정할 시 자기 멋대로 생활하게 되므로 규칙적인 생활은 기대할 수 없으며 일상적인 생활에서 식사 시간과 수면시간들이 불규칙해져서 건강을 해칠 것이다. 이런 생활을 하는 사람 자신은 스트레스가 없는 생활을 영위하고 있다고 생각할 수 있으나 그 자신의 신체는 심한 스트레스를 받고 있는 상태이다. 그래서 일정한 일과와 규칙적인 생활을 할 때 보다 건강한 삶을 유지할 수 있을 것이다. 대부분 많은 사람들은 매 순간마다 어느 정도 긴장감을 유지하여야만 이런 일상생활이 가능하므로 우리 자신은 항상 긴장감 속에서 살고 있다. 그러나 그 긴장감은 적절한 긴장감을 의미하며 이는 마치 너무 모자라지도 않고 너무 넘치지도 않는 중용의 도가 우리의 살아가는 과정에서 매우 중요한 것과 같은 이치이다.

이처럼 많은 사람들은 살아가는 과정에서는 늘 적절한 긴장감(stress)을 유지하며 살고 있으며 그 긴장감이 유지되어야 우리 몸 신체 내 대사 과정도 정상적으로 만들어진다.

심한 스트레스를 받는다는 것은 정신적 육체적으로 심한 긴장감이 지속되는 현상을 말한다. 예를 들어 2~3일 동안 식사를 하지 못할 경우 이것도 우리 몸에서는 심한 스트레스로 느껴 자동적으로 우리 몸에서 대처하는 방향으로 신체 내에서 변화가 일어난다.

우리 몸에서는 스스로 자율적 반응으로 내적, 외적 환경의 변화로부터 생체 내 생리적 안정 상태를 유지하게 하는 항상성(homostasis)을 우리 몸 스스로 만든다. 그래서 심한 스트레스에 처할 경우 즉시 이런 상황을 대치하기 위해 우리 몸 생체 내 변화를 일으켜 미리 대비하게 한다. 이런 변화는 뇌 기능이 작동하여 몸의 각 장기에 지시를 하여 일어나는 것이 아니라 생체 내에서 자동적으로 일어나게 된다.

우리 몸에 분포되어 있는 신경계를 살펴보면 크게 나누어 중추신경계, 말초신경계 그리고 자율신경계로 나누어진다. 중추신경계는 뇌세포들과 척수신경들에 의해 만들어져 있고 말초신경계는 외적 자극을 받아 중추신경계에 전달하는 감각 신경들과 중추신경계에서 만들어져서 움직임이나 행동을 유발하는 운동 신경세포들로 만들어져 있다.

반면 생체 내에서 위험을 감지하게 되면 우리 몸은 그것에 대비하여 특정 신경계가 활성화된다. 그 신경계가 자율 신경계로 교감 신경계와 부교감신경계로 만들어져 있으며 우리는 인지하지 못하지만 이 신경계에 의해 생활하는 과정에서 우리 몸이 안정적으로 주위 환경에서 대처할 수 있게 된다. 다시 말해 생체 내에서 생리적 안정성을 유지하는 항상성은 이 신경계에 의해 만들어진다. 그래서 생체 내 안정성을 위협하는 스트레스를 이야기할 때는 먼저 자율신경계를 생각하게 된다.

자율신경계를 간단히 살펴보면 스트레스를 받아 교감신경계가 활성화되면 스트레스에 대처하기 위해 생체 내에서는 에너지 소모를 막게 되고 혈압과 맥박이 빨라진다. 반면 편한 상태에서 부교감신경계가 활성화되면 교감신경계가 활성화될 때 나타나는 현상과 반대로 심박동수가 안정화되고 소화기 장기의 혈액순환이 촉진되어 소화능력이 증강되어 많은 에너지 흡수를 촉진 시킨다.

교감신경과 부교감신경계의 활성화 과정을 살펴보면 상호 협조하며 억제시키기도 하고 활성화를 유도시켜 항상 두 신경계에서 균형을 맞추고 있다. 이 자율신경계가 손상되면 생체 내에서는 심각한 타격을 주어 생존이 힘들어질 수도 있다.

심한 스트레스가 지속되는 경우 초반 단계에서는 교감신경계가 활성화되어 외부에서 들어오는 침입 원들에 대한 방어 능력을 최대화시켜 미리 대비하게 된다. 그러나 심한 스트레스가 지속되면 부신 스테로이드 호르몬 분비가 촉진되어 혈액 내 농도 증가되면서 면역체계의 활성화 과정의 초기 단계인 염증반응이 억제되고. 그 결과 모든 면역체계가 급격히 약화되어 쉽게 감염질환에 잘 걸린다.

또한 앞서 언급하였듯이 장기간 식사를 하지 못해 영양공급이 되지 못할 경우 우리 몸은 심한 스트레스를 받은 상태이며 방어 수단으로 체내 항상성을 유지하기 위한 조치가 만들어진다. 그 과정으로 교감신경계가 활성화되면서 오줌이나 땀을 통한 배설로 체액 손실을 최대한 막기 위해 소변도 덜 만들어지고 영양분 소모를 막게 되어 영양분들은 체내에 축적되는 현상들이 일어난다.

이 같은 현상은 심한 스트레스가 지속적으로 있을 경우 우리 몸에서 만들어지는 일시적인 방어수단이다. 그래서 심한 스트레스가 오래 지속되면 비만이 오게 되고 소화 장애와 배설에 문제를 일으키고 면역체계는 항상 긴장되고 약화되어 쉽게 피로감을 느끼게 되고 감기 같은 질환에 잘 걸리게 된다.

또한 감염질환뿐만 아니라 우리 몸에서는 여러 질병을 일으키게 된다. 가장 대표적 질환들은 신경성에서 오는 위염이나 과민성 대장염 같은 소화기 질환과 우울증 같은 신경과 질환들이 있고 비만과 더불어 암의 발생 빈도를 증가시키고 내분비 계열의 장기에도 악영향을 주어 암 같은 질병을 초래한다.

반대로 스트레스가 없을 경우를 생각해 보자. 이런 경우는 일반적으로 우리가 살아가는 과정에서 일어나기 힘들다. 우리가 살고 있는 주위 환경은 자전거를 타고 달리고 있는 형상이므로 계속 페달을 밟아야 자전거가 넘어지지 않고 달릴 수 있듯이 적절한 스트레스가 있어야 생활을 영위할 수 있다. 다시 말해 사는 과정에서 우리들은 자신도 모르게 스트레스에 노출되어 있고 항상 긴장 속에서 생활하게 되어있다는 것이다.

사회생활을 하는 모든 사람들은 아침에 눈을 떠서 집을 나서는 순간부터 남들과 부딪치며 하루 종일 남들과 아옹다옹하면서 생활을 하고 저녁에 집에 돌아와서 잠자리에 들 때까지 주위 환경에 지배를 받으며 수많은 긴장 속에서 살아가고 있다.

또한 수면을 취하는 상태에서도 꿈을 통하여서도 우리 몸 어느 곳은 항상 깨어 있고 활동을 하고 움직이고 있는 상태이며 이렇듯 살아있는 동안은 우리 신체는 항상 긴장 속에서 살아가고 있다. 그래서 자율신경계에서 교감신경은 항상 활성화되어 있으나 이 신경계가 너무 긴장이 지속되면 여러 문제들을 일으키게 되므로 인위적으로 그때마다 스트레스를 풀어주어 부교감신경계를 활성화시켜 두 신경계의 균형을 유지하게 하는 것이 중요하다.

스트레스는 고무줄 같은 성질을 가지고 있어 오래 지속되면 우리 몸에서 여러 변화가 나타난다. 고무줄을 당기고 있다가 금방 놓으면 원래 상태로 돌아오나 오래 동안 당기고 있다 놓을 경우에도 그 고무줄은 원래 상태로 돌아오지 못하고 늘어진 상태가 된다. 이처럼 스트레스인 긴장감이 어느 정도 있다가 풀어지면 체내의 기능은 곧 정상 상태로 회복되나 너무 오래 지속되면 체내에 많은 변화들이 일어나 건강을 해치게 된다.

만약 스트레스 없이 편한 상태가 유지되어 부교감 신경계의 활성화가 지속되면 교감신경계의 활성화과정에서 보였던 것들과 다른 현상들이 일어난다. 이런 경우 소화계통의 분비샘에서 분비가 증가하고 장운동도 빨라지고 대사과정도 증가하고 배설을 촉진시키며 면역체계에서는 적응면역세포인 림프구들이 증가해서 소화도 잘되고 배설 과정도 잘 일어나며 면역체계에서도 긴장감이 떨어지게 된다.

그러나 장시간 부교감신경계의 활성화가 일어나면 교감신경계처럼 우리 몸내에서 불리하게 작용하는 많은 변화가 일어나게 된다. 너무 안락한 환경에 안주하게 되면 부교감신경계의 활성화로 면역체계에서 변화가 일어나 내재면역체계의 감시 능력과 방어 능력 감소로 세균 감염이 있을 경우 쉽게 감염을 일으켜 건강을 해칠 수 있다. 또한 림프구들의 증가에 의해 면역 과잉반응으로 만들어지는 알레르기 질환들과 자가 면역질환들이 증가하게 된다.

그래서 이런 안락한 환경에 익숙한 사람들은 심한 외상을 받을 경우 내재면역체계 기능 저하로 심각한 감염상태로 빠지게 되어 패혈증을 잘 일으키며 또한 비염, 아토피 같은 알레르기 질환이나 자가 면역질환들이 잘 와서 이런 질환들로 고생하는 사람들도 많이 있다.

이처럼 우리가 사는 과정에서는 너무 편한 환경 속에 있으며 부교감신경계가 지속적으로 활성화되어 비정상적인 면역체계가 만들어져서 건강을 해치고 또한 너무 강한 스트레스가 지속되게 되면 교감신경계가 활성화되어서 그 역시 건강을 해치게 된다.

그러므로 살아가는 과정에서는 어느 정도 긴장감이 있어야 하며 그 긴장감이 너무 오래 동안 지속될 경우 적절한 스트레스를 푸는 방법을 시행하여 교감신경계의 장기간 활성화 과정을 차단시켜야 한다. 예를 들어 만성 스트레스가 있을 경우 격렬한 육체적 운동을 하여 육체적 긴장감을 해소하거나 또는 영화를 볼 경우에도 움직임이 많은 액션영화를 보든지 그리고 독서를 할 경우 추리소설이나 무협소설들을 택하여 정신을 몰입하는 과정을 통해 대리 만족을 얻으면 어느 정도 정신적 긴장감을 풀 수 있을 것이다.

· 스트레스를 푸는 방법

스트레스를 푸는 방법들은 사람마다 다르고, 푸는 방법들은 이미 많이 소개되어 있다. 여러 방법이 있으나 정신적, 육체적 스트레스를 가능한 같이 풀어 주어야 하며 무엇보다 정신적 긴장감을 해소하는 것에 보다 집중하는 것이 필요하다. 서양 의학에서는 몸에 생긴 질병과 정신적 측면을 분리하여 치료를 시행하나 동양 의학에서는 심신을 한 개체로 보기에 몸과 마음을 같이 치료하는 것을 원칙으로 삼는다. 그러므로 스트레스를 푸는 방법 중 가장 많이 추천하는 것이 몸과 마음을 함께 풀어주는 것이다. 정신적 안정감이 생체 내 항상성(homostasis)을 유지하는 것에 큰 도움을 주게 되어 건강을 유지하게 되기 때문이다.

장수 마을을 보면 대부분 집단적 공동생활을 영위하면서 가족력 같은 친밀감 속에서 살고 정신적인 유대감을 가지고 공통적인 목적을 위해 일들을 하며 자연친화적인 생활을 고수하는 지역들이 많다. 이런 생활에서는 경쟁의식을 나타내는 상호 비교 대상이 가족 같은 사람들이기에 거부감 없이 받아들이고 정신적 유대감으로 스트레스를 덜 받고 정신적 안정감 속에서 살게 된다.

반면 우리가 살고 있는 현실에서 혼자 외톨이 생활을 하는 사람들을 가끔씩 본다. 그런 사람들을 자세히 살펴보면 주위 친구와 가족들은 항상 그 사람 곁에 있으나 경쟁 상대자로 보기에 자신이 주위 사람들을 찾지 않아 점점 거리가 생기는 것 같다.

또한 핵가족세대에서 성장한 그들은 치열한 경쟁사회에서의 생존을 위해 자기 자신이 손해 보는 일을 하는 것에 매우 힘들어하고 옹색하다. 그들 자신들이 어느 정도 자신의 이기심을 벗어 던지면 다른 사람들과 쉽게 소통하고 많은 일들을 같이 할 수 있지만 외톨이로 사는 사람들은 상대방을 경쟁자로 생각하여 마음속으로 생각만 하고 행동으로 나서지를 않는다. 그래서 더불어 사는 사회에서는 스트레스를 덜 받고 살기 위해선 옆에 있는 사람들을 경쟁 대상이나 비교 대상으로 생각하지 말아야 한다. 또한 독불 장군처럼 자기 자신 혼자서 세상 모든 것들을 헤쳐 나가야 한다는 생각을 버리고 더불어 같이 살아가는 세상이라고 생각해야 정신적 스트레스를 덜 받게 될 것으로 생각된다.

외적 감각자극을 최소화시키는 상태에서는 뇌활동도 최소화되므로 심적 안정감을 가지게 된다. 그래서 정신적 스트레스를 벗어나기 위해 추천하는 치료방법 중에 명상을 바탕으로 하는 여러 치료방법들이 있다. 그 중 선 치료가 있다.

단전호흡을 통해 기를 하복부에 모우고 마음을 비운 채 아무런 생각을 가지지 않을 경우 마음의 편안함을 느끼게 된다. 이런 과정에서 내 자신을 버릴 수 있는 마음의 여유를 가지게 되면 보다 편안한 상태의 정신적 안정감을 찾게 된다. 명상하는 동안 내 자신을 잃어버리게 되면 마치 다른 세상에서 내 자신을 내려다보는 여유도 가질 수 있다고 하나 이런 경지에 도달하기 위해서는 많은 수련이 필요할 것으로 생각된다.

많은 사람들이 스트레스를 푸는 방법으로 이 같은 명상이나 선 치료를 통해 정신적 안정감을 이끌어내는 치료를 추천하지만 바쁜 일상생활에서 시간을 내어 명상이나 선 치료를 받기가 어려운 경우가 많기에 내가 경험한 풍욕 치료방법을 추천하고자 한다.

내가 일본 소아병원에서 근무하고 있을 때 알레르기 센터에서 아토피 피부염 아이들과 기관지천식 아이들이 운동 치료 중 양지 바른 쪽에

웃통을 벗고 앞줄로 쭉 앉아 서로의 등 건마사지를 시행하는 모습을 가끔씩 보았다. 그곳 소아 병원 알레르기 센터에서도 피부를 건강하게 단련시키면 몸 내면에 있는 폐 기능을 강하게 하므로 기관지 천식 환자들을 호전시킬 수 있다고 생각하여 이 방법을 시행하고 있었다.

옛날 천식으로 고생하셨던 아버지도 피부를 건강하게 하는 것이 호흡기를 건강하게 만들 수 있다고 믿고 계신 분이었다. 내 자신도 한의학 공부를 하면서 얻은 지식 중 동양 의학에서 表(몸의 중심에서 표층 쪽)는 피부이면 裏(몸의 중심 쪽)는 폐이므로 기관지천식이 있는 사람은 아토피 피부염도 잘 생긴다고 것을 알고 있었다.

아버지는 옛날 분이었기에 서양의학을 전공하셨어도 한의학 쪽도 조예가 깊으셨는데, 피부를 강하게 단련하면 호흡기도 강해질 수 있다고 생각하셨기에 기관지 천식으로 너무 고생을 하셔 이 풍욕요법을 오랫 동안 하셨다. 아버지가 말년에 즐겨하셨던 치료요법은 아침에 일찍 일어나서 10~15분 동안만 시행하는 운동요법과 더불어 시행하는 명상 치료방법이다.

풍욕 방법은 간단하다. 아침에 일어나 속옷만 입은 채 창문을 다 열어놓고 아침 찬 공기를 심호흡으로 들여 마셔 정신을 맑게 한 뒤 단전호흡을 통해 코로 숨을 들여 마시고 숨을 참은 후 다시 입으로 내보내는 동작을 반복하면서 마음을 비운다는 생각을 가지고 온 몸을 부드럽게 두드리며 텅 빈 마음을 구하는 행동을 한다.

처음에는 10분이란 시간이 너무 길게 느껴지고 매우 힘든 과정으로 느껴지나 반복된 훈련을 하게 되면 30분을 하여도 시간 가는 줄을 모르게 된다. 맑은 정신 상태를 유지하여 정신적 긴장감을 풀게 되고 찬 공기의 접촉으로 피부의 방어 능력을 보강시켜 명상 후 피부 건마사지를 잠깐만 하여도 금방 피부에 반응을 보인다.

그런 이유로 스트레스를 많이 받은 사람들과 아토피 알레르기 질환이 있는 환자들에게 추천하고 싶은 명상 치료방법이다. 이 방법은 늦은 봄철부터 시작하는 것이 좋을 것 같다. 그 이유는 속옷만 입고 맨몸으로 노출된 상태에서 시행하므로 기온 차에 의해 감기 같은 질환에 잘 걸릴 수 있으므로 따뜻한 시기에 시작하는 것이 기온 차이를 극복하고 점차적으로 적응할 수 있을 것 같기 때문이다.

모든 사람들은 스트레스를 받으면 목 주위 근육이 긴장되는 것을 모두 경험해 봤을 것이다. 근육의 긴장을 푸는 방법은 여러 방법이 있는데 그 중 많은 사람들이 요가를 추천한다.

요가는 긴장된 근육을 스트레칭 해주는 운동으로 특별한 도구나 시설이 필요하지 않다. 간단히 몇 번의 반복적인 동작으로 긴장된 근육을 풀어주기에 많은 사람들이 추천하는 것이다. 특히 근육의 힘을 증강시키기 위한 운동 전이나 또는 과격한 운동을 시행하기 전에는 꼭 필요한 운동이므로 많은 운동선수들이 지금도 시행하고 있다.

그 다음으로 추천하고 싶은 것은 반신욕 또는 탕 목욕을 추천한다. 라벤더 같은 허브 약초를 넣은 더운 목욕물 속에 몸을 담구고 있으면 긴장된 근육이 풀어지고 잠도 잘 올 수 있다. 또한 반신욕을 하면 상체에서 흐르는 땀으로 몸속에 있던 노폐물들이 빠지는 기분이 들어 근육이 이완되고 정신 역시 맑아진다. 탕 목욕 치료는 현재도 유럽 쪽 많은 병원에서 암 환자들을 대상으로 시행하는 온 치료방법으로 목욕물에 허브 약초 원액을 타거나 허브 약초를 넣은 상태에서 목욕을 시행해 향 치료도 같이 되는 효과도 있다. 이처럼 정신적 스트레스를 받으면 먼저 육체적 긴장감을 풀기 위해 목욕이나 요가, 가벼운 운동을 통해 근육의 긴장감을 푸는 것을 추천한다.

그 다음은 음악치료로 정신적 긴장이나 불안감이 클 때 적절한 음악을 들으면 정서적으로 안정감을 주고 긍정적 사고를 가지게 되어 편한 마음을 가지게 된다. 목욕 후 정다운 사람과 가벼운 포도주 한 잔, 그리고 잔잔한 음악 속에서 즐거운 대화를 가지면 머리를 누르고 있던 정신적 압박감에서 해방될 수 있다.

이런 여러 방법들을 통해 심신에 스트레스로 인한 긴장감이 있을시 쉽게 풀어 줄 수 있다.

대학원에서 3년 동안 대체의학을 강의하면서 대체의학 분야에서 일하는 많은 사람들을 만나보았다. 그들과의 대화 중 내가 그들에게 제안한 것은 술집 동네에 큰 건물을 빌려 1층은 요가, 2층은 향 치료와 목욕치료 그리고 음악치료를 곁들여 시행하는 공간을 만들고 3층은 명상이나 선 치료실을 4층은 잔잔한 음악과 더불어 식사할 수 있는 공간을 만들어 보라고 했다.

그 뒤 개별 면담을 통해 사람에 따라 개인별로 긴장감을 풀어주는 치료를 겸하면서 같이 온 동료들과 즐거운 대화와 개인별 그날 필요한 음식들을 제공하게 되면 스트레스를 풀기 위해 가는 술자리가 많이 줄 것 같다고 농담 삼아 부탁한 적이 있었다. 이런 생활들은 옛 조상들이 즐겨 사용한 수행 방법이고 우리의 조상들은 이런 방법으로 스트레스를 풀면서 살아왔다. 이런 문화가 아직도 여러 곳에 남아 있다.

대체의학을 바탕으로 시행하는 여러 동호회와 종교단체들에서 시행하는 명상 수련회를 비롯하여 스님들이 머물면서 수행하는 산속 깊은 절간에도 이런 생활을 엿볼 수 있다. 그래서 사람들이 마음이 무거우면 산속을 거닐거나 절을 찾는 이유가 되는지 모르겠다.

스트레스를 받으면 뇌에 있는 신경세포들이 열심히 일을 하게 되어 뇌세포들에서 신진대사가 증가하게 되는데 이 때문에 뇌세포들에게 필요한 영양분들이 부족해질 수 있다. 이런 경우를 대비하여 뇌신경세포들에 도움이 되는 음식들을 살펴보자.

신경세포들에서 절대적으로 필요한 물질들은 많이 있지만 세로토닌과 도파민에 대하여 알아 보자. 세로토닌(serotonin)은 트립토판

(tryptopan)에서 만들어지고 도파민(dopamine)은 타이로신(tyrosin)에서 만들어지므로 머리를 많이 쓰게 되면 이런 물질들의 소모가 증가하게 된다.

뇌 신경세포들이 왕성하게 활동하는 경우 트립토판과 타이로신이 많이 들어 있는 살코기, 계란, 견과류들을 먹을 것을 추천하며 앞서 언급한 무기질인 마그네슘은 스트레스 받을 때 분비되는 스테로이드 호르몬 분비를 억제시키는 기능이 있어 마그네슘이 많이 들어 있는 견과류인 호두를 많이 먹으면 뇌의 피로를 풀어 주고 스트레스를 잘 이겨낼 수 있다. 그래서 옛날부터 뇌 형태를 닮은 호두를 많이 먹으면 머리가 좋아진다고 하였다. 그리고 이런 식재료들은 특히 공부에 집중하는 많은 청소년에게는 많은 도움을 줄 것으로 생각한다.

스트레스를 많이 받아 기분이 우울할 때 엔도르핀(endophin) 분비가 촉진되면 기분이 나아진다. 그래서 우울할 때 더운 차와 초콜릿을 먹으면 그 안에 있는 페닐에틸아민(phenyethyramine) 성분에 의해 엔도르핀 분비가 촉진하게 되어 기분이 나아진다.

또한 페닐에틸아민의 기능은 도파민을 방출시키는 역할을 하며 마약인 암페타민와 매우 유사한 구조 형태인 분자식을 가진 물질이기에 초콜릿을 먹으면 기분이 좋아진다. 이 페닐에틸아민 물질은 초콜릿에 많이 들어 있어 초콜릿을 사랑의 묘약으로 생각하는 이유가 되기도 하나, 너무 많이 먹으면 뇌혈관을 조여서 편두통을 유발한다. 그래서 편두통이 있을 경우 먹으면 더욱 두통 증상이 악화되므로 피하여야 한다.

스트레스에 좋은 음식들로는 항산화 기능을 많이 가진 음식들을 추천한다. 그 중 엽산을 많이 추천한다. 우리의 기억을 담당하며 생각을 정리할 때 중추적 역할을 하는 해마가 뇌중심부에 있다. 생각을 많이 할 때 이 해마가 활성화되면서 엽산이 절대적으로 필요한 요소가 된다. 그래서 머리를 많이 쓸 경우 비타민B 계열이 많이 들어 있는 시금치 버섯, 양배추 같은 야채류를 많이 먹을 것을 추천한다.

· **긍정적인 사고방식**

옛날과 달리 지금 살고 있는 사회는 매우 빠르게 변하는 변화 속에서 대가족제도가 붕괴되어 핵가족 제도가 정착되고 소단위로 나누어지면서 자신의 존재 가치를 인정받기 위해 많은 노력을 할 수 밖에 없는 사회가 되어가고 있다. 그 존재 가치는 한 개인이 얼마나 창의력을 가진 사람이며 또한 사람들 사이에서 어느 정도의 친화력을 보이는 정도에 따라 그 사람이 가치의 평가가 되고 부수적으로 부와 명예를 가지게 된다.

창의력은 모방에서 시작되는 것이고 모방은 지식에 의해 만들어진다. 지식은 직접 체험한 경험과 보고 듣고 배운 간접 체험에 의해 만들어지므로 교육이 절대적으로 필요하다. 우리나라가 가난에서 벗어나 다른 나라보다 빠르게 성장하게 된 계기는 국민들의 교육 열기에 의해 만들어졌다고 해도 과언이 아니다. 그렇다고 많이 배운 사람들이 모두 창의력을 가진 것은 아니다.

생활 속에서 긍정적 사고방식을 가지고, '하면 된다(I can do it)' 라는 생각을 하면 잠재된 다른 생각들을 깨우치게 되고 서로 다른 의견들과 부딪치면서 점차 나은 생각들을 얻게 되어 창의력을 보이게 된다. 그래서 긍정적인 사고방식이 그만큼 중요한 것이다.

움직이지 않은 자전거 뒤에 있는 배경은 전혀 변화가 없으나 움직이는 자전거 뒤에 있는 배경은 매 순간마다 변한다. 현재 살고 있는 사회는 움직이는 자전거 위에 내 자신을 싣고 달리는 과정에 있기에 배경의 변화는 아주 작은 변화일지라도 시간이 지나면 커다란 변화를 만들어 전혀 다른 모습으로 바꾸어지게 한다.

이처럼 많은 시간을 긍정적 사고방식 속에서 생활을 하다보면 자기자신도 모르게 많은 변화가 일어난다. 변화를 요구하는 사회에서 생존하기 위해 필요한 것은 현실에 안주하지 말고 긍정적 사고방식을 가지는 것이다. '하면 된다' 는 생각으로 일하는 긍정적인 사람과 부정적인 생각으로 출발한 사람들의 성과물에는 많은 차이가 있고 육체적, 정신적 건강에도 많은 차이를 보인다.

행동은 생각에 의해 만들어지므로 생활 습성은 자기 자신이 얼마나 긍정적 생각 속에서 살고 있느냐에 따라 다르게 만들어 진다. 긍정적 사고방식을 가진 사람들은 규칙적인 생활과 계획성을 가지며 자신의 주위 여건을 관리하므로 자신의 건강에도 많은 관심을 보인다.

반면 부정적 사고방식을 가진 사람인 경우 패배 의식에 빠져 있게 되고 심한 정신적 고통 속에 불규칙적인 생활 방식이 만들어지게 되고 주변 여건에 신경 쓸 여유가 없기에 부적절한 식사와 운동 부족으로 건강을 심각하게 해치게 된다. 그래서 자기 자신이 건강하기를 바라면 먼저 자신의 의식 구조를 긍정적으로 바꾸어야 하는 것이다. 또한 이런 긍정적 사고방식에서 자신이 세운 목표를 달성하기 위해 최선을 다하겠다는 노력과 용기 또한 필요하다.

대부분의 사람들은 건강한 정신에 건강한 육체가 보장된다는 말을 알고 있다. 하지만 이런 기본적인 이치를 알지 못한 채 부정적 사고방식과 능동적인 생활방식에 빠져있는 사람이 자신의 건강을 추구하려고 노력하는 사람들이 있다면 먼저 긍정적인 사고를 가질 것을 추천해 주고 싶다.

· 운동

건강을 지키고자 하는 사람들에게 운동을 꼭 추천한다. 운동은 지구력을 증강시키는 걷기나 달리기 같은 운동과 단시간 내 근육의 근력을 증강시키는 운동으로 나누어진다. 바쁜 현대 생활 속에서도 자기 자신을 위한 투자의 한 방법으로 많은 사람들이 정기적으로 헬스클럽을 다니거나 동호회를 만들어 운동을 즐기는 사람들이 많다.

그러나 내 자신도 그렇지만 대부분의 사람들은 자기 합리화에 빠지게 되고 일주일에 한 번도 운동을 하지 않는 사람들이 더 많다. 밤늦게까지 야근을 하거나 스트레스가 심해 심신이 피로하여 움직이기도 싫어하고 집에 들어오면 먹고 자는 것 외 자신을 위해 투자를 하는 것에 인색한 경우가 더 많기 때문이다.

많은 사람들이 일주일에 두세 번 정도 30분간만 운동만 해도 성인병을 많이 줄일 수 있다는 것을 알고 있을 것이다. 그러나 이런 쉬운 일에 시간을 내어 자기 자신을 위해 투자하는 사람들이 많지 않기에, 비만이 오고 성인병도 오게 되고 이로 인해 건강에 적신호가 나타나게 된다. 나이를 먹게 되면 성 호르몬의 분비가 떨어지면서 근육 위축과 골다공증이 누구에게나 다 온다. 또한 여성인 경우 폐경기가 오면 호르몬 변화로 고혈압 증상들이 악화되고 순환기 질환들과 내분비 계열의 이상으로 여러 증상들이 복합적으로 나타나기 시작한다.

그리고 활동성이 떨어지고 움직임이 둔해지는 반면 먹은 식사량은 그대로 유지하기에 대부분 장년층에서 비만증이 나타나게 된다. 그래서 장년층을 넘어가는 시기에 비만과 더불어 당뇨 증상이 보이고 고혈압 증상이 보이는 성인병들이 많이 나타나게 된다.

최근에는 복잡한 사회 환경 속에서 자신의 건강관리를 하지 못해 장년층 초반부터 비만과 더불어 성인병을 보이는 경우가 많아졌다. 이 시기에 가장 좋은 치료방법은 운동이다. 저녁에 한 시간 정도 산책을 하거나 주말에 친구들과 어울려 운동을 하게 된다면 많은 사람들이 비만이나 성인병에서 다소 해방될 수 있을 것으로 생각된다.

우리나라도 점점 고령화 현상이 일어나 환갑이 되어도 노인 취급을 받지 못하는 시대가 되었다. 내 주위에도 노년층에 들어서면서 그동안 나타나지 않았던 고혈압이나 당뇨 증상을 호소하는 사람들이 부쩍 늘어나고 있다. 이런 사람들 중 운동을 전혀 하지 않으면서 매달 약만 복용하면 건강을 지킬 수 있다고 믿는 사람들이 생각보다 훨씬 많았다.

성인병으로 고생하는 사람들 대부분은 자신의 건강을 위해 스스로 운동을 해야 한다는 것을 알고 있으나 그것을 실천하는 경우는 드물고 바쁘게 사는 과정에서 그렇게 시간이 지나가면 병세는 점점 나빠지게 되어 약의 용량이 더욱 증가하게 된다.

그 이유는 성인병은 근치가 되지 않은 질환이기에 이런 상태가 지속되면 많은 합병증 발병으로 더 많은 약제 투여가 필요로 하는 악순환이 만들어지게 된다. 성인병을 가지고 있는 사람들은 지병이 더 악화되는 것을 막기 위해 살아가는 과정에서 운동이 필수 조건이 된다. 이때 나이에 비해 과격한 운동을 할 경우 골절, 근육파열 같은 치명적인 손상이 잘 올 수 있으므로 운동을 시행할 시 자신의 신체를 이용하는 운동을 하거나 가벼운 운동기구를 이용 하여 근력을 보강시키는 운동과 걷기를 통해 지구력을 향상시키는 운동을 추천한다. 또 이런 운동을 통해 비만도 막을 수 있고 몸이 가벼워지므로 퇴행성 질환으로부터 어느 정도 해방될 수 있다.

친한 후배 중 학원을 운영하는 친구가 있다. 그 친구는 당뇨와 고혈압으로 장기간 약을 복용하고 있었다. 그 친구가 운영하는 학원이 7층에 있어 엘리베이터를 이용해 올라가고 출퇴근은 승용차를 이용하기에 걷는 경우는 사무실에서 일할 때 외에는 없었다.

후배에게 추천한 운동은 최근 방송사에서 시행하고 있는 캠페인처럼 학원이 있는 건물에 들어가면 사무실까지 계단을 통해 걸어서 올라가고 승용차를 이용하지 말고 전철을 이용하되 집에서 한 정거장을 더 걸어가 전철을 타고 출근하고 학원 근처 전철역보다 한 정거장 전에 내려 학원까지 걸어서 출퇴근하라고 충고하였다.

만약 그대로 시행하면 하루에 최소한 8km 이상을 걷게 되고 3~4개월 지속적으로 시행하면 당뇨 증상도 많이 좋아지고 혈압도 안정될 것으로 생각되었다.

후배에게 당뇨를 약으로만 치료하게 되면 말년에 당뇨 합병증으로 오는 여러 부작용으로 신부전증, 망막이탈증에 의한 시력손상 그리고 성인 돌연사인 심근경색증 같은 여러 합병증이 올수 있다고 충고하였다. 그리고 더 늦기 전에 운동을 일상생활의 한 부분으로 생각하고 꾸준히 시행하면 그것이 건강을 지키는 것이고 후에 당뇨 후유증으로 들어가는 경제적 손실을 미리 막아주니 다른 돈 버는 일보다 경제적이고 자기 자신을 위해 꼭 필요한 투자라고 이야기해 주었다.

이처럼 일부러 시간을 내어 운동을 못하는 사람들에게 추천하고 싶은 말은 일상생활에서 사람들을 편리하게 만드는 현대 기기를 덜 이용하고 보다 많이 걸으며 움직이는 것을 생활의 일부분으로 받아드리라는 것이다. 그러면 보다 건강하게 지낼 수 있을 것이다.

운동은 규칙적으로 하는 것이 무엇보다 중요하고 특히 일상생활의 한 부분으로 인식하는 것이 건강을 지키는 지름길이다.

· 취미생활

사는 동안 자신을 위한 행동에는 취미생활이 있다.

영국에서 발표한 한 논문에서는 2개의 동호회원으로 참가하여 취미생활을 영위한 사람들에서는 일주일에 한번 정도 극심한 운동을 한 사람들과 비슷하게 건강을 유지한다고 발표하였고 또한 의료 공단에서 발표한 내용 중에 취미생활을 가진 노인층에서는 취미생활을 가지지 않은 사람들보다 건강한 생활을 유지하고 질병이 있어도 입원 기간도 짧아지고 보다 빠르게 회복된다고 보고하였다. 이처럼 취미생활이 건강을 유지하는데 도움을 주는 이유는 팽팽한 긴장 속에서 심신에 쌓여 있는 피로와 긴장을 풀어 줄 수 있기 때문이다.

취미를 통해 만난 동호회 친구들은 경쟁의식 속에서 만나는 사람들이 아니기에 마음의 여유를 가질 수 있고 자기 능력 안에서 자신의 최선의 모습을 보일 수 있는 경향이 있다. 주말이면 동호회원들끼리 모여 축구나 테니스, 자전거타기 같은 여러 운동을 통해 부족한 운동량을 보충하면서 흐르는 땀 속에서 느끼는 상쾌함 또한 느끼게 되어 자신도 모르는 사이 운동에 중독되기도 한다.

동호인들과 어울려서 취미생활을 즐기는 사람들도 많지만 혼자 취미생활을 즐기는 사람들도 많다. 정신적 스트레스가 심한 사람들 중엔 혼자서 음악 듣기를 즐기며 스트레스를 해소하는 사람이 있는가 하면, 독서 삼매경에 빠져 시간가는 줄 모르고 지내는 사람들도 많다.

필자는 어릴 때 앓았던 질병 후유증으로 한쪽 다리 근육 위축이 있는 상태에서 다리에 힘이 없고 허리 통증이 자주 있어 주말이 되면 아내와 함께 계곡을 따라 올라가면서 흐르는 강물처럼 영화에서 보였던 fly 낚시를 하거나 강여울 속에 들어가 우리나라 고유의 견지낚시를 즐기는 편이었다. 이런 낚시를 하게 된 동기는 다리의 허약함과 허리 통증 때문이다. 견지낚시 장소가 강한 여울 가운데 서서 낚시를 해야 하므로 물살에 떠내려가지 않기 위해 허리에 힘을 주고 두 다리로 버티고 서 있어야 한다. 낚시하는 과정에서는 고기를 잡고자 하는 마음으로 힘든 줄 모르나 물 밖으로 나오면 허리와 다리에 힘이 많이 간 것을 알 수 있었다. 이런 동작을 온종일 하다보면 다리와 허리운동이 많이 되는 것 같았다.

주 중에는 병원에서 앉아 있는 시간이 많고 또한 서서 수술을 많이 하였기에 한쪽 다리에 힘이 많이 쏠려 허리가 자주 아프고 다리에 쥐가 나 불편하지만 주말에 아내와 함께 견지낚시를 하고 오면 그 다음 주에는 허리도 덜 아프고 다리에도 힘이 붙은 것 같아 이런 취미생활을 15년 이상 하였다.

최근엔 옛날처럼 자주 낚시를 가지 않지만 가능하면 아내와 함께 마을 뒷산이라도 한 바퀴를 돌려고 노력하고 2시간 정도의 산행을 마치고 내려오면 꽤 힘이 들지만 마음이 가벼워지는 것을 느낀다. 이런 취미생활을 통해 정신적 안정을 찾고 심폐기능을 최대한으로 증가시키면서 가쁜 호흡과 흐르는 땀을 통해 몸속에 있는 독소를 배출시킴으로 상쾌함을 느낄 수 있게 된다. 가끔씩 낚시 여행을 하는 경우 시골 장마당에 들려 사람 사는 맛도 느끼고 그 지방에서 살아있는 음식들도 먹어보고 부딪치는 많은 사람들과 대화를 하면서 훈훈한 마음의 정을 가지고 올 수도 있었다.

취미생활은 욕심 없이 자신을 잃어버리는 마음으로 잠깐 동안 즐기는 것이 중요하다. 취미생활이 자기 자신의 일상생활이 되면 그 자체에서 오는 여러 부작용으로 오히려 건강을 해칠 수 있다. 마치 고기를 좋아한다고 매일 고기만 먹으면 건강을 해치는 것과 같다.

취미생활은 나이를 먹었어도 즐길 수 있는 것을 택하는 것이 좋을 것 같다. 다시 말해 연령에 적합한 취미생활로 신체에 부담을 주지 않으면서 심신을 편하게 하는 취미생활이 본인의 건강을 유지시키고 그로 인해 생활의 활력소를 찾을 수 있다는 것이다.

취미는 강제성이 없고 의무도 없으므로, 취미생활을 통해 자신을 뒤돌아볼 수 있는 시간적 여유와 마음의 안정 그리고 신체의 격렬한 운동을 통해 오는 상쾌함을 느끼며 자신의 건강을 유지시키기 위한 일상생활의 일부분이 되도록 스스로 노력해야 한다.

· 독소 해독

많은 사람들은 건강을 지키기 위해 체내에 쌓인 독소를 해독시켜야 한다고 생각한다.

먼저 우리 몸에서 자동적으로 일어나는 해독 작용에 대해 생각해보자. 인류는 먼 옛날 채집과 사냥을 하며 살아왔다. 그 과정에서 취득한 음식물들이 있을 경우 포식을 하였으나 없을 경우 오랫동안 굶주림을 견디며 생존하였다. 그 과정에서 굶주림 속에 우리 몸은 자연스럽게 몸속에 있던 노폐물을 제거하고 독성 물질들을 중화하는 능력들이 만들어졌다.

음식을 많이 먹을 경우 우리 몸은 섭취한 음식들을 소화시키고 저장하는 것에 모든 에너지를 소비하나 소식을 하거나 굶주림이 있을 경우 남은 에너지를 이용하여 우리 몸 모든 장기의 기능을 유지하도록 하며 축적된 노폐물들을 소멸시키거나 배출하도록 유도한다.

이는 앞서 언급한 이야기처럼 세포 내 자식작용(autophage 또는 self-eating)에 의해 세포 내 축적된 불필요한 단백들을 굶주림 상태에서 세포들의 생존을 위해 이런 단백들을 사용하게 되므로 세포 내에서 이런 단백들을 제거하게 된다. 그래서 가끔씩 살아가는 과정에서 과도한 영양섭취를 하는 경우 건강한 신체를 유지하기 위해서는 굶주림이 필요하게 된다.

우리 몸에 생기는 독성 물질들은 우리가 살고 있는 주변 환경 또는 생존하는 과정에서 체내에 자연스럽게 만들어진다. 예를 들어 우리가 먹은 음식들에서도 만들어지고 치료하기 위해 복용하는 약재에서도 만들어진다. 또한 오염되고 산업화된 도시에서 살다보면 자기도 모르게 숨을 쉬는 과정이나 피부를 통해 우리 몸에 해로운 물질들이 들어온다. 그리고 현재 사용하고 있는 모든 생활도구들은 대량 생산체제에 의해 만들어지는 과정에서 저렴한 가격책정으로 인해 자연친화력이 떨어진 화학제품을 이용하여 만들어지는데 이런 제품들을 사용하는 과정에서 자신도 모르게 이런 위험한 화학물질들에 노출된다.

이부자리부터 아기 우유병까지 주변에서 우리가 쓰고 있는 제품들을 살펴보면 이런 위험 요소들이 산재되어 있는 것을 알게 된다. 그렇기 때문에 나라에서도 이런 위험으로부터 최소한의 피해를 줄이기 위해 공산품에 대해서 여러 규정들을 만들고 건강을 해치지 않도록 세밀한 검사를 시행하고 있다.

우리 몸에서 자연스럽게 일어나는 대사 과정 중 정상적 세포들에서도 요산, 젖산, 호모시스테인 같은 노폐물인 독성 물질들이 만들어진다. 그리고 현대인들은 항상 긴장 속에서 살아가게 되는데 이런 지나친 긴장감(stress)도 우리 몸에 보이지 않은 독성 물질이다. 이처럼 우리는 여러 독성 물질들과 항상 같이 살고 있으며 그 독성 물질들이 체내에 쌓이면 건강의 적신호가 나타나게 된다.

배출되지 못하고 무거워 가라앉아 우리 몸에 축적되는 독성 물질들을 인도에서는 암마(amma)라 한다. 여기서 이야기하는 암마의 뜻은 체내의 정상 세포들에게서 만들어지는 노폐물인 독성 물질들과 외부에서 들어온 독성 물질들 그리고 지나친 정신적 긴장감에서 만들어지는 보이지 않는 독성까지 우리 몸에 해로운 모든 독성 물질들을 통칭하는 것이다.

독성 연구가들은 체내에 침전된 독성 물질인 암마의 특성은 매우 서서히 중화되고 또한 천천히 몸 밖으로 배출되며 다른 독성 물질들과 반응하여 전혀 다른 형태의 독성 물질로 바뀌어져서 정상 세포들에게 큰 손상들을 줄 수 있다고 생각한다. 그들의 생각은 체내에 축적된 독성 물질은 처음에는 우리 몸에서 작은 파장만 유발하지만 서로 다른 여러 독성 물질들이 쌓이면 상호 작용으로 파장들이 뒤엉켜 전혀 다른 큰 파장을 만들어 정상 세포들의 기능에 큰 장애를 유발하게 된다고 주장한다.

독성 물질이 어떻게 우리 몸에서 만들어지는지 알아보자.

우리가 먹는 음식물에도 많은 독성 물질들이 내포되어 있다. 음식재료를 키우는 과정에서 몸에 해로운 과다한 비료를 주거나 해충 농약을 많이 주었을 경우 또는 가공하는 과정에서 장기보존 목적으로 많은 방부제들을 사용할 경우 그것들이 식재료에 그대로 들어가므로 이런 식재료들을 먹을 시 독성 물질들이 체내에 축적된다.

이런 식자재들은 자연의 순리를 벗어나 만들어진 죽은 식자재들이다. 또한 요즘의 식재료들엔 중금속들이 많이 함유되어 있다고 이야기 한다. 환경오염으로 우리가 사는 주변 환경이 중금속으로 오염되면 그 곳에서 자란 식물이나 물고기 또는 육류를 우리가 섭취하면 그대로 우리 몸 내에서 중금속이 축적되어 치명적인 질환을 만들게 된다. 가장 대표적인 사례는 일본에서 나타난 미나마타병(minamata disease)으로 수은 중독에 의해 만들어지는 질병으로 증상은 신경계통에 이상을 초래하여 보행장애, 실조증, 발음장애 그리고 우울증을 나타내는 병으로 수은에 오염된 바다에서 잡은 생선이나 조개들을 먹어서 사람들 체내에 수은 중금속이 쌓이게 되면 나타나는 질병이다.

자연을 오염시키면 그대로 내 자신이 오염되고 독성 물질들이 자신의 몸에 쌓이게 되어 우리 몸이 병들게 된다. 그래서 많은 나라에선 오염 가능성이 있는 중금속의 사용을 제한하여 자연의 파괴가 일어나지 않게 노력하고 있지만, 이미 너무 많은 자연이 파괴된 상태이므로 우리들은 항상 중금속에 노출되어 있다. 그래서 먹는 음식 재료는 가능한 한 오염되지 않은 곳에서 자연 그대로 재배하여 얻은 살아 있는 제철 음식을 추천하게 되는 것이다.

또한 우리가 치료하기 위해 먹은 치료약재나 개인 취향에 따라 즐기는 담배 같은 기호식품들도 우리 몸내에 독성 물질들을 만들고 여러 장기들의 기능을 저하시켜 위험성에 대한 대처 능력을 떨어뜨릴 수 있다. 예를 들어보자.

치료 약재로 쓰는 약재를 운동선수들이 순간적인 힘의 폭발력을 얻기 위해 성 스테로이드제재를 복용하게 되면 일시적으로 효과를 볼 수는 있으나 장기 복용하면 스테로이드 약재 부작용으로 신체에서 성적 혼돈성을 보여 성적 중성 형태로 만들어지게 되고 부신 기능이 저하되어 약재를 사용하지 않을 경우 오히려 나중에는 힘을 전혀 쓰지 못하게 된다.

부신에서 만들어지는 호르몬을 외부에서 장기간 투여하면 그 만큼

부신에서 우리 몸에서 필요한 호르몬 형성을 하지 않아도 된다고 생각되어 적절한 호르몬 생산 능력이 떨어진다. 이런 경우 만약 외부 공급이 없는 상태에서 신체에 심한 충격을 받게 되면 부신 호르몬의 형성 장애로 외부 자극에 대항하여 부신 내분비 장기의 주된 역할로 유지되었던 체내 방어 능력 소실로 우리 몸에 큰 재앙을 만들어지게 된다.

또 기호식품들 중 예를 들면 강한 카페인이 많이 든 음료를 마시면 체내에 혈관 수축과 흥분을 유도하며 뇌의 활동을 증가시키는 특정물질(cathecholamine)의 혈중 농도가 증가하게 되어 우리 몸은 전투태세로 변하여 정신이 또렷해지고 심박동수도 증가하고 체온도 올라가서 투지력이 강해진다. 이런 경험을 한번 가지면 청소년층에서는 무분별하게 카페인이 많이 들어있는 이런 음료를 즐기게 되고 장기간 복용하면 그만큼 외적 영향에 대처하는 부신의 기능이 현저히 떨어지게 된다.

이처럼 아무런 생각 없이 이런 식생활 문화를 즐기면서 지내는 동안 우리의 몸은 외부 자극에 대응하는 능력이 그만큼 서서히 떨어지고 있다는 것을 우리들은 모르고 있다.

사춘기에 들어선 젊은이들 중 여드름으로 고생하는 청소년들이 많다. 독성연구자들은 여드름이 생기는 이유의 주된 원인이 체내에 독성물질이 축적되어 나타나는 것으로 생각한다. 여드름이 심한 환자들을 보면 우유제품, 단 음식인 초콜릿, 육류, 기름진 음식들을 즐겨 먹는 경우가 많다. 이런 음식들은 대장 운동에 장애를 초래하고 정상 점막층에 살고 있는 우리 몸에 좋은 유산균들을 죽게 하여, 병원체들의 공격을 막아내는 방어 능력이 떨어지고 소화 능력이 떨어지며 무엇보다 독성 중화 능력과 변비로 독성 물질들이 체내에 쌓이고 흡수되어 여드름 같은 증상이 보인다고 생각한다.

또한 독성 연구자들은 알레르기 질환과 자가 면역질환들도 이런 독성 물질들이 체내에 쌓여서 오는 질환으로 생각하고 있으며 자연친화적인 생활을 하면서 독성 물질들을 제거하면 이런 질환들의 증상이 완화되거나 자연 치유된다고 믿고 있다.

독성 연구자 생각을 의학적인 면에서 비교해 보면 어느 면에서는 타당하나 이론에 맞지 않은 경우도 많다. 예를 들어 독성 연구자들의 생각은 체내에 독성 물질들이 쌓이면서 우리 몸에서 염증반응을 일으켜 처음 나타나는 증상이 부종이라 생각한다.

예를 들어 저녁에 술과 라면 등 야식을 많이 먹고 자고 난 후 아침에 얼굴이 붓는 이유는 의학적면에서 보면 저녁에 먹은 음식물에 많이 내포한 소금기로 체내에 수분들이 축적되어오는 것으로 생각한다. 그러나 독성연구가들은 늦은 저녁에 먹은 음식들에서 만들어진 독성과 육체적 정신적 긴장감에서 만들어진 독성 물질들이 수면 중에 충분히 제거되지 못해 아침에 붓기가 보이고 특히 눈 주위에 부종이 나타난다고 생각한다.

이처럼 외부의 특정 병원체들의 침입 없이 나타나는 염증반응들은 체내 독성 물질들의 축적에서 온다고 생각하기에 특정인에게만 염증반응을 일으키는 알레르기 질환이나 자기 자신의 세포들을 공격하며 염증반응을 반복하여 일으키는 자가 면역질환들도 이런 독성 물질들이 체내에 축적되어 온다고 믿고 있다. 그러므로 대부분의 독성 연구자들은 우리 몸에 축적되어 있는 많은 독성 물질들을 빠르게 제거하는 것이 건강을 지키는 우선 순위로 생각하여 여기에 초점을 맞춰 생활하기를 추천한다.

모든 야생동물이나 집에서 키우는 반려견도 병 들면 구석을 찾아 들어가 안정을 취하고 며칠 동안 전혀 먹지 않고 견디며 자연 치유 과정을 거쳐 건강을 회복한다. 사람 역시 자연 치유 능력이 매우 강하다. 세균성 장염에 의한 설사가 아닌 일반적 설사인 경우 하루 정도 곡기를 끊고 안정을 취하면 대부분 회복되고 감기 같은 가벼운 질환인 경우 휴식만 취해도 쉽게 회복된다.

우리 몸에 쌓인 독성도 이런 자연 치유력에 의해 중화되고 배설을 통해 우리 몸에서 독성 물질들이 제거된다. 독성 물질의 배설 과정을 살펴보면 체내에 있는 독성 물질들을 체외로 내보내는 방법은 여러 경로를 통해 일어난다. 우선 호흡을 통해 산소를 받아들이고 체내 노폐물에 의해 만들어지는 이산화탄소를 몸 밖으로 내 보낸다. 또한 신장을 통해 영양소들의 노폐물인 요산, 암모니아 같은 노폐물질들을 소변을 통해 밖으로 배설하므로 많은 물을 마시는 것이 독성 물질을 없애는 방법 중에 하나이다.

변비가 심하면 장내 독성 물질들의 발생으로 여러 증상들이 나타난다. 또한 정상적으로 장내에는 우리 몸에 유익한 많은 유산균들이 내재되어 소화 기능을 도우며 병적 세균들의 증식을 억제시키는 역할을 하고 있는데 함부로 경구 항생제를 복용할 경우 이런 유익한 유산균들이 죽게 되어 장내에 병적 세균들이 증식하게 된다. 그래서 많은 사람들은 경구 항생제 투여 후 설사 같은 부작용들을 한번쯤 경험하였을 것으로 생각한다. 그러므로 꼭 필요한 경우가 아니면 경구 항생제들은 가능한 자제하여 몸에 이로운 장내 유산균을 보호해야 한다. 단 음식이나 또는 기름진 음식들을 많이 섭취할 경우 장운동을 느리게 하므로 이런 음식들을 피하며 섬유질이 많은 야채들과 과일 그리고 물을 많이 먹어 쾌변을 보는 것이 독성 물질 제거에 제일 중요한 일이다.

그 다음으로 생각되는 곳이 피부이다.

피부에는 수많은 혈관들이 분포하여 있어 피부를 통해 흡수도 하고 배설도 일어난다. 배설 목적으로 가장 좋은 방법은 땀을 많이 흘리는 방법으로 사우나를 하거나 반신욕을 추천한다. 목욕탕에서 냉온탕을 번갈아가며 목욕을 즐기는 사람들을 볼 수 있다.

이 방법을 통해서 피부에 분포한 혈관의 확장과 수축을 통해 노폐물을 밖으로 내보내는 기능이 향상될 수 있으나 이런 목욕방법은 혈관 수축과 팽창이 짧은 시간 내에서 반복적으로 오게 되므로 심혈관 질환이 있는 사람에게는 위험한 목욕방법이 될 수 있으므로 주의해야 한다. 그리고 땀을 많이 내보내는 방법 중 흔하게 사용하는 방법으로는 반신욕이 있으나 허약한 사람이나 노인층에서는 장시간 행할 시 건강을 해칠 수 있으므로 주의해야 한다.

목욕 외에 땀을 많이 흘리는 경우는 격한 운동을 통해 만들 수 있다. 운동을 통해 모든 장기에 있는 세포들이 활성화되고 심박동수가 빨라지고 호흡도 빨라지며 혈관들도 확장되어 그들이 가지고 있던 독성 물질들을 내보내는 조건들이 충족된다.

이 같은 여러 방법을 통해 체내에 축적된 독성 물질을 빠르게 제거하게 되고 건강한 체질을 유지 할 수 있다.

· 적절한 영양섭취

옛날과 달리 우리들은 너무 많은 영양분들을 섭취한다. 그러나 흡수되는 영양 분포도를 살펴보면 먹는 양에 반해 결핍되는 영양소들이 꽤 많다. 특히 젊은이들 중 편식하면서 좋아하는 음식물만 섭취하여 몸집은 커지지만 체내에서 필요한 미네랄(무기질)부족이나 수분 부족, 섬유질 부족한 경우가 많이 생긴다. 이런 경우 면역체계 약화, 체내 독성 물질들을 제거하는 작업이 힘들어져 질병을 유발시킨다. 예를 들어 커피나 술을 많이 먹으면 체내에 있는 수분들이 많이 빠져 나가게 되어 장 내에는 수분들이 적어져 변비가 오게 된다. 변비가 오면 장내 독성 물질들이 많이 만들어지게 되어 체내에 쌓이게 된다.

마그네슘이나 아연들은 면역체계에서도 꼭 필요한 성분의 미네랄이다. 만약 편중된 음식들만 섭취하게 되면 이들 미네랄들은 흡수되는 양이 적게 되어 결핍되어 버린다. 이런 물질들은 신경계, 면역체계 그리고 장운동에 많은 영향을 미치는 무기질로 체내 부족할 시 우울증이

나 장운동 감소로 변비가 오게 되고 면역체계의 기능도 현저히 떨어지게 된다.

또 다른 예를 들어보자.

여러 식재료 중 염증반응을 약화시키는 물질은 오메가6 지방산이고 억제시키는 기능을 보이는 것은 오메가3 지방산이다. 오메가3 지방산은 독성 물질을 해독시키거나 만성염증반응을 억제시키는 식품이므로 알레르기 질환이나 자가 면역질환 환자들에게 추천한다.

최근 오메가3 지방산이 농축된 계란이 생산되고 있으며 들깨 같은 식물성 기름에도 오메가3 지방산이 많이 내포되고 있다. 반면 오메가6 지방산은 옥수수기름, 콩기름, 홍화씨기름, 생선기름 등에 많이 포함되어 있으므로 이런 기름으로 요리한 음식을 피하는 것이 알레르기 환자에게는 좋을 것이다. 또한 음식을 섭취하는 과정 중 몸에 좋다고 한 계통의 음식물만 편중하여 섭취하는 것은 우리 몸에 독성을 쌓이게 하는 행위이다.

예를 들어 채식주의로 야채와 곡물만 먹으면 이런 무기질 부족과 오메가3 지방산 부족으로 먹은 음식에서 또는 체내에서 만들어지는 독성 물질을 중화시키는 능력이 그만큼 떨어져 건강을 해칠 수 있다. 그래서 야채와 더불어 오메가3 지방산을 같이 먹은 방법이 보다 건강을 유지하는 데 도움을 줄 것이다. 다시 말해 건강에 좋다는 음식들만 편중하여 먹거나 좋아하는 음식들을 찾아다니며 즐길 경우 오히려 건강을 해치므로 모든 식품들을 골고루 섭취하는 것이 중요하다.

현대에 사는 사람들은 편중된 음식 섭취로 인해 체내에 꼭 필요하지만 부족해져 있는 영양소들이 많이 있다. 특히 우리 몸 안에서 만들어지지 않아 꼭 외부에서 공급해줘야 하는 필수 아미노산도 그 중 하나이다. 그들은 부족한 영양소를 섭취하기 위해 자연에서 얻은 살아 있는 음식들을 많이 먹어야 하고 또 비타민 계열과 섬유질, 미네랄, 수분을 충분히 섭취하여야 한다.

간에서 해독 작용이 일어날 때 절대적으로 필요한 것들이 수용성 비타민들(vitaminB군, C군)과 지용성 비타민(vitamin E,A,D,K)들이고, 이는 활성화된 유해한 산소 레디칼을 중화하기 위해 꼭 필요한 것이다. 그래서 이들을 풍부하게 가지고 있는 자연에서 얻은 살아있는 음식재료가 필요하다. 평상시에 이런 식생활을 유지하게 되면 사람들도 쉽게 자연 치유 과정을 통하여 본연의 건강 상태를 유지할 수 있다.

1) 노년층에서 건강을 지키는 방어적 행동

노령층에 접어들면 많은 사람들이 여러 질환들과 만성 퇴행성 질환들로 시달리게 되고 또한 합병증을 동반한 성인병들과 여러 종류의 암으로 사망하게 된다. 이런 만성 질환들과 성인병이 생기지 않도록 장년층부터 예방 차원에서 일상생활에서 방어적 행동방법에 대해 생각해 보자.

우선 자기가 지금까지 살아온 과정에서 건강을 해치는 행동을 한 것들이 무엇인지 먼저 생각해보자. 무심코 행동한 것들 중 건강을 해치는 것이 무엇인지 생각하고 그런 행동은 가능한 자제하는 것이 중요하다. 예를 들어 짧은 거리를 차를 타고 가거나 밥을 먹고 난 후 그대로 앉아 TV만 보고 움직이지 않는 행동을 매일 저녁마다 하였다면 그런 습관은 버려야 한다.

또한 아침밥은 먹지 않고 점심은 외식으로 대충 때우고 저녁땐 진수성찬으로 먹고 움직이지 않으면 복부 비만이 오게 되고 나이 먹으면서 사지 근육 위축으로 팔 다리는 가늘어지고 복부 비만으로 배만 볼록하게 튀어나오면서 마치 거미 모양인 거미 인간이 된다.

이 같은 행위는 성인병으로 가는 지름길이 된다. 정상적인 식생활은 낮에는 많은 활동을 하므로 아침은 왕처럼 먹고 점심은 정승처럼 먹고 저녁은 거지처럼 먹는 것이 좋으며 이 같은 식생활을 통해 성인병의 주된 원인인 복부 비만을 막을 수 있으나 많은 사람들은 정 반대의 식생활을 하고 있다.

많은 사람들이 운동을 추천하고 정기적으로 행하는 것이 중요하다고 충고한다. 그러나 운동을 정기적으로 즐겁게 시행하여도 자신의 연령에 맞게 적당한 운동량을 지키는 것이 중요하다. 예를 들어 무릎 퇴행성관절염을 예방하기 위해서는 조깅을 추천한다.

이때 운동 정도는 달리면서 대화를 할 수 있을 정도의 강도로 운동량을 조절하여야 한다. 이보다 강한 운동량을 시행할 경우 무릎 연골의 손상을 더 초래하여 오히려 관절염을 악화시킬 수 있다. 조깅의 주된 목적은 비만을 막기 위한 수단이므로 운동은 비만을 막을 정도까지만 하는 것이 좋다. 그리고 퇴행성관절염은 비만으로 무거운 체중이 관절에 심한 손상을 주어 증상을 더욱 악화시키므로 관절염이 있는 환자들은 가능한 체중 조절이 필요하다.

간혹 운동에 매진하게 되면 운동 후 오는 쾌락에 빠지게 되어 운동 중독에 빠지게 될 수 있는데 이런 중독에 빠지게 되면 운동을 하지 않고는 일상생활을 하지 못하고 모든 일의 순서에서 운동이 항상 우선순위가 된다. 장년이 되었어도 운동 중독으로 인한 과도한 운동, 이에 따른 신체의 부상과 연골 파열 같은 후유증을 보이는 경우가 많다.

친한 친구 중 나이가 50살이 넘어서도 마라톤 같은 장거리 달리기 운동에 집착하면서 결국 무릎 연골이 파열되어 수술을 하는 경우가 있었다. 그러므로 자신의 나이에 맞는 운동을 선택하고 적절한 운동량을 조절하여야 한다. 너무 넘치지도 않고 모자라지 않는 중용의 도가 운동에서도 필요하다.

우리나라 사람들은 몸에 좋고 정력에 좋다고 하면 아무런 의심 없이 많은 돈을 투자하며 찾아다니며 즐겨먹는다. 재미난 이야기로 바퀴벌레가 몸에 좋다고 회자 되면 집안에 바퀴벌레 씨도 말라버릴 것이라는 말도 있다. 하지만 이런 음식이나 약초들을 장기 복용하면 사람에 따라 오히려 건강을 해치는 경우를 많이 볼 수 있다. 특히 중국을 통해 들어온 약초나 식재료에서는 건강에 해로운 농약이나 과도한 비료가 사용하여 재배된 것들이 간혹 있을 수 있으므로 이런 것들을 장기 복용하면 없던 병도 생기는 경우가 있다.

환자 중 장뇌삼을 2~3달 동안 매일 복용한 사람이 걷지 못할 정도로의 엄지발가락 쪽에 심한 통증으로 병원을 찾아온 적이 있었다. 일부 중국 사람들이 장뇌삼을 키우는 과정에서 상품성을 높이기 위해 인위적으로 과도한 질산 비료를 주어 짧은 시간 내에 실하고 꽤 큰 장뇌삼으로 성장하게 한 뒤 보따리 비공식 루트로 보내는 경우가 있다. 이렇게 키운 장뇌삼을 장기 복용한 사람들에서는 장뇌삼 내에 축적된 비료로 인해 체내에 요산 증가로 과거 병력에는 없었던 통풍이 만들어지게 된다. 이 환자도 이런 경우였다.

과거보다 많이 적어졌으나 아직까지도 뱀탕을 찾는 사람들이 있고 곰 담즙 주머니와 해구신을 찾는 사람들을 심심치 않게 볼 수 있다. 도심 변두리에서도 이런 보양식 영업을 하는 가게들을 흔히 찾아 볼 수 있다. 과거 잘 못 먹던 시절, 단백질 공급이 필요할 경우 단백 공급으로 뱀탕을 먹을 수 있었고 그 결과 몸이 좋아질 수 있었다. 또 해구신은 단지 단백질인 고기일뿐이지만 상징적인 이미지 하나로 즐겨 찾는 것으로 인식되었다. 그러나 현재는 영양 공급이 너무 넘쳐 비만이 문제가 되는 시절이 되었으나 과거의 생각에 집착해 이런 음식이나 약초를 찾아다니고 이런 것들에 의존하여 자신의 건강을 유지하겠다는 생각을 가진 사람들이 있다. 이는 참으로 위험한 발상이다. 몸에 좋다고 찾아다니며 즐기는 것보다 신토불이인 제철 음식을 먹는 것이 보다 몸에 좋은 보양 음식이고 건강에 더 좋을 것이다.

앞서 이야기한 것처럼 몸에 가장 좋은 음식은 살아 있는 음식재료로 만든 것이다. 야채도 텃밭에서 가져오고 생선도 금방 잡아 살아 있는 것이 맛도 있고 건강에도 좋다. 식재료가 먼 곳에서 오는 것은 그만큼 죽은 재료이고 이런 재료들을 가공하면 그만큼 우리 몸에 좋지 않을 것이다. 그러나 우리가 살고 있는 환경을 살펴보면 많은 사람들이 가공된 식재료들을 찾는다는 걸 알 수 있다. 혼자 사는 사람들이 늘고 간편한 요리 방법들을 선호하면서 정크 음식과 더불어 가공 식품 재료로 만든 음식들을 너무 많이 먹고 있는 것이다.

이런 음식물에는 여러 첨가제들이 들어가 맛을 강하게 만들어 소금 섭취량을 증가시키고 편중된 영양공급을 만들게 된다. 장기간 이런 음식들만 찾게 되면 세월이 지나면서 자신의 건강에 많은 해로움이 나타나게 된다. 이런 음식들을 아무런 생각 없이 먹고 있다면 자신의 건강을 생각하여 먹는 횟수를 서서히 줄이는 것이 좋을 것 같다. 특히 젊은 층에선 유제품, 설탕, 육류 같은 음식 재료로 만든 서양식 음식들을 즐겨 먹고 이런 식사 후 후식으로 초콜릿이나 커피를 먹은 뒤에야 잘 먹었다고 생각한다. 하지만 이런 식단을 장기간 시행하면 대장 내 유산균을 죽이게 되고 이로 인해 변비가 오게 되고 장내 독성 물질에 의해 우리 몸에서 여러 증상을 보이게 된다.

이런 식단은 가끔 회식을 통해 가질 수 있는 음식들이며 장기간 즐겨 찾아 먹을 음식물들은 아니다. 그러나 이런 음식들만 찾아다니는 사람들이 많아지고 젊은 층을 비롯한 장년층에서도 이런 모습을 볼 수 있게 됐다. 하지만 한번쯤은 이런 음식이 자신의 건강에 이로운 것인지 생각해보고 식단을 선택하는 것이 좋을 것 같다.

사람 사는 곳에는 스트레스가 있어야 하고 우린 그 속에서 살고 있다. 그러나 그 스트레스를 그때마다 적절하게 풀어주는 지혜가 필요하다. 많은 사람들이 밤 문화 속에서 스트레스를 풀고자 하는 마음들을 가지고 있어 우리나라의 술 소비량은 꽤 높은 수준이다.

내 자신도 이런 술 문화 속에서 살아보았기에 그것이 얼마나 어리석은 행동이었는지 잘 알고 있다. 현대 사회에서 삶을 영위하는 과정에서 마치 다람쥐 쳇바퀴 돌듯 반복적 생활의 패턴인 경우가 많다. 그런 생활에 빠져 들어가게 되면 사람에 따라 스트레스를 술로 풀게 되고 이것이 반복되면 알코올 중독에 빠질 수도 있다.

체내에서 알코올 분해되는 과정을 보면 수용성 비타민들의 소모가 많고 또한 많은 독성 물질이 만들어져 체내에 축적되면서 장운동 장애와 유산균 소실로 인한 세로토린(serotorin) 생성 장애로 인한 신경세포 손상과 간 손상, 영양불균형을 초래하여 건강에 치명적 손상을 주게 된다. 이 같은 중독성은 우연한 기회에 만들어지기에 자신이 현재 행하고 있는 습관을 한번 뒤돌아보고 생각해 보는 것이 자신의 건강을 지키는 방법이다. 자기도 모르고 하는 행동이 자신을 죽이는 행동임을 알게 되면 그런 행동을 하지 않게 되고 다른 사람보다 긍정적이며 남을 배려하는 마음도 생길 것이다.

주위 사람들을 살펴보자. 많은 노인층에서는 한두 종류의 약들을 항시 복용하는 경우가 많고 감기가 걸려도 한 움큼씩 약을 먹은 사람들을 자주 본다. 이처럼 약의 남용으로 건강을 해치는 경우가 많이 있기에 의료 보험공단에서 많은 규제와 더불어 홍보 활동을 많이 한다.

사람들 중 질병을 이해하고 본인 자신이 질병으로부터 해방되기 위한 노력을 하지 않으면서 오로지 약에만 의존하며 약만 복용하면 자신이 가지고 있는 질병이 낫는다는 확신을 가지고 사는 사람들을 많이 볼 수 있다. 하지만 지병을 치료하기 위해 약을 복용하는 것은 바람직하나 근본적으로 지병을 낫기 위해선 자신의 노력이 필요하다는 것을 잘 모르고 있는 듯하다. 당뇨로 고생하는 사람들은 투약하는 약재가 무엇보다 중요하나 또한 적절한 운동과 식이요법을 같이 시행하지 않으면 당뇨 합병증이 나타나게 된다는 것을 잘 모르고 있다.

한 예로 우리 몸내 정상적 산도는 항상 약한 알칼리 체질로 만들어져 있지만 육체적으로 피곤하거나 정신적 긴장감이 지속되면 노폐물이 체내에 쌓여 체내 산도가 약 알칼리성에서 산성화되면서 뼛속에 있는 많은 칼슘이 빠져나가 체내 산도를 맞추게 된다. 그 결과 골밀도가 많이 떨어진다. 그러므로 피로가 겹치게 되면 우리 몸은 점점 더 산성화되고 더 많은 칼슘이 소모되므로 골다공증이 있는 경우 더욱 골다공증이 심해진다. 그래서 노인층에서 많이 나타나는 골다공증이 있을 경우 칼슘을 보충하기 위해 약을 복용하는 것도 중요하지만 피곤함을 느낄시 적절하게 쉬어서 체내에 산도를 떨어뜨리는 것이 무엇보다 중요하다.

또 다른 예로 우리 장 내에는 유용한 유산균들이 많이 있어 소화를 도와주고 장내에 침입한 병원체 균주들로부터 우리 몸을 지켜준다. 그러나 무분별하게 많은 양의 항생제들을 복용하면 정상적 장내에 있던 유익한 유산균들이 죽게 되어 그들의 기능이 떨어지게 되면 소화 기능에 큰 장애를 만들게 된다. 항생제들을 복용하는 환자들 중 복용기간 동안 설사로 고생하는 이유가 장 내 유익한 유산균 소실에 의해 장 내 염증이 생겨 일어나는 현상인 것이다.

약재에 의해 만들어지는 직접적인 손상뿐만 아니라 분해 배설 과정도 우리 몸에 나쁜 영향을 끼친다. 어떤 약이든지 우리 몸에 들어가면 분해되고 해독되어 간이나 신장 또는 폐를 통해 몸 밖으로 배설되게 된다. 이런 과정에서 정상 세포들에 도움을 줄 수도 있으나 대부분 해독 과정과 분해과정에서 많은 독성 물질들을 만들게 되어 우리 몸에 부담을 주게 된다.

예를 들어보자. 비타민이 몸에 좋은 것은 누구든지 다 알기에 매일 먹는 사람들이 많다. 그러나 비타민C,비타민B들은 수용성이기에 배설이 잘되어 중독성이 적으나 지용성인 비타민 A, D, E, K들은 체내에 축적되어 장기간 많이 먹으면 비타민 중독 증상을 보이게 된다. 그러므로 비타민 복용도 약사 또는 의사와 상의하여 복용하는 것이 중요하다.

이처럼 질병이 있을 시 적절한 약이 꼭 필요한 것이나 또한 독이 될 수도 있다는 것을 많은 사람들이 이해하여야 한다. 또 약은 무조건 좋다는 생각이 매우 위험한 생각이라는 것을 알아야 한다. 스테로이드 약재 같은 경우 장기 복용하는 경우 환자에게는 치명적인 심각한 부작용을 보인다. 자가 면역질환에서는 스테로이드 약재를 필요하여 사용하는 경우가 많으나 약은 보약도 되지만 독약이 되어 오히려 몸을 망칠 수 있다는 것을 알게 되면 함부로 약을 추천하거나 남용하는 습관은 없어져야 할 것으로 생각 된다.

장년층이 되면 정기적으로 건강검진을 통해 자신의 건강 상태를 점검하여야 한다. 장년층에서부터 정신적 소외감으로 외로움을 많이 느끼고, 운동 부족과 체중이 증가로 비만 증상도 보이며 성인병들도 서서히 나타나기 시작한다. 또한 앞으로 살아갈 세월에 대한 두려움에 부정적인 생각을 많이 가지게 되면서 우울증 같은 신경과 질환들도 증가하고 나이가 먹으면서 찾아올지 모를 암에 대한 공포심도 가지게 된다.

특히 암의 발병률이 높은 군에 속한 사람들은 나이를 먹을수록 더욱 암의 발생 빈도가 증가하므로 주위 친구들이나 친지들이 암에 걸렸다는 이야기를 들으면 더욱 불안해한다. 암은 사망원인 중 가장 윗자리를 차지하기에 어느 집안에서든지 가족 중 암으로 사망하는 경우가 흔해졌다. 암의 근치치료방법은 조기 발견밖에 없다.

암으로 돌아가신 부모나 형제가 있을 경우 가족력이 있는 것이기에 암의 발병률이 높은 위험군에 속하게 된다. 이처럼 암의 발병률에 위험군에 속하는 사람들은 많다. 비만증상이 오랫동안 지속된 사람, 담배를 오래 피운 사람, 고기 종류를 좋아하며 음식 섭취를 편중적으로 오랫동안 먹었던 사람, 암 발생을 유발시키는 환경에 장시간 노출되었던 사람, 만성 활동성 감염질환으로 고생하고 있는 사람, 간염 바이러스처럼 바이러스 감염이 있어도 치료를 시행하지 않은 사람, 암으로 수술이나 항암치료를 시행하였던 사람, 장시간 육체적 정신적 스트레스 속에 살아온 사람, 작열하는 태양 볕 속에서 생활을 한 사람, 이런 수많은 사람들이 주위 환경과 식생활, 감염 질환, 유전적 요인들에 의해 암의 발병률이 증가하므로 위험군에 속한다.

이런 위험군에 속했던 사람들이 나이를 먹게 되면 세포들의 분열 과정에서 유전자 배열이 불안정하게 되고 유전적 요인들과 식생활, 주위 환경에서 오는 여러 요인들에 의해 유전적 배열에 더 쉽게 변이가 오게 되고, 앞서 언급한 젊은 위험군에서는 보다 쉽게 암세포들 형성이 쉬워져 나이를 먹을수록 암의 발병률은 증가하게 된다. 그래서 나이를 먹을수록 정기검진이 꼭 필요하다.

또한 나이를 먹을수록 우리 몸 내에서는 많은 변화가 일어난다.

성적 호르몬 감소에 의해 여성인 경우 골다공증이 증가하고 혈압이 증가한다. 또, 식사량은 그대로이나 근육 수축이 빠른 속도로 일어나고 퇴행성관절염이 오게 되면서 적절한 운동을 하지 못해 비만으로 인해 거미 인간이 된다.

또 운동량 부족과 음식섭취에 따른 혈관 벽에 노폐물들이 끼어 동맥경화증이 오고 고혈압 증상과 당뇨 증상이 나타나게 된다. 이런 성인병은 근치가 되지 않는 질환으로 더 이상 나빠지지 않게 하는 것이 치료방법이지만 일단 성인병으로 약을 먹게 되면 이 질환들에서 오는 합병증으로 죽게 되는 경우가 많게 된다. 그래서 성인병도 조기에 찾아

미리 예방하는 것이 무엇보다 중요하다.

비만이 있으면 체중을 줄이고 운동을 주기적으로 하여 근육과 골격을 튼튼히 하여야 하며 순환기 질환이나 당뇨 같은 내분비 질환들을 미리 예방하여야 한다. 암이든 성인병이든 정기적 검진을 통해 어느 정도 자신의 몸에서 일어나는 현상을 미리 알게 되면 자기 스스로 예방을 하거나 조기 치료가 가능하므로 사는 동안 건강을 유지할 수 있다.

최근 통계를 보면 성인병의 발병률이 점점 젊은 나이에서도 많이 나타나고, 암의 종류도 옛날과 달리 다양해지고 그 분포도에서도 차이를 보인다. 이런 변화는 우리가 살고 있는 주위 환경과 식생활에 의해 오는 것으로 생각된다.

다음으로 생각되는 것은 장년 연령층에서는 최소한의 자신의 일을 하는 것이다.

정년은 그대로 있으나 평균 사망하는 연령층은 올라가 환갑은 청년이라는 말을 들을 정도로 노인층이 늘어나고 평생 다니던 직장을 그만두고 집안에 있는 노인 아닌 노인들이 늘고 있다. 일본에 있을 때 내가 있던 지역의 중학교 교장선생님이 정년퇴임을 한 후 그 학교에 수위라는 직책으로 다시 들어가 임시직으로 일하는 분을 만난 적이 있었다. 학교 사정을 누구보다 잘 알고 아이들을 너무 잘 이해하기에 직책을 넘어 봉사하는 마음으로 일주일에 3일 정도 학교에 나가 교장 선생님이 아닌 수위 아저씨로 일을 하며 그 일을 매우 만족해하셨던 분이었다. 하루아침에 책임자 입장에서 말단 임시직 직원으로 일을 하면서 제2의 인생을 설계하고 즐거운 마음으로 일하는 모습이 무척 부럽다는 생각이 들었다.

또한 일본에서 느낀 점은 공원이나 공공시설에서 표를 받는 직원들은 대부분 나이 많은 노인 분들이 많았던 것 같다. 매일 일을 하던 사람들이 아침에 눈을 떠 하던 일과가 없으면 그런 사람들에서 정신적으로 많은 변화를 보이게 된다. 우선 정서적으로 불안해지고 무언가를 해야 될 것 같은 압박감과 남의 눈치를 보게 되고 자신의 모습을 뒤돌아본 후 자책감과 후회들이 몰려와 심한 경우 노인성 우울증 증상을 보이게 된다.

마음속에서는 모든 것을 다 할 수 있을 것 같은 자신감이 있으나 체력이 따라가지 않고 마음 따로 몸 따로 가는 현상에 자신의 노인이 되어간다는 사실을 알게 되고 인정하고 싶지 않은 심정에서 노인층에서의 감정기복은 더욱 심하게 나타난다. 이런 정신적 긴장감이 오래 지속되면 체내에 독성 물질들이 더 쌓이게 되고 그것을 해소하는 능력도 떨어져 있는 상태이기에 나이에 비해 빨리 늙고 건강도 해치게 된다.

옛날과 달리 핵가족제도에서는 노인들이 집안에서 할 일들이 많지 않아 노인정이나 공원에 모여 잡담을 하면서 시간을 보내거나 그렇지 못한 경우에는 답답한 하루의 일과를 가지게 되었다. 그렇기 때문에 대체의학 강의 과정에서 노인들을 위한 사회복지시설을 만드는 과정에 참여하게 되면서 가장 먼저 생각한 것이 노인층에서 할 수 있는 일거리를 만들어주는 것이 가장 우선 시행할 정책이라고 추천하였다.

소일거리가 없는 노인들에게 매일 일할 수 있다는 자신감과 움직임을 통해 건강을 유지할 수 있게 하고 또한 자신이 돈을 벌어 자식들에게 손을 내밀지 않아도 된다는 자부심을 줄 수 있기 때문이다. 그래서 노인 복지시설과 더불어 공공시설인 고아원 같은 시설 공간을 만들어서 노인들이 가끔씩 보육원 아이들과 같이 지내고 그들을 돌보면서 그 과정에서 축적된 비용을 노인들에게 돌려주면서 힘든 경우 종교 단체들의 도움도 받아 무료 봉사를 통해 모든 사람들이 어울려 사는 마을을 만들도록 추천하였다.

노령층에서는 일자리나 소일거리가 없어지면 움직임이 둔해지고 근육을 안 쓰게 되어 근육위축이 빠른 속도로 일어나 많은 비만과 성인병 증상들이 나빠지는 쪽으로 빠르게 진행하게 된다. 또한 이 시기부터 암의 발병률이 높아지는 시기이기에 더 더욱 정신적 두려움이 높아져 정신적 긴장감과 더불어 앞으로 발생될 경제적 부담까지 생각하게 되어 자살 같은 극단적인 선택을 야기하기도 한다. 이런 여러 현상으로 우리나라는 OECD 회원 국가 중 높은 노인 자살률을 보이고 있으며 또한 점점 증가하고 있는 실정이다. 그래서 자신이 움직일 수 있고 능력이 된다면 사회에 나가 자신이 잘 하는 능력을 기부하며 남을 위해 봉사를 하든지 작은 일감이라도 고맙게 생각하고 열심히 하는 것이 자신의 건강을 지키는 방법이다.

정년을 통해 사회에서 은퇴를 하였으니 제 2 인생으로 다시 사회에 나가 새로운 직장을 구할 때는 앞서 언급한 교장 선생님처럼 사회 초년병의 자세로 과거 자신의 경력은 모두 잊고 다른 사람들의 눈치를 보지 말고 마음을 다시 다잡으며 새 출발하는 마음이 필요하다. 이처럼 두번째 인생에 주어진 새로운 일을 열심히 하는 사람이 가장 현명한 사람이고 죽을 때까지 마음과 육체의 건강을 지키는 사람일 것이다.

마지막으로 혼자 생각해본다.

우리가 살고 있는 사회는 자본시장 울타리 안에서 서로 부딪치며 살 수밖에 없는 구조이다.

옛날 대가족제도에서는 나이가 먹은 노인들도 집안에서 할 일들이 있었고 노후 걱정이 없었다. 그러나 사회가 변하면서 핵가족제도가 정착되고 치열한 경쟁시대에 살게 되면서 시어머니가 며느리 눈치를 보는 세상이 되어 노인들이 사회의 문제로 대두하게 되었다.

요사이 사람들은 직장을 은퇴한 뒤 죽을 때까지 2~30여 년을 더 살아가야 한다. 두 부부가 같이 살아가면 미운 정 고운 정이 다 들어 눈짓 하나로 서로를 알아보고 서로 의지하기에 마음의 안정을 갖게 되어 건강을 유지할 수 있다. 하지만 한쪽이 먼저 세상을 떠나면 얼마 지나지 않아 남은 분도 세상을 떠나는 경우를 자주 본다. 아마 기댈 수 있는 상대가 없어짐에 따른 허전함이 마음의 상심으로 이어져 빠른 죽음을 부르는 것 같다. 그래서 나이 먹은 노인들은 가능한 두 부부가 같이 할 수 있는 소일거리나 취미생활을 가져서 두 사람의 건강을 서로 챙겨주는 것이 무엇보다 중요하다고 생각된다.

물론 이런 생활은 경제적 여유가 있으면 더욱 좋을 것 같다. 한자로 사람 인자(人)는 서로 기대고 있는 형상이므로 한쪽이 쓰러지면 다른 한쪽도 쓰러지기에 나이를 먹을수록 서로 기대고 사는 것이 건강을 지키며 오래 살아가는 방법이라 생각된다.

글을 마치며

의대를 졸업하고 환자들 속에서 생활한지 근 40여 년이 지났다. 대학에서 의과대학 학생들을 비롯해 의료분야에서 많은 사람들과 함께 호흡하면서 많은 시간을 보냈고 2000년 초반부터 많은 시간 동안 면역세포치료제 개발 분야에서 일을 하였다.

또한 많은 환자들 속에서 하루를 마감하며 환자와 가족들의 슬픔도 같이 느끼며 살아왔다.

특히 암 환자들 중 말기 상태에서 끊어질 것 같은 가느다란 생명줄을 부여잡고 한 가닥의 희망을 쥐고 하루하루를 견디는 환자들을 많이 보았다. 극히 작은 희망이라도 자신에겐 그 희망이 해당되며 그 혜택을 받을 수 있을 것이라는 믿음으로 무모한 도전을 감행하는 환자들도 많이 보았다.

그 무모한 도전의 중심에는 면역이란 주제가 항상 내세워지게 되고 심신이 최고조로 약화된 환자에게 환자 자신의 면역을 증강시키면 모든 병들이 호전되고 암도 완치된다는 허무맹랑한 이야기들을 제시하는 혹자들도 있다.

암에 대한 면역 분야에서 많은 연구가 예전부터 진행되었으나 2000년도 초반에 들어서야 새로운 학문으로 확장되었고 이로 인해 면역체계에 대한 지식이 어느 정도 성립되게 되었다. 그러나 아직도 암에 대한 면역체계의 자세한 기전들이 완전히 밝혀진 것은 아니며 지금도 많은 연구자들이 매달려 연구를 계속하고 있다.

면역세포치료제들을 개발하고 암 환자들을 돌보는 과정 중 암 환자들과 그리고 그들의 가족들과의 대화로 내가 알게 된 것은 암세포들과 면역체계의 상호 관계에 대하여 잘못된 이해로 허망한 행동을 하는 환자들이 많다는 것이었다.

그런 환자 가족들을 보면서 면역체계의 전체의 그림을 보여주고 나무가 아닌 숲을 보여주면서 그 숲을 만드는 각각의 면역체계를 보다 쉽게 암세포들과 면역체계의 상호 관계를 암 환자들에게 보여주고 싶었다. 그러나 면역체계의 어려운 용어에서부터 왜 이런 변화가 일어나는지를 설명하는 과정까지, 의학적 지식이 없는 사람들에게 이것을 어떻게 설명할 것인지에 대한 생각 때문에 집필 처음부터 많은 난관에 부딪치게 되었다.

그렇기에 책을 집필하면서 반복적인 용어나 내용이 중복되는 경우가 많게 되었고 대학에서 학생들과 대화하면서 복잡한 기전들을 이해시킬 때의 사례들을 곁들여 이야기하면 쉽게 이해될 수 있다는 생각에 암세포들과 대항하는 복잡한 면역체계의 기전들을 살펴보기 전에 많은 환자들의 사례들을 첨부하였다.

건강한 삶을 유지하기 위해서는 건강한 면역체계를 유지하는 것이 무엇보다 중요하다.

그동안 환자들을 돌보는 과정에서 느낀 점들을 정리하면서 왜 이런 과정이 일어나게 되는지 면역체계의 기전을 기초로 하여 하나하나 풀어가면서 설명하려고 노력하였다. 또한 독자들이 보다 쉽게 이해할 수 있도록 환자들을 보면서 느낀 것들을 모아 같이 제시해 보고자 하였다.

부디 이 책에 담아놓은 암세포들과 면역체계의 상호 관계와 건강을 지키는 방법을 생각하면서 앞서 제시한 여러 이야기들과 나의 많은 경험들이 많은 사람들에게 도움이 되길 바란다.

책을 집필하면서 도움을 준 많은 사람들과 특히 옆에서 많은 조언을 해준 집사람에게 고마움을 전한다.

암의 일생

초판 1쇄 인쇄 2019년 12월 10일
초판 1쇄 발행 2019년 12월 16일

지은이 홍기웅
펴낸이 이정옥

펴낸곳 杏林書院 [1923년 창립]

주 소 서울시 은평구 수색로 340, 202호
전 화 02) 375-8571
팩 스 02) 375-8573
e-mail : haenglim46@hanmail.net

등록번호 제25100-2015-000103호

ISBN 979-11-89061-06-7 93510

값 17,000원